김현원 교수의 놀라운 물 이야기

생명의 물,
기적의 물

김현원 교수의 놀라운 물 이야기

생명의 물, 기적의 물

1판 1쇄 : 인쇄 2014년 4월 15일
1판 1쇄 : 발행 2014년 4월 20일

지은이 : 김현원
펴낸이 : 서동영
펴낸곳 : 서영출판사

출판등록 : 2010년 11월 26일 제25100-2010-000011호)
주소 : 서울특별시 마포구 서교동 465-4, 광림빌딩 2층 201호
전화 : 02-338-7270 팩스 : 02-338-7161
이메일 : sdy5608@hanmail.net

디자인 : 이원경

김현원 교수의 놀라운 물 이야기

생명의 물, 기적의 물

2014·서영

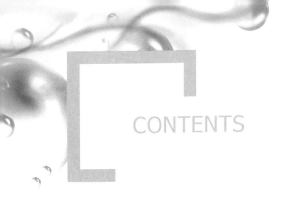

CONTENTS

1부 생명의 물

물이 바로 생명이다

어떤 물을 선택할 것인가?

좋은 물이 비로 만병통치약?

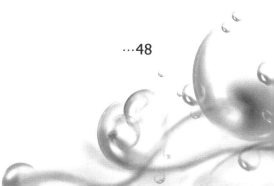

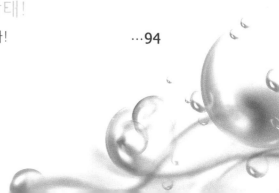

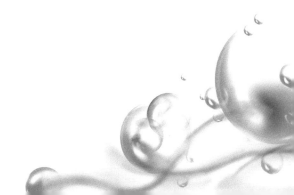

5부. 좋은 정보를 담은 물

물의 기억력

부록

에필로그

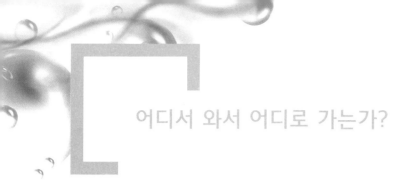

어디서 와서 어디로 가는가?

2004년에 쓴 〈생명의 물, 우리 몸을 살린다〉에서 나의 물 관련 연구와 물의 치유능력에 관해서, 그리고 물에 관한 과학적인 견해들을 모두 담기 위해서 노력했습니다. 그런 면에서는 부족함이 없는 책이라고 생각되지만 많은 분들이 어렵다고 합니다. 독자들에게 더 가까이 다가갈 수 있는 쉬운 책을 쓸 필요도 있었고, 그동안의 물 연구도 많이 발전했기 때문에 새롭게 〈생명의 물, 기적의 물〉을 쓰게 되었습니다. 두 책은 독자적인 책이기도 하지만 서로 보완하고 있기도 합니다.

〈생명의 물, 우리 몸을 살린다〉의 에필로그가 '어디서 와서 어디로 가는가.'하고 끝납니다. 〈생명의 물, 기적의 물〉은 같은 제목으로 시작합니다.

원숭이 엉덩이에서 백두산까지

어릴 때 이런 동요를 불렀습니다.

"원숭이 엉덩이는 빨개, 빨가면 사과, 사과는 맛있어, 맛있으면 바나나, 바나나는 길어, 길으면 기차, 기차는 빨라, 빠르면 비행기, 비행기는 높아, 높으면 백두산, 백두산 뻗이내려 반도 삼천리……."

원숭이로부터 시작해서 백두산까지 연결되는 과정을 보면 조금은 황당하고 유치하기도 하지만 실제로 인생이 그렇지 않은가 생각해 봅니다.

나는 특별히 불교신자는 아니지만 최근 '인연'이라는 단어를 매우 중요하게 생각하게 되었습니다. 현재 나의 삶에 가장 중요한 사람들을 생각해 봅니다. 실제 그들을 내가 어떻게 만나게 되었나 돌이켜 볼 때 사실 우연히 만났다는 말 외에 설명하기가 어렵습니다. '인연'이라는 단어는 이러한 우연을 오히려 필연적인 것으로 만들어 버리는 멋진 말인 것 같습니다. 돌이켜 보았을 때 내 뜻대로 살아온 인생인 것 같지만 실제로는 내가 이끌어 온 부분은 거의 없는 것 같습니다. 나는 우연에 의해서, 인연에 의해서 주어진 무대에서 연기를 했을 뿐입니다.

인연, 우연에서 필연으로

생각해 보면 내가 태어난 것보다 더 큰 우연은 없습니다. 수도 없이 많은 로또 당첨자가 있지만 내 주위에 당첨되었다는 사람을 한 번도 보지 못했습니다. 만약 세계에서 한 명만 뽑는 로또가 있다고 생각해 봅시다. 도저히 상상할 수 없는 확률입니다. 하지만 내가 이 세상에 존재하고 있다는 사실 자체가 내가 더 어려운 로또에 이미 당첨되었다는 것을 보여주고 있습니다.

인간은 한 번 사정에 3~5억 마리의 정자가 방출됩니다. 그리고 현재 세계 인구가 60억이 넘습니다. 얼핏 계산해 보더라도 나는 세계인구 중 한 명만을 뽑는 로또보다 더 어려운 확률 속에서 태어났습니다. 나의 삶 자체가 있을 수 없는 확률 속에서 일어난 기적인 것입니다.

이렇게 희박한 확률 속에서의 태어난 사람들끼리의 만남을 우연이라고밖에 표현할 수 없습니다. 과학적으로, 객관적으로 판단할 때 이 세상 모든 것이 우연일 수밖에 없습니다. 하지만 '운명'이라는 단어가 있듯이, 대부분의 사람들이 우리의 삶이 모두 우연이라고만 믿지는 않는 것 같습니다. 나도 마찬가지입니다. 나는 극단적인 우연끼리 만나서 이 세상의 극적인 일들이 수도 없이 이루어지는 것을 보면서 오히려 이런 만남들이 우연이 아니라는 확신을 갖습니다.

그래서 나는 '우연'이라는 단어보다는 '인연'이라는 단어를 좋아합니다. '인연'이라는 단어는 우연을 필연으로 바꾸어줍니다. 나란 존재뿐 아니라 내가 만나는 모든 사람, 내가 하는 일 모두가 그렇습니다. 우연이 아니라 인연이었습니다. 실제로 그런 인연들이 이어져서 내가 물 연구를 시작하게 되었습니다. 그 인연들은 우연이 아니라 내가 이어나갈 수밖에 없는 필연이었습니다.

물과의 첫 번째 인연-수호천사가 나를 찾아오다
어느 날 밤 딸이 가슴이 아프다고 하다

물과의 첫 번째 인연은 미국에 있을 때 일곱 살 되던 나의 딸이 어느 날 밤 가슴이 아프다고 우는 것으로부터 시작됩니다. 놀라서 바로 병원에 가서 정밀검사를 받았습니다. 검사 결과 뇌하수체에 종양이 생겨 여성 호르몬의 이상 분비로 인해 2차 성징이 시작되었고, 그 결과로 가슴의 통증이 나타난 것으로 밝혀졌습니다. 결국, 뇌하수체의 종양을 수술로 제거하게 되었습니다. 수술은 세계에서 제일 잘한다고 하는 의사에 의해서 성공적으로 진행되었으나, 뇌하수체도 종양과 함께 떼어낼 수밖에 없었습니다.

뇌하수체는 손톱만 한 크기이지만 우리 몸에 꼭 필요한 호르몬들을 만들어내는 아주 중요한 기관입니다. 그런 뇌하수체를 절제했기 때문에 아이는 대부분의 호르몬을 외부에서 섭취해야 합니다. 매일 성장 호르몬 주사를 맞아야 하고, 갑상선 호르몬, 스테로이드 호르몬 등을 먹고, 바소프레신이라는 호르몬을 코에 뿌려주어야만 했습니다. 또 사춘기부터는 평생 여성호르몬을 먹어야 합니다.

성장 호르몬 주사는 당장은 힘들지만 언젠가 키가 다 크면 그만 맞을 테고, 갑상선 호르몬, 스테로이드 호르몬은 비타민 먹듯이 잊지 않고 먹기만 하면 큰 지장은 없습니다. 물론 몸의 상태에 맞게 호르몬 조절을 항상 하는 것이 쉬운 일은 아니지만 그렇게 어려운 일은 아니었습니다.

그중 가장 힘든 것은 바소프레신이었습니다. 바소프레신은 세포에 물이 흡수되기 위해서도 필요하고, 콩팥에서 물을 재흡수하기 위해서도 꼭 필요한 호르몬입니다. 하루에 두 차례씩 코의 비강에 스프레이 해야 했는데(지금은 편리하게 먹을 수 있는 알약의 형태도 있습니다), 호르몬이 떨어지면 콩팥에서 물을 재흡수 할 수 없기 때문에 즉시 소변량이 많아지고, 그렇게 몸에서 물이 빠져

나가면 갈증 때문에 계속 물을 마셔야 했습니다.

문제는 낮에 호르몬이 체내에서 다 소모되는 시간이 오후 2시 전후여서 아이가 생활하는 데 매우 불편했습니다. 이상하게 호르몬의 양을 증가시켜도 약 기운이 떨어지는 시간이 늘어나지 않았습니다. 뿐만 아니라 바소프레신이 떨어질 때에 단지 목이 마르고 소변이 마려울 뿐 아니라, 거품이 많은 침이 생기고, 가슴이 답답하고, 기운이 빠지고, 손발이 떨리는 증세까지 나타났습니다. 하지만 현대의학이 할 수 있는 일은 아무것도 없었습니다. 아이는 소풍도 가지 못합니다. 평생 이런 어려움을 겪어야 합니다.

물이 딸의 건강을 되찾아주다

그러던 중, 물질의 정보를 물에 담아서 자연치유력을 물에 담는 것으로 알려져 있는 서양의 동종요법을 알게 되었습니다. 동종요법은 자연치유력을 물에 기억시키기 위해서 독성물질을 주로 사용합니다. 동종요법은 독성물질을 물에 흔들어주거나 두드려주면서 희석함으로써 물에 자연치유력을 기억시킵니다.

어쨌든, 만약 동종요법이 사실이라면 독성물질뿐 아니라 호르몬의 정보를 물에 담아 사용해도 효과가 있을 것이라는 생각이 들었습니다. 밑져야 본전이라는 생각으로 동종요법의 원리를 이용해서 바소프레신 호르몬의 정보를 물에 담아 아이에게 마시게 했습니다.

그런데 놀라운 일이 일어났습니다. 바소프레신의 정보를 담은 물을 마신 그 다음 날부터 아이의 호르몬이 체내에서 떨어지는 시간이 오후 2시에서 6시 정도로 늘어난 것입니다. 이 정도면 생활하기에 큰 부족함이 없습니다. 그리고 그 시간은 점점 늘어나 곧 아이가 자기 전에 한 차례만 투여해도 되게 되었습니다. 물론 호르몬의 양을 증가시키지는 않았습니다. 뿐만 아니라 바소프레신이 떨어질 때마다 아이가 겪어야 했던 고통스러운 증세들도 모두 사라졌습니다. 나와 아내의 평생소원이 아이가 하루에 한 번씩만 바소프레신을 넣어도 되는 것이었습니다. 바로 그 소원이 어이없게도 너무나 간단히 물로 이루어진 것입니다.

그뿐만이 아니었습니다. 아이의 키가 어느 정도 자람에 따라 (162cm), 뼈 나이로 판단할 때 아직 성장 여력이 충분히 있었지만, 성장호르몬 투여를 중단했습니다. 여자의 평균 키를 넘어섰고, 또 아이가 매일 주사 맞는 것을 힘들어했기 때문입니다. 그 무렵 한국 남자가 가장 선호하는 여자의 키가 164cm라는 설문조사 결과를 보고, 나도 내심 아이가 성장호르몬을 중단하더라도 '뼈가 성숙함에 따라서 164cm에 가깝게 성장하겠구나.'하고 생각했습니다.

그런데 성장호르몬을 중지하면서 평소 그렇게 명랑하던 아이가 식사도 제대로 하지 못하면서 심한 우울증 증세까지 보였습니다(성장호르몬이 결핍되면 우울증 증세가 나타날 수 있습니다). 깜짝 놀라서 이번에는 물에 바소프레신의 정보뿐 아니라 성장호르몬의 정보를 물에 담아서 아이에게 마시게 하였습니다. 그러자 우울증 증세가 사라지면서 아이가 다시 명랑해졌습니다. 뿐 아니라 아이의 식욕이 좋아지면서 다시 성장이 시작되었습니다. 현재 딸아이의 키는 168cm입니다. 여자로서는 오히려 큰 키라고 할 수 있습니다. 현재 딸은 일본의 APU(Asian Pacific University)에 유학을 가서 아무런 문제 없이 생활하고 있습니다. 그 전에 소풍도 갈 수 없었던 것에 비하면 너무나 큰 변화이지요.

수호천사, 내 딸

내 딸에게 일어난 변화는 기존의 과학으로는 도저히 설명할 수 없는 일입니다. 누구든지 이러한 일을 믿기 어려울 것입니다. 나도, 아내도, 처음에는 '과연 이러한 일이 내가 만든 물을 통해서 일어난 것이 맞을까?'하고 여러 번 의문을 품었습니다. 실제로 확인하기 위해서 몇 번 물을 만드는 것을 중지하기까지 했습니다. 그런데 그때마다 하루도 못 가서 아이가 다시 힘들어했습니다.

그 후 내 딸 뿐 아니라 다양한 호르몬 질환으로 고생하던 많은 사람들에게 호르몬 물을 만들어주게 되었습니다. 모두 병원치료를 받고 있었지만, 현대의학이 해결하지 못하는 그분들만의 고통을 갖고 있었습니다. 대부분 내가 만들어준 호르몬 물을 통해서 생활에 불편함이 없을 정도로 증세가 완화되었고, 이들을 통해서 호르몬의 정보를 물에 담는 것이 일반적으로 적용될 수 있는 방법이라는 것을 확인할 수 있었습니다. 단순히 호르몬을 대체하는 것뿐 아니라 약이나 호르몬에 의해서 나타나는 부작용들이 호르몬 정보를 담은 물을 마시면서 많이 사라지는 것도 확인할 수 있었습니다.

내 딸에게 일어난 일은 기존의 현대 과학 이론으로는 설명할 수 없는 변화라고 할 수 있겠지만, 분명한 것은 이러한 신비한 일이 내 딸 뿐 아니라 많은 사람에게 물을 통해서 일어났다는 것입니다. 사실 물의 기억하는 능력은 물 연구에서도 가장 이해하기 어려운 부분이라고 할 수 있지만, 나는 딸아이 때문에 가장 어려운 부분을 체험부터 하게 된 것입니다.

나는 수호천사(guiding angel)가 내 딸로 나타났다고 믿습니다. 이것이 물과 나의 첫 번째 인연이었습니다.

물과의 두 번째 인연-아내가 정수기를 신청하다
아내 덕에 알칼리 환원수를 만나다

어느 날 아내가 느닷없이 정수기가 없는 집은 우리 집밖에 없다며 한국에서 가장 많이 팔리는 역삼투압 정수기를 신청했습니다. 그동안 우리는 영국에서 사용하던 자연여과방식을 쓰는 간단한 정수기를 사용하고 있었습니다. 매우 훌륭한 정수기였음에도 불구하고 아내가 보기에는 시대에 뒤떨어져 보였나 봅니다.

딸에게 나타난, 물이 나타내는 위력을 직접 체험한 이후로 물에 관한 특별한 관심을 갖게 되었습니다. 특히 물의 기억하는 능력에 관해서 러시아의 '료선장'에 관한 자료들을 비롯한 많은 자료들을 외국에서 구해 나름대로 살펴보고 있었지만, 특별히 내가 마시는 물에 대해서는 생각해 보지 않았습니다. 아내에게는 이왕이면 몸에 좋은 물도 있을 테니, 정수기에 대해서 좀 더 자세히 알아본 후에 결정하자고 하였습니다.

자료를 조사하던 중, 미국의 과학잡지인 〈BBRC〉에 발표된 일본 시라하타 교수의 논문 「전기분해 환원수는 활성산소를 제거하고 산화장애로부터 DNA를 보호한다」를 보게 되었습니다. 논문에 따르면 전기분해 환원수는 '전기분해에 의해서 음극에서 형성된 물'을 의미합니다. 바로 시중에 이온수로 알려져 있는 전기분해 알칼리수입니다. 전기분해 알칼리수에 담겨져 있다고 믿어지는 활성수소가 활성산소를 제거하여 DNA를 안정되게 지켜준다는 것이 논문의 내용입니다. 그것은 다시 말하면 전기분해 알칼리수가 DNA의 이상으로 인해 발병하는 암과 같은 질병을 막아줄 수도 있다는 내용으로 해석될 수도 있습니다.

시라하타 교수의 논문에서 주장하는 활성수소의 존재는 아직도 논란의 여지가 있다고 할 수 있습니다. 그럼에도 논문은 전기분해 알칼리수가 만병의 근원이며 노화의 주요 원인으로 알려져 있는 활성산소를 제거할 수 있음을 과학적으로 분명히 보여주었습니다. 그 외에도 시라하타 교수는 전기분해 알칼리 환원수가 항암 효과를 보이고, 인슐린 의존형인 1형 당뇨병과 인슐린 비의존형인 2형 당뇨병에 모두 치료 효과가 있다는 논문을 발표하기도 했습니다.

전기분해 알칼리 환원수의 위력과 한계를 모두 체험하다
그 후 국내의 전기분해수를 제조하는 회사들을 수소문해서 약알칼리성 물을 만들어내는 한 제품을 구입해서 사용하기에 이르렀습니다. 전기분해 알칼리수를 마신지 약 한 달 만에 집사람의 심했던 주부습진이 완전히 사라진 것을 알게 되었습니다. 집사람도 왜 그럴까 의아하게 생각했다고 합니다.

그 회사에서는 전기분해 알칼리수를 마시고 주부습진 정도가 없어진 것은 당연한 것이라며 그 외에도 온갖 성인병과 난치병이 전기분해 알칼리수를 마시고 치유된 예가 있다고 하였습니다. 전기분해 알칼리수의 뛰어난 효과에 놀랄지 않을 수 없었습니다.

그런데 시간이 지나면서 전기분해 알칼리수에도 한계가 있다는 것을 알게 되었습니다. 딸을 통해서 체험했듯이 물은 기억하는 능력을 갖고 있습니다. 전기분해 알칼리수의 경우 전기분해의 과정에서 나오는 전자파도 기억할 수밖에 없습니다. 만약 뛰어난 기능성을 갖고 있는 전기분해 알칼리수에 인체에 해로운 전자파 대신 자연의 물과 같이 좋은 정보를 더할 수 있다면 그야말로 '생명의 물'이 될 수 있을 것입니다.

모든 문제를 해결하다

그래서 두 가지 방법으로 연구를 시작했습니다. 첫 번째는 전기분해 알칼리수에 자연의 물과 같이 좋은 정보를 담는 방법입니다. 물을 통해서 알게 된 정보를 옮겨주는 방법들을 사용하면 가능할 것 같았습니다. 쉬운 일은 아니었지만 시행착오 끝에 전기분해 알칼리수에도 자연의 물보다 더 좋은 정보를 담는 방법을 개발할 수 있었습니다. 전기분해의 기능성에 좋은 정보를 담은 물은 그야말로 '생명의 물'이 될 수 있을 것입니다.

또 다른 방법은 전기분해 방식 외에 자연의 미네랄을 이용해서 알칼리성의 환원수를 만드는 방법입니다. 세라믹 형태의 미네랄에 알칼리 환원수를 만드는 능력을 부여할 뿐만 아니라 자연의 에너지와 인체에 이로운 정보를 담는 방법을 개발할 수 있었습니다.

이렇게 자연미네랄로 만들어진 알칼리 환원수는 전기분해 알칼리수와 같이 활성산소를 없애는 능력을 갖고 있을 뿐 아니라, 인체를 이롭게 하는 좋은 정보를 담고 있으며, 휴대하기 쉬운 장점도 있고, 가격도 상대적으로 매우 저렴합니다. 그 뒤 나는 쉽게 알칼리 환원수를 만들 수 있는 자연미네랄을 주위의 환자분들과 찾아오는 손님들에게 선물했고, 그들을 통해서 자연미네랄로 만든 물이 약 못지않은 효과가 있음을 알게 되었습니다.

아주 가까이 있는 만병통치약

'만병통치약이 가능할 수 있을까?' 아내는 어디 가서 사기꾼 취급받을 수 있으니 절대로 만병통치약 얘기를 하지 말라고 신신당부합니다. 하지만 나는 구태여 하지 말라는 아내의 얘기를 오히려 전하면서 만병통치약, 만병통치물 얘기를 합니다. 만병통치약은 특정질환뿐 아니라 모든 병에 효과가 있는 약을 말합니다. 만병통치약이 되기 위해서는 특정질환을 유발하는 특정요인뿐 아니라 만병을 일으키는 요인들을 해결해야 할 것입니다.

좋은 물은 특정질환을 치료하는 약이 아닙니다. 몸을 건강하게 해서 몸이 스스로 질병을 극복하게 해 줍니다. 하지만 그렇기 때문에 역설적으로 오히려 만병통치약에 가깝다고 할 수 있습니다.

실제로 자연미네랄 환원수는 실험용 쥐를 이용한 동물실험에서 활성산소를 제거할 뿐 아니라, 항암 효과와 암 전이 억제 효과를 보였고, 면역기능을 증가시키는 것을 확인할 수 있었습니다. 그리고 당뇨 유발 쥐(OLETF)에서 혈당치를 낮추는 효과를 보였고, 중성지방과 콜레스테롤 수치도 낮추어, 당뇨를 치료하고 합병증을 예방할 수 있는 가능성을 보였습니다. 항암제가 당뇨에도 효과가 있는 경우는 없을 것입니다. 바로 좋은 물이 만병통치약이 될 수 있다는 것을 보여주는 증거입니다.

동물실험뿐 아니라 실제로 자연미네랄 물을 마신 많은 분들을 통해서 그 위력을 체험할 수 있었습니다. 대부분 사람들이 단순히 물이 맛있기 때문에 마셨을 뿐인데, 평생 약으로 어쩔 수 없었던 난치병이 사라졌다는 얘기를 해 올 때는 내가 오히려 어이가 없을 정도였습니다.

자연미네랄에 호르몬의 파동을 담다

처음에는 단지 알칼리 환원수를 만드는 좋은 정보를 담은 미네랄의 조합에 불과하였지만, 자연미네랄은 그 후 계속 진화했습니다. 이제는 자연미네랄에 호르몬과 같은 특정 약리 물질의 정보를 담는 방법까지 개발했습니다.

그것은 동종요법을 대신하는 전사장치를 개발함으로써 가능하게 되었습니다. 처음에는 호르몬의 정보를 희석할 때마다 물리적으로 흔들어주는 동종요법의 방법을 그대로 사용하였으나, 나중에는 호르몬의 정보를 그대로 옮겨줄 수 있는 전사장치를 개발하게 되었습니다.(전사장치에 대해서는 나중에 자세히 살펴보겠습니다.)

당시 딸이 일본에 유학을 갈 예정이어서 바소프레신과 성장호르몬의 정보를 담은 물을 외국으로 공수하는 일이 쉽지 않았습니다. 그래서 이번에는 자연미네랄에 전사장치를 이용해서 딸이 필요로 하는 바소프레신과 성장호르몬의 정보 파동을 담아보았습니다. 그리고는 딸의 반응을 통해서 정보 파동을 담은 자연미네랄이 물과 접촉해서, 딸이 필요로 하는 정보 파동이 물에 담기는 것을 확인할 수 있었습니다. 다시 말하면 물뿐 아니라 자연미네랄도 정보를 담는 그릇이 될 수 있다는 것을 확인한 것입니다.

인체를 건강하게 하는 자연미네랄 환원수를 만드는 자연미네랄에 호르몬의 정보 파동을 담는 방법을 개발한 후로는 모든 문제가 자연스럽게 해결되었습니다. 방학 때 왔다가 돌아가는 아이에게 필요한 호르몬의 정보 파동을 담은 자연미네랄(현재는 정보미네랄)을 몇 개 전해주기만 하면, 외국에서도 한 학기를 아이가 아무런 어려움 없이 버틸 수 있게 되었습니다.

에디슨은 '필요가 발명의 어머니'라고 말했습니다. 바로 내 딸이라는 필요가 나에게는 발명의 어머니 역할을 한 셈입니다.

딸을 위한 바소프레신 정보뿐 아니라 상상할 수 있는 모든 정보를 자연미네랄에 담아 사용할 수 있습니다. 암을 억제하는 정보부터 갱년기 여성과 남성을 위한 정보, 성장호르몬 정보, 갑상선 호르몬 정보, 인슐린 정보, 두뇌를 활성화시키는 정보, 우울증을 치료하는 정보, 담배를 끊는 데 도움이 되는 정보도 가능합니다. 그 외에 희귀질환들을 위한 정보를 담은 자연미네랄도 필요에 따라 얼마든지 개발할 수 있습니다. 나는 정보를 담은 물이, 많은 돈이 투여되지만 구체적인 성과가 없는 유전자 치료를 대체할 수 있을 것으로까지 생각합니다.

물과의 두 번째 인연은 이렇게 아내가 정수기를 신청하는 것으로 시작되어서 전기분해 알칼리수의 위력을 체험하고, 다시 자연미네랄을 개발하고, 첫 번째 인연을 넘어서 물 뿐 아니라 자연미네랄에 정보를 담을 수 있도록 나를 이끌었습니다.

물과의 세 번째 인연-책을 쓰고 나서
책을 쓰고 물에 관한 전문가가 되다

아내 때문에 물에 관한 자료들을 조사하면서 대부분의 물에 관한 책과 자료가 과학적인 시각으로 쓰여지지 않았다는 것을 알게 되었습니다. 차라리 내가 아는 지식을 책으로 펴내는 것이 더 낫겠다는 생각이 들었습니다. 그렇게 해서 전기분해 알칼리수뿐 아니라 그동안 물에 대해 생각했던 다양한 견해들을 책으로 정리해 보았습니다. 그런데 이렇게 가벼운 마음으로 쓴 책에 많은 분들이 큰 관심을 보여서 깜짝 놀랐습니다.

나는 과학논문을 외국잡지에 일 년에 여러 편을 발표하지만 내 논문을 과연 몇 사람이나 읽을까 항상 생각해 봅니다. 더구나 논문을 과학 잡지에 출간하기 위해서는 페이지당 적지 않은 게재료를 저자가 지불해야 합니다. 그런데 수많은 독자들이 돈을 지불하고 나의 책을 사 보았을 뿐 아니라 이메일로 혹은 전화로 구체적인 관심을 표명해 주었고, 내가 모르던 많은 부분을 일깨워 주었습니다.

그러던 중 어느 사이에 내가 물에 관한 전문가가 되어 있었습니다. 책을 낸 이후, TV에도 여러 번 출연하게 되었고, 잡지에도 끊임없이 글을 쓰게 되고, 물에 강한 세미나나 강연도 여러 차례 하게 되었습니다.

나의 대학 시절 심리학과에 범죄심리학으로 유명하신 장 교수님이 생각납니다. 장 교수님께서 강의 중 왜 범죄심리학의 대가가 되었는지 말씀해주셨습니다. 풀리지 않는 사건이 있었다고 합니다. 각계각층의 의견을 물어보았는데 장 교수님이 내부의 사건인 것 같다는 소감을 얘기했습니다. 그런데 실제로 범인이 내부에서 발견되었다고 합니다. 사실 단지 소감을 얘기했을 뿐인데……. 그 후 사건이 있을 때마다 경찰이 찾아와서 물어보는 바람에 할 수 없이 제대로 된 대답을 하기 위해 범죄심리학을 연구하게 되었고, 범죄심리학의 대가가 되었다고 합니다.

내가 바로 그렇게 된 셈입니다. 책을 쓰고 어느 날 갑자기 물에 관한 전문가가 된 셈이었기 때문에 전문가의 체면을 위해서도 물 연구를 하지 않을 수 없었습니다. 그리고 실제로 나의 부족함을 많이 알고 있었기 때문에 물에 관해서 더 연구할 수밖에 없었습니다. 덕분에 지금은 물에 관해서 더 많이 알게 되었고, 어느덧 자연스럽게 나는 물에 관한 권위자가 되었습니다.

물을 넘어서-양자과학을 넘어서는 새 패러다임의 과학

전기분해 알칼리수로부터 시작해서 정보를 담은 정보미네랄까지 개발하였지만, 독자들은 미처 내가 알지 못했던 다양한 물과 에너지의 세계를 알게 해 주었고, 덕분에 끊임없이 공간에너지로부터 경락연구에까지 이르는 새로운 연구가 진행되었고, 이번 개정판에서는 그 동안 진행되었던 물을 넘어서는 연구결과가 많이 포함되어 있습니다.

현대과학은 물이 기억하는 것을 설명하지 못합니다. 물의 구조는 1조분의 1초 간격으로 계속 변하기 때문에 물질과학의 눈으로 보았을 때 물의 기억력은 존재할 수 없습니다. 하지만 물의 기억력을 이용한 동종요법은 200년이 넘게 성공적으로 사용되어 왔고, 최근 과학적으로도 이중맹검방법에 의해서 완전히 증명된 바 있습니다. 하지만 물의 기억하는 능력을 설명할 수 있는 과학이론이 없기 때문에 주류의 과학으로 등장하지 못하고 있습니다.

20세기 초반 뉴튼 역학으로 설명할 수 없는 흑체복사(black body radiation)를 설명하기 위해서 양자과학이라는 새로운 패러다임이 등장했습니다. 21세기는 또 다른 새 패러다임을 필요로 합니다. 이번에 그 시작은 물의 기억하는 능력으로부터 시작된다고 할 수 있겠습니다.

정보미네랄에서도 살펴보았듯이 물질의 기억하는 능력은 물만의 고유한 것이 아닙니다. 모든 물질은 고유한 파동을 갖고 있

1960년대 북한의 김봉한 교수는 경락이 해부학적 실체로 존재하고(봉한관) 경락안에는 줄기세포의 역할을 하는 산알이라는 세포보다 더 작은 입자가 있다는 것을 논문으로 발표하였습니다. 그 후 김봉한 교수는 갑자기 학계에서 사라져 그의 경락 연구는 미스테리로만 남아 있었습니다. 나는 김봉한 박사의 봉한관과 산알의 존재를 확인할 수 있었습니다.

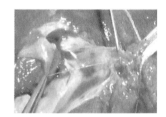

혈관 안에서 발견되는 봉한관의 모습. 평상시에는 혈관벽 안에 싸여있는 것으로 추정된다.

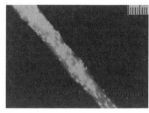

형광 현미경으로 찍은 봉한관의 모습. 봉한관의 특징인 기다란 모양의 핵을 볼 수 있습니다.

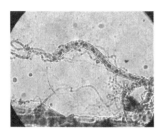

봉환관이 3가지 계층 구조로 이루어져 있음을 최초로 보여주는 현미경 사진. 사진은 봉환관에서 빠져나온 봉환소관과 봉환소관을 이루는 산알이 들어있는 미세한 관 구조를 보여줍니다.

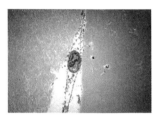

봉한소관을 이루는 미세한 관구조 안에서 발견된 산알의 전자현미경 사진.

고 그 파동은 물질로부터 떨어져 나와서 물을 비롯한 다양한 매체에 담길 수 있습니다. 물에 담긴 파동은 물속에서도 3차원적 형체를 갖으며 스스로 물질의 역할을 하기도 합니다. 물질의 파동은 물을 넘어서 세라믹, 전기, 그리고 공간에도 담길 수 있습니다.

분자의 크기를 약 10Å (10^{-9}m)이라고 한다면 세포의 크기는 약 10μm (10^{-5}m) 정도입니다. 다시 쉽게 표현하면 사람 크기의 분자에 서울시 크기의 세포가 있는 셈입니다. 더구나 세포가 3차원적이라는 것을 고려하면 전체공간은 상상할 수 없을 정도로 커집니다. 하지만 현재 생물학은 오직 분자와 분자가 물질로서 서로 우연히 만나는 일에서만 생체반응이 일어나는 것으로만 설명하고 있습니다. 하지만 호르몬에 의해서 즉각적으로 일어나는 생체반응을 어떻게 설명할 수 있을까요? 현대과학과 의학은 그럼에도 불구하고 물질가설을 한 치도 벗어나지 않고 있습니다.

나는 생체반응이 물질과 물질의 만남이 아니라 물질의 파동간의 상호작용에 의해서 나타난다는 새로운 이론을 제안하고 있습니다. 이러한 새로운 파동이론은 물질가설을 넘어서 물의 기억력도 설명할 수 있습니다. 양자역학을 넘어서는 새로운 패러다임의 과학이라고 생각합니다.

새로운 패러다임의 과학에 관한 자세한 내용은 이번 책에 담기에는 너무 방대할 것 같아서 다음 책에서 자세하게 소개할 것을 약속드립니다.

이러한 연구가 내가 여태까지 해 왔던 단백질과 유전자 연구보다 더 중요하고 인류에게 도움이 될 것이라고 생각합니다. 이미 공간뿐 아니라 전기에도 구체적인 정보를 담는 연구가 구체적으로 진행되고 있고, 이미 아주 가까이 와 있습니다. 예를 들어서 휴대폰을 사용하면 할수록 더 건강해질 수도 있고, 필요하면 혈당을 낮추는 정보를 휴대폰에 담을 수도 있을 것입니다. 휴대폰뿐 아니라 내가 사용하는 컴퓨터와 TV, 전기담요, 전등에도 물질의 파동정보를 담아서 나의 건강에 도움이 되게 주위 환경을 변화시킬 수 있습니다. 물질의 파동정보를 카드와 같은 2차원 평면에 담아서 카드만으로 건강을 회복하고, 3차원 치유공간도 만들 수 도 있습니다. 물질을 넘어서는 파동의 과학! 바로 21세기의 과학과 의학입니다.

물과의 네 번째 인연-인연의 완성

하지만 이러한 연구가 주류의 과학이 아니기 때문에 여러 가지로 어려움이 많습니다. 그런 이유에서 나는 물에 관해서, 물을 넘어서는 정보과학에 대해서, 단지 논문을 써서 아주 오래 걸릴 학계의 검증만을 기다리기보다는 책을 통해서 나를 믿고 격려해 주는 독자들과 먼저 호흡하는 것이 더 중요하다고 생각했습니다. 이것이 내가 계속 책을 쓰는 가장 큰 이유입니다.

물과의 네 번째 인연은 바로 독자들과의 인연입니다. 나는 책을 통해서 독자들에게 물에 관한 지식을 전했다고 생각했는데, 오히려 독자들이 내게 더 많은 것을 가르쳐 주었습니다. 그렇게 해서 독자들과 호흡할 수 있었고, 새로운 영역으로까지 물과 정보에 관한 연구가 계속 확대될 수 있었습니다. 최근에는 나의 정보과학을 지지하기 위해 자발적으로 카페(김현원교수 서포트모임, http://cafe.daum.net/khwsupport)가 개설되어 활발한 의견교환들이 이루어지고 있습니다. 물과의 네 번째 인연은 완성되지 않았고 아직도 계속 진행되고 있는 셈입니다. 이 인연은 여러분들에 의해서 완성될 것입니다.

많은 분들이 내 글과 강연, 카페를 통해서 물의 위력을 알게 되었을 것입니다.

그런데 어떤 분들은 실제로 좋은 물을 마심으로써 삶이 크게 변화되었고, 어떤 분들은 같은 만남을 통해서도 조금도 달라지지 않습니다.

최근 나는 와인을 즐겨 마십니다. 와인에 관한 지식도 끝이 없는 것 같습니다. 하지만 와인에 관해 아무리 해박한 지식을 갖고 있더라도 와인을 즐겨 마시지 않는다면 그 지식이 무슨 소용일까요? 물도 마찬가지입니다. 직접 '생명의 물'을 마시고 그 위력을 체험하는 일보다 더 중요한 것은 없습니다.

지구상에서 가장 흔한 존재여서 무관심했던 '평범한 물'이 사실은 세상에서 가장 귀중한 존재, 바로 '생명의 물'임을 나와의 만남이라는 인연을 통해서 많은 사람들이 깨닫고, 실제로 좋은 물을 마심으로써 독자들의 삶이 변화할 수 있기를 바랍니다. 그렇게 해서 우연으로 시작된 인연이 필연으로 완성되는 것입니다.

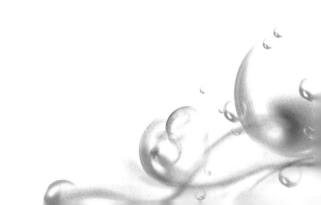

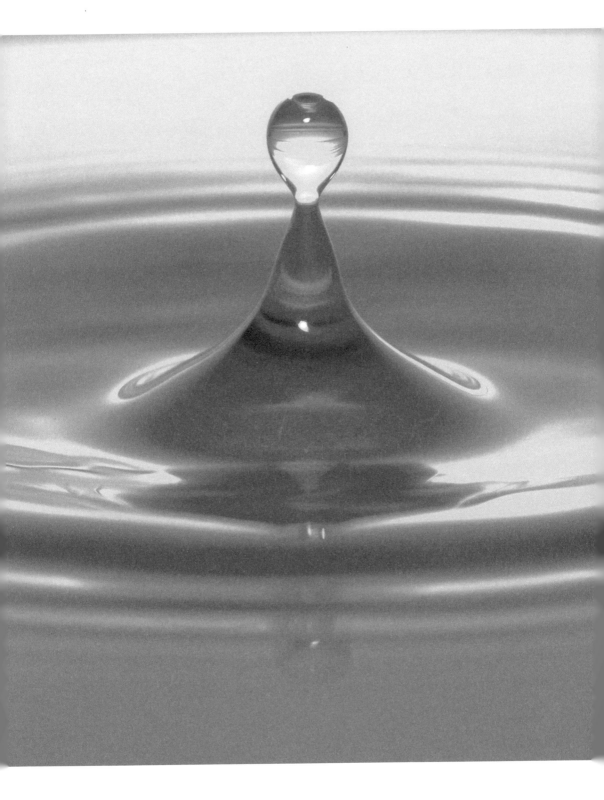

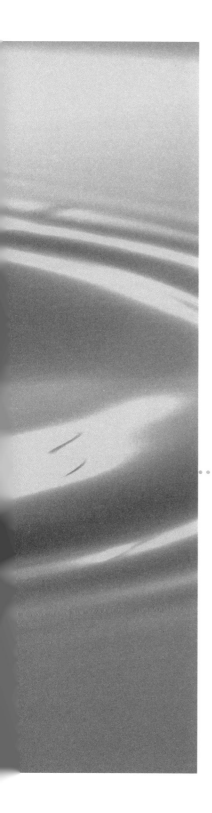

1부
생명의 물

밥은 먹지 않아도 한 달도 살 수 있습니다. 하지만
물을 마시지 않으면 일주일을 살 수 없습니다. 물
의 중요성은 아무리 강조해도 지나치지 않습니다.
물만큼 내 몸에 직접적인 영향을 끼치는 존재는 없
습니다. 너무나 흔해서 히찮게 여겼던 '펑멈안 물'
이 사실은 이 세상에 가장 귀중한 존재, 바로 우리
몸을 지켜주는 '생명의 물'인 것입니다.

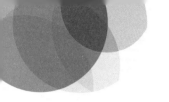

물이 바로 생명이다

나는 바로 물이다!

　최근 로봇을 이용한 화성탐사에서 화성에 물이 있었다는 흔적이 발견되어 모두들 놀라고 있습니다. 물이 생명을 창조하는 가장 근본이라고 모두들 믿기 때문입니다. 물은 바로 생명인 것입니다.

　물은 지구 지표면의 70%, 인체의 70%를 차지하고 있습니다. 뼈와 같이 물이 많지 않은 조직을 제외하면 보통 세포의 90%를 물이 차지합니다. 약간 과장해서 표현한다면 우리 몸은 바로 물이라고도 할 수 있습니다. 보통 물이 아니라, 물 사이에 단백질, 탄수화물, 지질, DNA 등의 우리 몸의 구성성분들이 떠 있는 특별한 물이라고 할 수 있을까요?

　밥은 먹지 않아도 한 달도 살 수 있습니다. 하지만 물을 마시지 않으면 일주일을 살 수 없습니다. 물의 중요성은 아무리 강조해도 지나치지 않습니다. 너무나 흔해서 하찮게 여겼던 '평범한 물'이 사실은 이 세상에 가장 귀중한 존재, 바로 우리 몸을 지켜주는 '생명의 물'인 것입니다.

내가 마신 물이 바로 내 몸이 된다!

물은 마신지 30초면 혈액에, 1분이면 뇌까지 도착하며, 30분 후면 피부와 내부 장기를 비롯한 인체의 모든 곳에 도착합니다. 약은 내 몸에 약효를 나타낸 후에는 간에서 분해되면서 몸에 부담을 주는 존재가 됩니다. 그 후 몸에 예상치 않았던 부작용을 맘껏 전해준 후에 몸 밖으로 배출됩니다. 그렇기 때문에 어느 약이나 약효보다 수십 배 많은 부작용을 경고하고 있는 것입니다. 하지만 내가 마시는 물은 내 몸에 효과를 나타내고 약과 같이 사라지면서 부작용을 주는 것이 아니라 바로 내 몸 자체가 됩니다.

물보다 내 몸에 직접적인 영향을 미치는 존재는 없습니다. 마시는 물을 무시하고 건강하기를 바라는 것은 가까이 건널 수 있는 다리가 있는데도 불구하고 먼 길을 돌아가는 것보다 더 어리석은 일이라고 하겠습니다.

의식동원(醫食同原)

약이 아니라 음식으로 병을 치료한다는 개념은 예로부터 의식동원(醫食同原)이라는 말로 표현되어 왔습니다. 하지만 소위 체질에 맞는 음식을 먹는 일은 더 말할 것도 없고, 현실에서 우리가 음식을 가려먹기는 매우 어렵습니다.

우리 집에서는 화학조미료를 전혀 쓰지 않습니다. 쌀이나 야채도 유기농으로 된 것만 사용합니다. 아이들에게도 청량음료를 못 마시게 합니다. 그래서 나는 항상 좋은 음식을 먹는다고 생각했습니다. 그런데 어느 날 딸아이가 내게 말했습니다.

"아빠가 집에서 자주 식사를 같이 할 수 있었으면 좋겠어요."

어리석게도 그제야 내가 가족과 식사하는 날이 거의 없다는 것을 깨달았습니다. 집에서는 그렇게 건강식을 강조하면서도 막상 밖에서는 음식점에서 어떤 재료로 어떻게 만들었는지도 모르는 음식을 먹고, 끊임없는 술자리도 피할 수 없었습니다. 나뿐 아니라 대부분의 남자들이 마찬가지일 것입니다.

내 모습 그대로!

그렇다면 어떻게 해야 할 것인가?

'술을 끊어라, 담배를 끊어라, 운동을 해라……'

너무나 중요한 얘기이지만 대부분의 사람들에게는 건강을 잃기 전까지는 실행하기 어렵습니다.

'좋은 음식을 먹어라'

무엇보다도 중요한 얘기입니다. 하지만 어떤 음식이 나에게 좋은 음식일까요? 내 체질에 맞는 음식을 먹으면 될까요?

우리나라에서 체질의학으로 유명한 많은 분들이 내 체질을 분류하였습니다. 사상체질로 분류했을 때, 내 체질은 태양인과 소양인으로 분류한 분이 대부분이었지만 소음인으로 분류한 분도 있었고, 심지어 내가 봐도 전혀 아닐 것 같은 태음인이라고 분류한 분마저 있었습니다. 8체질로 분류했을 때는 나를 토양인이라고 한 분도 있었고, 수음인이라고 분류한 분도 있었습니다. 이런 상황에서 나를 하나의 체질로 판정하고 그 체질에 맞는 음식을 먹는 것이 현실적으로 가능할까요? 더구나 음식을 가려먹다 보면 영양의 불균형 상태에 빠질 수도 있을 것입니다.

그렇다면 어떻게 해야 할 것인가? 결국 나는 그 해답이 좋은 물을 마시는 것에 있다는 것을 알게 되었습니다. 음식은 수천 가지이고 그 많은 음식을 가려먹기가 현실적으로 매우 힘듭니다. 또 음식을 가려먹는 자체가 위험할 수도 있습니다. 하지만 물은 한 가지입니다. 내 몸에 좋은 물은 간단하게 어느 곳에서도 쉽게 만들어 마실 수 있습니다.

내 모습 그대로, 아무것도 바꿀 필요 없이 단지 좋은 물을 마시는 것만으로 건강을 유지할 뿐 아니라, 질병을 치유할 수도 있음을 이 책은 알려줍니다.

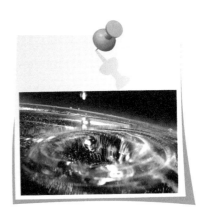

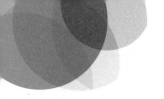

어떤 물을 선택할 것인가?

우리 몸을 살리는 '생명의 물'

우리가 주로 마시는 물을 크게 두 가지로 나누어 봅니다.

첫 번째는 물속의 불순물을 제거하는 데만 치중해서 불순물뿐 아니라 우리 몸에 꼭 필요한 필수미네랄까지 모두 제거한 단지 깨끗하기만 한 물입니다. 한국 정수기 시장의 90%를 차지하고 있는 역삼투압 정수방식의 물을 대표적인 예로 들 수 있습니다.

두 번째는 불순물의 제거뿐 아니라 우리의 건강을 지켜주고 만성질환으로부터 치유까지 가능하게 해주는 '생명의 물'입니다.

물을 마시지 않는 사람은 없습니다. 어떤 물을 선택할 것인가? 알고서도 단순히 '깨끗한 물'을 고집할 바보는 없을 것입니다. 세상 사람들이 올바른 선택을 하기 위해서도 물의 위력을 세상에 알리는 것이 무엇보다 중요하다고 생각됩니다.

'생명의 물'의 조건

그렇다면 어떤 물이 '생명의 물'일까요? 전통적으로 알려져 있

목욕이 불법이다

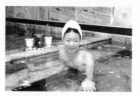

19세기까지도 목욕은 불법

　　모든 것이 풍부한 미국에서도 물을 풍족하게 사용하기 시작한 지는 얼마 되지 않습니다. 19세기 미국 보스턴에서는 한때 목욕이 불법이었고, 목욕을 하기 위해서는 의사의 처방전이 있어야 했었다고 합니다. 또 필라델피아의 한 여성은 28세가 되어서 난생처음 목욕을 하고 일기에 "생각했던 것보다 목욕이 좋았다."라고 적고 있습니다.

　　현재 모든 나라가 물을 풍족하게 쓸 수 있는 상황은 아닙니다. 10여 년 전 노르웨이의 릴리하머에서 동계올림픽이 열렸는데, 세탁설비가 부족해서 매우 불편을 겪었습니다. 그런데 불평을 하는 사람은 모두가 미국사람들이었습니다. 그래서 미국의 방송에서 사회자가 '왜 유럽 사람들은 불평을 하지 않는가? 아마 샤워를 매일 하지 않는 것 같다.' 하며 웃던 장면이 기억이 납니다.

　　그런데 실제로 필자가 영국에 살 때 필자의 집이 비록 오래된 집이긴 했어도 욕조는 있어도 샤워시설은 없었습니다.

　　유럽에 가 보면 큰 차를 보기가 힘듭니다. 모두가 기름이 적게 드는 소형차를 사용합니다. 모든 것이 풍족한 나라는 전 세계에 미국밖에 없는 것 같습니다. 우리는 그러한 미국사회만을 모델로 바라보며 낭비를 미덕으로 생각하며 살아가고 있습니다. 선진국인 유럽에서도 모두가 절약합니다. 영국의 내 친구는 공기를 오염시키지 않기 위해 가능한 한 자전거를 타고 다닙니다.

　　그들이 미국사람보다 샤워를 자주 하지 않는 이유는 물을 절약하기 위해서입니다.

　　우리나라는 물 부족 국가임에도 불구하고 이미 물 소비량은 일본이나 유럽의 물 소비량을 넘어선지 오래입니다. 예를 들어서 우리나라에서 가장 많이 사용하고 있는 역삼투압 방식의 정수기는 정수방식의 특성상 정수되는 물보다도 3~5배나 많은 물들이 안타깝게도 그대로 버려지고 있습니다. 한국정수기공업협동조합에 따르면 역삼투압 정수기의 물 회수율은 30%입니다. 전국에 70만대나 보급되어 있는 역삼투압 정수기가 매일 40만 명이 마실 물을 그대로 하수구로 흘려보내고, 또 그 물을 비용을 들여 하수처리하고 있습니다.

　　댐을 만들어서 물을 공급하는 데는 한세가 있습니다. 국민 입장에서도 지혜롭게 물을 절약하는 자세가 필요할 때입니다.

는 좋은 물의 조건과 내가 생각하는 생명의 물의 조건을 종합해서 정리해 봅니다.

첫째, 오염물질이 없는 깨끗한 물
둘째, 미네랄이 풍부한 물
셋째, 약알칼리성의 물
넷째, 활성산소를 제거할 수 있는 물
다섯째, 6각수가 풍부한 치밀한 구조의 물
여섯째, 인체에 이로운 정보를 담고 있는 물

이러한 조건을 모두 만족시킨다면 가히 '생명의 물'이라고 할 수 있을 것입니다.

지나치게 깨끗한 역삼투압 물

1991년 낙동강에서 두산전자에 의해서 페놀이 방류된 이후, 한국에서는 깨끗한 물을 마셔야겠다는 열망이 생겼습니다. 그 열망에 의해서 생겨난 방식이 바로 현재 국내의 정수기 시장의 대부분을 차지하고 있는 역삼투압 방식입니다.

역삼투압 방식은 아주 미세한 구멍(10^{-9}~10^{-10}m)이 있는 인공 역삼투막(멤브레인 필터)에 삼투압에 반대되는 방향으로 강한 압력을 가하여 물을 통과시키는 방법입니다.

역삼투압 방식은 질산성 질소를 비롯한 물속의 유해 물질, 세균 등의 이물질뿐 아니라 혹시 오염되어 있을 수 있는 중금속도

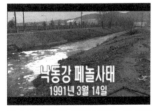

물의 중요성을 일깨워준 낙동강 페놀사태

완벽히 제거할 수 있으나, 인체에 필요한 미네랄까지도 제거해 버립니다. 또한 강한 압력을 사용하기 때문에 수돗물의 일부분만 정수되고 나머지 물은 버려야 합니다. 실제로 수돗물 1리터를 역삼투압 정수기로 정수하기 위해서 3~5리터의 물을 버립니다.

원래 역삼투압 방식은 바닷물의 담수화, 실험실에서 증류수에 버금가는 순수한 물을 만드는 데 사용되었으나, 현재 한국에서는 수돗물을 정수하기 위해서 가장 많이 사용되고 있습니다. 역삼투압 방식은 이미 한국 정수기 시장의 90%를 차지하고 있습니다. 세계적으로도 한국에서 역삼투압 방식이 가장 성공적으로 상용화된 셈입니다.

역삼투압 정수기의 큰 장점은 중금속과 질산성 질소를 포함해서 물에 있는 이물질을 완벽하게 제거할 수 있다는 점입니다. 하지만 이것은 또한 단점이 되기도 합니다. 역삼투압 방식은 녹아 있는 필수미네랄, 인체에 도움이 되는 희귀미네랄들을 모두 다 제거할 뿐 아니라, 물속에 미네랄이 없기 때문에 공기 중의 이산화탄소가 녹아서 물이 산성으로 변하는 것을 방지하지 못합니다. 실제로 역삼투압 정수기에서 생성되는 물은 5분만 공기 중에 놓아도 물이 산성화됩니다.

깨끗한 물을 넘어서-알칼리 환원수

이온수기(일본의 표현방식을 따라서 전기분해 알칼리수를 이온수라고 하고 알칼리수를 만드는 전기분해 장치를 이온수기라고 부릅니다.)의 경우는 전기분해방식을 이용해서 알칼리수를 만들어냅니다. 역삼투

미네랄을 그대로 유지하는 정수방식

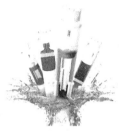

정수기 필터들

가장 일반적인 정수방법으로는 부직포, 활성탄과 중공사막 필터 등을 이용하는 필터방식을 들 수 있습니다.

부직포는 섬유가 자체의 응집력이나 엉킴에 의해서 접합되어 있는 상태의 헝겊 모양의 천을 말합니다. 부직포는 수도관에서 녹아 나오는 녹을 비롯해서 눈에 보일 정도의 큰 부유물질들을 일차적으로 제거해줍니다.

활성탄은 숯과 같은 미네랄 성분의 덩어리로 물에서 약알칼리성을 띱니다. 활성탄은 다공성 물질로 그 안에 작은 구멍이 무수히 많이 있어서 물에 녹아 있는 염소 및 유기물질을 흡착합니다. 그러나 활성탄의 구멍에는 세균이 침착될 수가 있어서 세균의 번식을 방지하기 위해서 은으로 코팅한 활성탄을 많이 사용하기도 합니다.

중공사막 필터는 원래 사람의 혈액을 걸러주는 인공신장 투석기에 사용되는 폴리에틸렌으로 된 다공성 섬유(10^{-7}~10^{-8}m)를 말하는데, 이러한 중공사막 필터를 다발형으로 집속하여 물을 정수하는데 사용합니다. 중공사막 필터는 물속의 미네랄 성분은 그대로 유지하면서 분산성 입자, 녹 찌꺼기, 곰팡이, 미생물 및 바이러스까지 완벽하게 제거하며, 수돗물의 자연압에서도 충분한 양의 정수를 얻어낼 수 있습니다.

대부분의 필터 방식 정수기는 부직포, 활성탄, 중공사막 필터를 함께 사용하기 때문에 필터를 제때에 갈아주기만 하면 물속의 오염물질을 제거하는데 부족함이 없습니다. 이러한 필터 방식의 장점은 오염물질은 거의 다 제거하지만 인체에 필요한 필수미네랄들은 물속에 그대로 유지할 수 있다는 점입니다. 뿐만 아니라 이러한 정수방식은 역삼투압 정수방식에 비해서 비교할 수 없을 정도로 저렴하다는 장점도 있습니다.

압 정수 물에 비해서 전기분해 알칼리 환원수는 생명의 물의 대부분의 조건을 만족시키며, 치유능력이 입증된 뛰어난 물입니다. 하지만 좋은 정보가 들어있다고는 볼 수 없을 것 같습니다. 물이 전자파도 기억하기 때문입니다. 전기분해 알칼리수에 인체에 이로운 정보가 더해진다면 그야말로 생명의 물이 될 것입니다.

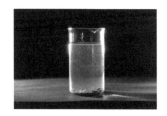

자연미네랄에 의해서 형성되는 수소의 모습

　자연계의 미네랄을 이용해서도 알칼리 환원수를 만들 수 있습니다. 자연미네랄 환원수는 약알칼리성의 환원력이 풍부한 물이며, 인체가 필요로 하는 미네랄이 풍부하며, 자연의 물보다도 더 좋은 정보를 담았으며, 구조도 6각수가 풍부해서 세포를 보호합니다. 바로 '생명의 물'이라고 할 수 있겠습니다.

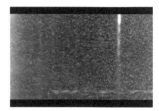

자연미네랄이 물과 반응하는 모습

　실제로 전기분해 방식이건 자연미네랄 방식이건 알칼리 환원수는 일본과 한국의 식약청에서 장내 이상발효, 설사와 변비와 같은 변통이상, 소화불량, 위산과다 등에 대해서 기능성을 인정하고 있는 유일한 물이기도 합니다.

좋은 물이 바로 **만병통치약?**

만병통치약의 조건은 특정질환뿐 아니라 만병의 근원을 해결해주는 능력이라고 할 수 있을 것입니다. 다시 말하면 인체에 부족한 미네랄을 보충해주는 능력, 혈액을 깨끗하게 해 주는 능력, 면역기능을 상승시켜주는 능력, 장내미생물이 인체와 조화를 이룰 수 있게 해주는 능력, 활성산소를 제어해 주는 능력들이 바로 만병통치약의 조건이라고 할 수 있을 것입니다. 미네랄이 부족할 때, 혈액순환이 원활하지 않을 때, 면역기능이 약할 때, 장내미생물이 인체와 조화를 이루지 못할 때 만병이 생기기 때문입니다.

자연미네랄 알칼리 환원수는 미네랄이 풍부하고, 혈액의 흐름을 원활하게 해 주고, 면역기능을 상승시켜주고, 장내미생물이 인체와 조화를 이룰 수 있게 해 주며, 활성산소를 제거해 줍니다. 더구나 자연치유력이라는 정보를 특별히 담았습니다. 만병의 근원이라고 알려져 있는 의학적 원인들을 모두 해결해줍니다. 다시 말하면 만병통치약의 조건을 모두 갖추고 있다고 할 수 있습니다.

실제로 자연미네랄 알칼리 환원수는 내가 행한 동물실험에서 활성산소를 제거하였을 뿐 아니라, 항암 효과 · 암 전이 억제 효과를 보였고, 면역기능을 증가시켜주었습니다. 그리고 유전적으로 당뇨를 갖고 태어난 쥐에서 혈당치를 낮추는 효과를 보였고, 중성지방과 콜레스테롤 수치도 낮추어, 당뇨를 치료하고 합병증을 예방할 수 있는 가능성을 보였습니다.

어떤 약도 암에도 효과가 있고, 당뇨에도 효과가 있지는 않습니다. 바로 좋은 물이 인류가 꿈꾸어왔던 만병통치약이 될 수 있다는 것을 보여주고 있습니다.

자연미네랄 환원수

자연미네랄 환원수는, 전기분해 알칼리수의 기능성을 그대로 갖고 있으며, 인체를 이롭게 하는 좋은 정보를 담고 있으며, 휴대하기 쉬운 장점도 있습니다. 그리고 무엇보다도 자연미네랄 물은 미네랄이 풍부해서 매우 맛있습니다. 몸에 좋은 약이 쓰지 않고 오히려 더 맛있다고 하면 그보다 좋은 일은 없을 것입니다. 실제로 자연미네랄을 접하고 사람들이 맛있어서 물을 많이 마시게 된다고 합니다. 더구나 자연미네랄 환원수가 몸에 흡수가 잘 되기 때문에 많이 마셔도 부담이 없다고 합니다.

그동안 나는 매우 쉽게 알칼리 환원수를 만들 수 있는 자연미네랄을 주위 분이나 찾아오는 손님들에게 선물했습니다. 그 결과 그분들을 통해서 자연미네랄로 만든 물이 약 못지않은 능력을 갖고 있다는 것을 알게 되었습니다.

당뇨, 고혈압, 변비, 설사, 만성두통, 발기부전, 만성피로, 골다공증, 통풍, 결석, 관절염, 생리통, 만성두통, 아토피성 피부염, 알레르기성 비염, 천식 등의 다양한 질환이 해결되었다고 연락해온 분들도 있었고, 질병의 상태가 아니었지만 피곤함이 없어지고 피부가 매끄러워지고, 비만이 해결되었다는 분들도 있었습니다.

나는 단지 인체와 조화를 이루는 물을 만들었다고 생각했고, 대부분의 사람들도 단순히 물이 맛있기 때문에 열심히 마셨을 뿐인데, 평생 약으로 어쩔 수 없었던 난치병이 사라졌다는 얘기를 해올 때마다 '정말 물을 마시고 병이 치유되었느냐.'고 내가 오히려 반문을 할 정도였습니다.

자연미네랄에 정보를 담다 -정보미네랄

이미 밝혔듯이 나는 딸을 통해서 물에 담기는 정보의 위력을 체험하면서 물 연구를 시작했습니다.

그리고 딸과 같이 다양한 호르몬 질환으로 고생하던 많은 사람들에게 호르몬 물을 만들어주게 되었습니다. 대부분이 내가 만들어준 호르몬 물을 통해서 생활에 불편함이 없을 정도로 증세가 좋아졌습니다. 보통 한 병을 만들어주면 희석해서 3달 정도 사용할 수 있습니다.

그런데 내 딸이 일본으로 유학하게 되면서 물을 만들어 공수하는 일이 쉽지 않았습니다. 그래서 자연미네랄에도 호르몬의 정보를 담는 방법을 개발하게 되었습니다. 이제는 자연미네랄에 바소프레신 정보를 담아서, 내 딸이 항상 불편하게 물을 갖고 다니지 않아도 자연미네랄만 갖고 다녀도 세계 어디서든지 바소프레신 물을 만들 수 있습니다.

물론 바소프레신 정보뿐 아니라 상상할 수 있는 모든 정보를 자연미네랄에 담을 수 있습니다. 암을 억제하는 정보부터 갱년기 여성과 남성을 위한 정보, 성장호르몬 정보, 갑상선 호르몬 정보, 인슐린 정보, 두뇌를 활성화시키는 정보, 우울증을 치료하는 정보. 그 외에 희귀질환들을 위한 정보를 담은 자연미네랄도 필요에 따라 얼마든지 개발할 수 있게 되었습니다.

만병통치약의 원리를 갖는 자연미네랄에 이번에는 역설적으로 약과 같은 특정정보를 담은 셈이지요.

'생명의 물'도 많이 마셔야 한다

아무리 '생명의 물'이라도 조금 마셔서는 큰 효과를 기대하기 어렵습니다. 현대인의 10%는 커피는 마셔도 아예 물을 한 잔도 안 마신다고 합니다. 현대인의 대부분이 만성적인 탈수증세로 고생하고 있습니다. 물을 안 마시려는 경향은 여자 분들이 더 심한 것 같습니다. 제 아내도 화장실 가기 싫다고 물을 안 마시려고 하니 할 말이 없습니다.

어떤 분은 물만 마셔도 살이 찐다고 합니다. 이것은 주인이 물을 잘 마시지 않기 때문에 세포가 위기의식을 느끼고 물을 세포 사이에 항상 간직하려고 하기 때문입니다. 그런 분도 물을 계속 열심히 마셔보면 세포가 더 이상 물을 저축하지 않아도 되겠구나 하고 판단하게 되는 어느 순간부터 몸에 고여 있던 노폐물이 물과 함께 다 빠져나가면서 날씬해질 뿐만 아니라 몸이 날아갈 듯이 상쾌하게 변할 것입니다.

내가 제안하는 하루에 마셔야 할 물의 양은 다음과 같습니다. 몸무게에 키를 더한 후 100으로 나눈 숫자만큼의 리터의 물을 마시는 것입니다. 예를 들어서 키가 170cm이고 몸무게가 70kg이라면 (170+70)/100=2.4, 즉, 2.4리터의 물을 마시는 것입니다. 대부분의 경우 2리터가 넘습니다.

적어도 하루에 좋은 물을 2리터 이상 마셔서 모두가 '생명의 물'의 위력을 체험할 수 있기를 바랍니다.

●하루에 내가 마셔야 할 물의 양

$$\frac{\text{나의 몸무게(kg)}+\text{키(cm)}}{100} = \text{내가 마셔야 할 물의 양(ℓ)}$$

'생명의 물'에 대해서 알려주는 사람은 어디에도 없다

살펴보았듯이 물의 위력은 대단합니다. 물을 마시고 건강해지고 병의 치유까지 할 수 있다면 그것보다 더 좋은 일은 없을 것입니다.

누구나 물을 마십니다. 단지 오염물질을 제거한 깨끗한 물에 만족할 수도 있고, 더 나아가 무병장수를 가능하게 하는 '생명의 물'을 마실 수도 있습니다. 현재 한국 정수기의 90%가 단지 깨끗하기만 한 물을 만들어내는 역삼투압 방식입니다. 우리를 무병장수하

커피나 콜라는 물이 아니다.

하루에 물을 적어도 2리터를 꼭 마시라고 하니까, 어떤 분은 자기는 '커피를 하루에 7잔 이상 마시니까 충분히 물을 마시지 않냐'고 합니다. 물대신 콜라를 마시는 사람도 있습니다.

커피나 콜라에 들어있는 카페인은 이뇨작용이 있어서 마신 양보다 더 많은 물을 몸 밖으로 배출합니다. 녹차에도 카페인이 들어있습니다. 가뜩이나 탈수상태에 있는 사람에게서 물을 더 빼내는 상황이라면 아무리 좋은 성분이 녹차에 들어있더라도 소용이 없을 것입니다. 맥주를 마시면 마실수록 몸에 있는 물이 점점 더 빠져나가는 것과 마찬가지입니다.

미네랄이 하나도 없는 역삼투압 물도 탈수상태에 있는 인체에 별 도움이 되지 않습니다. 적절하게 미네랄이 함유된 물만이 내 몸에 잘 흡수됩니다. 만약 내가 커피나 콜라를 즐겨 마신다면 미네랄이 적절히 함유된 물을 특히 많이 마셔야 할 것입니다.

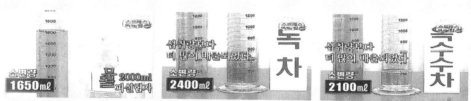

녹차나 옥수수차를 마신 경우, 이뇨작용 때문에 마신 양보다 더 많은 양의 물이 소변으로 배출됩니다.
즉 미네랄이 적절히 함유된 물 외의 다른 음료는 오히려 탈수를 더 유발합니다.

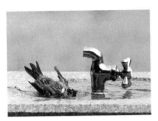
물 마시는 참새.
현대인은 물을 너무 적게 마시고 있습니다.

게 해 주는 '생명의 물'이 있다는 것을 알고도 단지 깨끗하기만 한 물을 고집할 사람이 있을까요?

그렇기 때문에 물에 관한 정확한 지식을 아는 것이 무엇보다도 중요합니다. 물에 관해서는 학교에서도 의사에게서도 배울 길이 없습니다. 제가 사명감을 느껴 책을 쓰고 '생명의 물'을 알리는 전도사의 역할을 하는 이유입니다.

생명의 물? 좋은 정보를 담고 있는 미네랄 알칼리 환원수!

우리가 오염물질이 없는 깨끗한 물을 마셔야 하는 것은 말할 필요도 없는 당연한 일입니다.

미네랄이 풍부한 물과 약알칼리성의 물은 동전의 양면과 같습니다. 미네랄이 풍부한 물이 알칼리성을 띠기 때문입니다. 더구나 물에 미네랄이 풍부할 때 물이 만병의 근원인 활성산소를 제거하는 능력도 갖습니다.

구조적으로 6각수가 풍부한 물과 인체에 이로운 정보를 담고 있는 물도 사실 서로 분리하기 어려운 성질들입니다. 물이 좋은 정보를 담고 있을 때 6각수가 풍부한 물이 형성되기 때문입니다.

이번에는 종합적으로 '생명의 물의 조건'을 한 문장으로 다시 정리해 보겠습니다.

좋은 정보를 담고 있는 미네랄 알칼리 환원수!

이 책에서는 '생명의 물'의 조건들, '알칼리성의 환원력이 있는 물', '미네랄이 풍부한 물', '좋은 정보를 담고 있는 물'을 차례대로 살펴보면서 신비한 물의 세계로의 여행을 시작할 것입니다.

맛있는 물의 조건

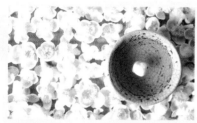

자연미네랄 환원수를 사용하면 차의 맛도 좋아집니다.

첫 번째로 미네랄이 풍부하게 물에 녹아 있어야 합니다. 단맛을 내는 칼슘뿐 아니라 쌉쌀한 맛을 내는 마그네슘도 함께 적절하게 녹아 있어야 하고, 나트륨과 칼슘, 그리고 희귀미네랄도 적절하게 녹아 있어야 물이 맛있습니다. 반면에 물속에 남아있는 잔류염소는 물맛을 쓰게 합니다. 잔류염소는 강한 산화력으로 몸을 해치기도 하지만 물맛도 쓰게 합니다.

두 번째로 알칼리성의 물도 물맛을 좋게 합니다. 물이 알칼리성이 되면서 물의 클러스터가 작아지면서 물이 맛있게 변합니다. 더구나 물에 적절하게 수소와 산소가 녹아있으면서 맛을 더 합니다.

세 번째로 좋은 정보를 담고 있어야 합니다. 좋은 정보를 담은 물은 물의 구조를 구조가 치밀한 6각수로 바꾸어서 물을 부드럽고 찰진 맛으로 바꾸어줍니다.

실제로 생명의 물의 조건과 맛있는 물의 조건은 거의 일치합니다. 좋은 물이 바로 맛있는 물인 셈입니다.

자연미네랄 환원수를 마시는 분들 중 대부분 물이 맛있어서 많이 마시게 된다고 합니다. 또 물이 몸에 흡수가 잘 되기 때문에 물을 많이 마셔도 부담이 없다고 합니다. 물이 맛있으니, 국도 밥도 맛있다고 합니다.

어느 날 인사동의 '소슬다원'이라는 차를 파는 곳에서 연락이 왔습니다. '소슬다원'의 주인은 차의 맛을 좌우하는 좋은 물을 찾기 위해서 안 가본 곳이 없을 정도라고 합니다. 그런데 자연미네랄 환원수를 접하고 더 이상 물을 찾아다닐 필요가 없게 되었다고 합니다. 자연미네랄 물이 차꾼들의 까다로운 입맛을 충족시켰다고 하겠습니다.

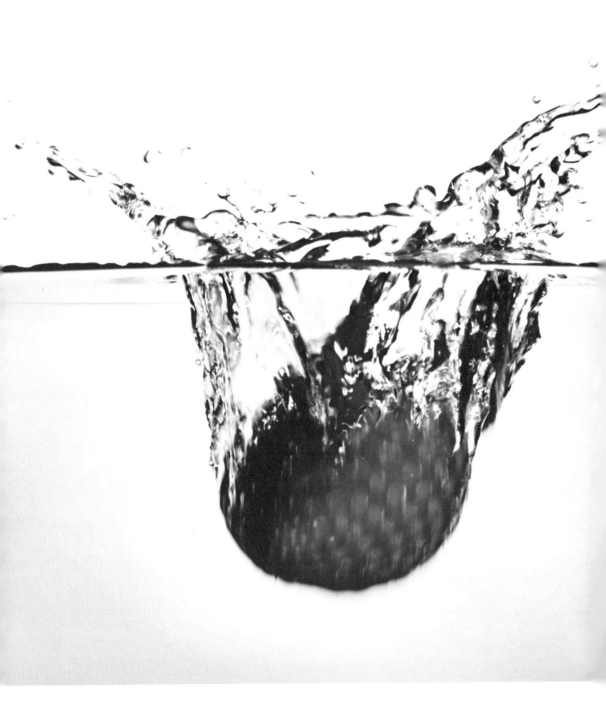

2부

알칼리성의 환원수
- 좋은 물이 만병의
근원을 해결하다

이 세상에 가장 흔해서 우습게만 여겼던 '평범한 물'이 바로 인류가 꿈꾸어 왔던 만병통치약이라면 믿기 어려운 일입니다. 약이 특정질환의 환자들만을 위해서 사용되고 있는 반면에, 좋은 물은 우리 몸을 건강하게 해서 스스로 병을 극복하게 해줍니다. 역설적으로 약이 아니기 때문에 만병통치약이 되는 것입니다.

전기분해 알칼리 환원수

기능성이 뛰어난 전기분해 알칼리수, 그러나…….

나의 딸을 통해 호르몬 물의 위력을 접한 후 제일 먼저 접한 물은 전기분해 알칼리수였습니다. 어떠한 기능성도 없이 단지 깨끗한 물에 불과한 역삼투압 물에 비해서 전기분해 알칼리수는 좋은 물의 대부분 조건을 만족시키며, 치유능력이 입증된 뛰어난 물입니다.

원래 일본의 후생성에서는 장내 이상발효, 만성 설사, 소화불량, 위산과다와 같은 증상에 효과를 인정해서 전기분해 알칼리수를 의료용 물질 생성기로 허가한 바 있습니다. 한국에서도 처음에는 이 같은 다양한 복부증상에 그 효능을 인정했으나, 어느 순간부터 위산과다에만 효과를 인정하는 것으로 바뀌었습니다.

그 후 일본의 소비자보호센터에서도 안정성과 기능성에 문제를 제기했고, 또 많은 업체들이 과대광고를 하는 것이 문제가 되었습니다. 원래 일본에서도 임상실험결과를 바탕으로 의료용 물질 생성기로 허가한 것은 아니었기 때문에, 이러한 전기분해 알칼리수의 효능에 대한 논란에 대해 결론을 내리기 위해서 국회에서 심의를 거쳐 후생성 주도하에 pH 9.5의 전기분해 알칼리수를 이용해서 안정성 및 기초임상 그리고 이중맹검(double blind) 방식에 의한 비교 임상시험을 시행했습니다. 그 결과 전기분해 알칼리수가 인체에 어떤 유해성도 없는 것으로 결론을 내렸을 뿐 아니라, 장내 이상발효, 만성 설사, 소화불량, 위산과다 외에도 변비에도 통계적으로 의미 있게 개선 효과가 있는 것을 확인할 수 있었습니다. 복부증상 외에 골밀도 개선에 대해서도 의미가 있음을 확인했습니다.

한국에서도 2007년 10월 식약청에서 열린 의료기기위원회(나도 물 전문가로 초청되어 참석했습니다)에서 논란이 있기는 했지만, pH 9.0 이상의 알칼리 환원수에 대해서 위산과다뿐 아니라 일본의 임상시험 결과를 토대로 장내 이상발효, 만성 설사, 소화불량과 변비에 대해서도 효과를 공식적으로 인정하고 표기할 수 있도록 결정한 바 있습니다. 하지만 전기분해 알칼리수에는 자연의 물과 같이 좋은 기운이 들어있지 않습니다. 그것은 당연합니다. 전기분해 알칼리수는 전기분해 과정에서 발생하는 전자파의 정보도 그대로 기억하기 때문입니다. 물이 기억을 한다는 것은 현대과학으로 아직 설명하기 어렵지만 여기까지 책을 읽으신 독자분들은 물이 기억한다는 것이 그리 낯설지만은 않을 것입니다.

물이 아니라 전기를 정화하는 것이 해답이다

나는 두 가지 방법으로 전기분해 방식의 문제점을 극복했습니다. 첫 번째 방법은 물에 호르몬 정보를 담듯이 인체에 이로운 정보를 담는 것입니다. 전기분해 알칼리수에 병을 치료하는 기능성

이중맹검은 위약 효과(placebo effect)를 배제하기 위해서 환자도 의사도 어느 약을 먹었는지 모르는 상태에서 실험을 진행하는 방식으로, 실제 일본의 임상실험에서 전기분해 알칼리수와 일반 물을 환자와 의사도 모르는 상태에서 일정 기간 마시도록 하였습니다.

현재 알칼리 환원수기의 경우 식약청 의료기기의 승인조건으로 pH 9.5±0.3으로 명기되어 있습니다.

외에 자연의 물과 같이 좋은 정보를 담을 수 있다면 그야말로 '생명의 물'이 될 수 있을 것입니다.

처음에는 만들어진 전기분해 알칼리수에 더 좋은 정보를 담기 위해서 여러 가지 노력을 했습니다만 이미 만들어진 물을 변화시킨다는 것이 쉽지 않았습니다. 그런데 좋은 물을 만드는 해법은 의외로 물이 아니라 바로 전기에서 찾을 수 있었습니다.

어느 날 아주대 기계공학부의 오홍국 교수와 만난 자리에서, 휴대폰 배터리의 에너지를 측정한 결과 배터리에 전기가 많이 충전되어있을수록 에너지가 나쁘다는 얘기를 들었습니다. 오 교수의 얘기를 듣고 전기가 나쁜 정보를 담고 있기 때문에 전자파가 나쁜 것이 아닌가 하는 생각을 하게 되었고, 그 후 물이 아니라 아주 쉽게 전기를 정화하는 장치를 시행착오 끝에 개발할 수 있었습니다.

정보는 물뿐 아니라 전기에도, 나아가서 공간에도 담을 수 있습니다. 이 부분은 나중에 더 자세히 살펴보겠습니다.

전자파가 왜 해로울까?

많은 사람들이 전자파의 피해에 대해서 우려하고 있습니다. 그동안 논란이 많이 있어왔지만 전자파가 인체에 해로운 것은 누구나 인정하는 사실이 되었습니다. 하지만 우리의 현실은 전자제품을 계속 사용할 수밖에 없습니다. 전자파의 피해는 오랜 시간에 걸쳐서 나타나기 때문에 모두들 큰 신경을 쓰지 않고 있습니다.

전자파가 나쁘다는 것은 이제는 상식적인 사실이 되었으나, '전자파가 왜 나쁜가?' 물었을 때 아무도 제대로 대답하지 못합니다.

오홍국 교수는 오랫동안 보이지 않는 세계를 연구하고 있습니다. 오 교수는 정보의 세계를 설명할 수 있는 회전전자파 이론을 독자적으로 확립했고, 최근 회전전자파를 측정할 수 있는 장비도 개발한 바 있습니다.

그 이유는 전자파 자체가 나쁜 것이 아니라 전자파에 담기는 정보가 인체에 해롭기 때문입니다. 전자파도 정보라는 음식에서 볼 때 단지 그릇일 뿐입니다. 전기를 만들어내는 방식에 문제가 있어서 전기에 나쁜 정보 파동이 담기고, 따라서 전기가 만들어내는 전자파도 인체에 해로운 것입니다. 만약 전기에 좋은 정보 파동을 담을 수 있다면 인체에 이로운 전자파가 만들어질 수도 있을 것입니다.

러시아의 학자들은 전자파와 함께 정보를 전달하는 것으로 알려져 있는 토션파가 함께 나온다는 가설을 주장합니다. 전자파와 상관없이 토션파는 존재할 수 있지만, 토션파가 없는 전자파는 존재할 수 없습니다. 전기를 발생할 때 함께 나오는 전자파에는 해로운 토션파가 담겨 있고, 그로 인해 인체가 피해를 입는다는 것입니다.

만약 그렇다면 '전자파'는 단순히 '그릇'에 불과하고 어떤 '정보'라는 '음식'이 담기는가에 따라서 전자파가 인체에 주는 영향은 달라질 것입니다. 다시 말하면 좋은 정보가 담긴 전자파는 인체에 오히려 이롭게 작용할 수 있습니다.

러시아에서 주로 연구된 토션장(torsion field : 토션은 비틀림이라는 뜻이나 여기서는 일반적인 회전이 아니라 회오리바람과 같은 3차원적으로 진행하는 회전을 말함)이론에 의하면 토션파는 빛보다 빠르고 정보를 유지해주는 역할을 한다고 합니다. 휴대폰에 이어폰을 연결해서 사용하면 전자파의 영향을 피해 갈 수 있을 듯 보입니다. 하지만 전자파와 같이 나오는 유해한 토션파는 사라지지 않고 오히려 더 농축된 상태로 귀를 파고들어 두뇌에 더 해로울 수 있습니다. 직류방식의 전기를 사용해서 알칼리환원수를 생성하는 이온수기의 경우도 실제 전자파는 거의 측정되지 않지만 전기와 함께 전달되는 유해한 토션파는 그대로 물에 전달됩니다. 나중에 자세히 살펴보겠지만 내가 개발한 전기정화기는 인체에 이로운 정보를 담아서 전기를 인체에 도움이 되게 바꿉니다. 좋은 정보를 담고 있는 전기로부터 발생하는 전자파는 인체를 오히려 건강하게 합니다.

생체정보분석장치(BRS, Bio-Resonance System)는 물질에 대한 생체반응을 인체의 자율신경의 변화로 측정하여 구체적인 수치로 표현합니다. 생체정보수치는 높을수록 인체에 이로움을 의미합니다. 넓은 의미에서 오링테스트나 L-로드도 생체정보를 측정하는 것이라고 할 수 있습니다. 그런데 오링테스트나 L-로드 방법이 논란이 되는 것은 사람이 회로의 일부분으로 편입되어 측정자의 역할이 매우 중요해진다는 점입니다. 하지만 숙련된 측정자의 경우 95% 이상의 재현성을 보여주는 것이 논문으로 출간된 바 있습니다(BRG '생체정보분석방법의 정밀도 확인연구', 유상구 외, 한국정신과학학회지, 1998년). 옆의 도표에서 전기를 정화했을 때 전해 알칼리수의 생체정보수치가 전반적으로 상승하는 것을 볼 수 있습니다.

	전해 알칼리수	전기정화 전해 알칼리수
뇌	5	7
시상하부	5	8
뇌하수체	4	7
호르몬 밸런스	4	7
불안 · 초조	3	6
무기력	4	8

생체분석정보장치를 통한 생체정보수치

전기로 만드는 좋은 물, 교류환원수와 전자수

전기분해 알칼리수는 직류전원을 사용해서 만듭니다. 하지만 교류전류로도 환원수를 만들 수 있습니다. 직류 전기분해 방식과는 달리 물 분자가 분해되지는 않지만 교류 전원에 의해 전극이 +와 -로 계속 바뀌게 됨에 따라, 부분적 음전하와 양전하의 쌍극자로 구성된 물 분자도 계속 방향을 바꾸면서 높은 에너지를 축적하게 됩니다. 그리고 전기분해 방식과는 달리 중성 내지 약알칼리성을 유지합니다. 실제로 이렇게 만들어진 환원수는 암을 비롯해서 활성산소로 비롯되는 다양한 질환에 효과를 나타냅니다.

ORP(Oxidation Reduction Poteintial): 산화환원전위를 말하며, 낮을수록 환원력이 크고, 높을수록 산화력이 큽니다. 전기분해 알칼리수와 교류환원수의 경우는 매우 낮은 ORP를 보여줍니다. 하지만 전자수의 경우 ORP의 변화는 거의 나타나지 않습니다. 수소가 물속에 많이 용해되어도 ORP 수치는 낮아집니다.

역시 일본에서 개발된 전자수는 정전장(electrostatic field)에 의해서 형성됩니다. 물통 속에 목탄(비장탄이나 참숯)을 넣고 4시간 정도 정전장을 걸어주면 물에는 전자가 풍부하게 포함되면서 약알칼리성으로 변합니다. 이것은 실제는 목탄에서 나온 미네랄들이 환원되는 것을 의미할 수도 있습니다.

2002년 나는 일본 기후현의 전자물성연구소를 방문했습니다. 이 지역은 고인이 된 나라자키 고오게쓰 씨가 주창한 '정전삼법'(식물, 물질, 인간에 미치는 정전장의 사용법)의 원리를 마시는 물뿐 아니라 농업, 어업, 축산, 식품 등에 널리 적용하고 있었습니다. 정전삼법은 특히 농사와 축산에 매우 효율적으로 사용되고 있었습니다. 전자수를 사용하여 키운 소의 분뇨에서는 거의 냄새가 나지 않았고, 죽은 지 한참 된 소의 혈액도 검붉지 않고 깨끗한 선홍색이었으며 냄새도 없었습니다. 또 소의 지방은 쉽게 산화되지 않아서 몇 년이 지났는데도 깨끗한 하얀색이었습니다. 또한 소의 뼈 밀도도 매우 치밀했습니다. 정전장을 이용하는 식당도 있었는데, 10년이 넘도록 식용유를 교체하지 않고 단지 없어진 분량을 채우기만 한다고 합니다. 실제로 밖으로 통하는 후드의 환기통을 확인해 보았더니 기름때가 전혀 없었습니다.

최근 한국에서도 정전장의 원리를 도입해서 정전장 냉장고와 정전장 튀김기를 개발한 회사가 있습니다. 이렇게 만든 냉장고의 경우 식품이 산화되지 않아서 오랫동안 상하지 않고, 튀김기의 경우도 식용유가 거의 산화되지 않아서 몸에 해로운 트랜스지방이 거의 형성되지 않습니다. 더구나 내가 개발한 전기정화기를 사용하면 교류환원수와 전자수를 비롯한 정전장을 사용하는 모든 제품에 추가로 인체에 이로운 정보가 담길 수 있습니다.

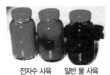

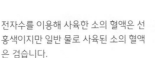

전자수를 이용해 사육한 소의 혈액은 선홍색이지만 일반 물로 사육된 소의 혈액은 검습니다.

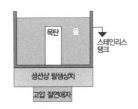

정전장을 이용한 전자수 제조장치

자연미네랄 **알칼리 환원수**

전기분해 방식의 문제점을 해결하는 두 번째 방법은 아예 전기분해 방식 외의 다른 방식으로 알칼리 환원수를 만드는 것입니다. 자연계에는 흔하게 존재하면서 물과 접촉하여 물을 분해해서 수소를 발생시키며 물을 알칼리성으로 바꾸어주는 물질들이 있습니다. 수소보다 이온화 경향이 매우 큰 마그네슘, 칼슘과 같은 물질들이 그런 성질을 갖고 있습니다. 실제로 사용해 본 결과 칼슘의 경우는 물과 매우 격렬하게 반응해서 짧은 시간에 다 녹아 없어집니다. 반면에 마그네슘은 물과 적절한 속도로 반응했습니다. 때문에 현실적으로 마그네슘만이 사용이 가능했습니다.

마그네슘은 물에 녹아서 마그네슘 이온이 되면서 전자를 방출하면서 물을 다음과 같이 변화시킵니다.

$$Mg + 2H_2O \rightarrow Mg^{2+} + OH^- + H_2 \ (H\cdot + H\cdot \rightarrow H_2)$$

64

미네랄이
알칼리 환원수의
환원력을
유지시켜준다.

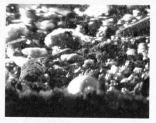

자연 미네랄에서 수소가 발생되는 모습

전기분해 방식이건 미네랄 방식이건 알칼리 환원수의 항산화 효과는 수소로부터 비롯됩니다. 하지만 수소에 의한 항산화력의 기전은 아직 명확하게 밝혀지지 않았습니다.

일본의 시라하타 교수는 1997년 '전해환원수는 활성산소를 제거하고 산화장애로부터 DNA를 보호한다'라는 제목의 논문을 미국의 과학잡지 『BBRC』에 발표하였는데, 그는 논문에서 전기분해 음극에서 발생하는 알칼리환원수에는 수소에 전자가 한 개만 붙어있는 활성수소($H\cdot$)가 생기고, 이 활성수소가 만병의 근원인 활성산소를 없애주기 때문에 전기분해 알칼리 환원수가 건강을 유지시켜줄 뿐 아니라 만성 성인질환에 효과가 있다고 주장하였습니다.

하지만 실제로 활성수소($H\cdot$)가 물속에서 1초 이상 안정되게 존재하기는 힘들고, 물속에서 활성수소($H\cdot$)끼리 만나서 안전한 수소분자(H_2)로 변환되어 존재합니다. 최근 수소분자(H_2) 자체가 물속에서 항산화 효과를 나타낸다는 것이 영국의 권위 있는 과학잡지 네이처 메디신에 보고되기도 했습니다. 다시 말하면 전기분해 환원수가 나타내는 항산화 효과는 불안정한 활성수소보다는 물속에서 안정하게 유지되는 수소분자(H_2)에 의해서 나타날 가능성이 높습니다.

최근 교류환원수의 환원력이 비교적 오랫동안 유지되는 이유가 활성수소가 전자를 한개 더 받아서 수소가 마이너스($H:$) 상태로 되고, 마이너스 상태의 수소($H:$)의 상태는 물속에 첨가한 의왕석에 흡착되어 안정되게 유지될 수 있다는 가설이 제기되었습니다. 이러한 가설을 바탕으로 일본에서는 마이너스 수소($H.$)를 분말형태의 신호길슘에 흡착시킨 후 캡슐에 담아서 직접 먹는 제품이 개발되기도 했습니다.

알칼리환원수를 만드는 자연미네랄의 경우, 수소를 발생하는 마그네슘 외에 산호칼슘, 토르마린, 일라이트, 자철석 등 자연계의 미네랄이 함유된 암석물질들이 함께 첨가되어 있습니다. 이러한 물질들이 자연미네랄의 환원력을 오랫동안 유지시켜 줄 것으로 생각됩니다.

이렇게 형성된 OH⁻에 의해 물이 알칼리성으로 변하며 또 동시에 형성되는 수소(H_2)는 물의 ORP(Oxidation Reduction Potential, 산화환원전위)를 낮추어서 물에 환원력을 부여합니다.

마그네슘 외에도 칼슘이 천천히 방출되도록 만든 물질을 비롯해서, 물의 구조를 치밀하게 하여 물의 용해력을 높여주는 자연계의 암석물질, 원적외선을 방출하는 물질, 살균작용, 촉매작용을 할 수 있는 자연미네랄 물질들을 세라믹형태로 만들어 함께 사용하였습니다. 자연미네랄의 조합에는 직접 먹어도 괜찮을 정도로 안전하며 인체에 이로운 정보를 담은 물질들만을 특별히 선택하였고, 이렇게 선택한 자연미네랄에 마지막으로 가장 중요한 자연치유력이라는 정보를 담았습니다.

자연미네랄은, 물과 접촉해서 미네랄이 풍부한 약알칼리성의 환원수를 만들 뿐 아니라, 물맛이 아주 좋으며, 6각수가 풍부하며, 인체에 이로운 정보를 담고 있습니다. 좋은 물의 조건을 모두 만족시키는 '생명의 물'이라고 할 수 있을 것입니다.

실제로 동물실험을 통해서 자연미네랄 환원수의 기능성을 살펴보았습니다.

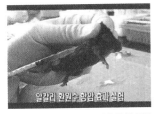

알칼리 환원수를 마신 쥐들을 통해 항암 효과를 실험했습니다.

암세포 성장 억제 효과

실험용 생쥐(마우스)에게 피부암 세포(B16 Melanoma)를 피하에 주입한 후, 실험용 생쥐가 마시는 물통에 자연미네랄을 넣어 쥐들이 항상 ORP가 낮고 pH가 높은 알칼리성의 환원수를 마시도록 하였습니다. 흥미 있는 사실은 일반 물을 마시는 생쥐들에 비해 자연미네랄 물을 마시는 쥐들이 더 많은 물을 마신다는 것입니다. 쥐들이 맛있다고 느꼈는지, 혹은 자기 몸에 좋다는 것을 민감하게 본능적으로 느꼈는지는 모를 일이지만, 자연미네랄을 담은 물통은 물을 더 자주 갈아줄 수밖에 없었습니다.

20일이 경과한 후 생쥐에서 자란 종양의 크기를 다음과 같이 비교했습니다. 그 결과 자연미네랄 물을 마신 생쥐들의 경우 대조군에 비해서 종양이 자라는 속도가 현저하게 줄어드는 것을 알 수 있습니다.

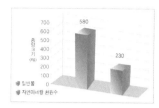
일반물을 마신 쥐와 자연미네랄 환원수를 마신 쥐에게서 유발된 종양의 크기

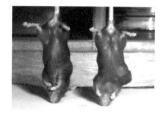
자연미네랄 환원수를 마신 쥐(왼쪽)의 경우 일반물을 마신 쥐(오른쪽)에 비해 눈에 띄게 종양의 크기가 작다.

암 전이 억제 효과

종양이 자라는 속도뿐 아니라 자연미네랄 환원수를 마신 생쥐의 경우 암이 전이되는 속도도 대조군에 비해서 매우 늦어졌습니다. 암이 전이되는 경우 먼저 암세포가 다른 조직에 착상된 후에 자라기 시작합니다. 피부암 세포(B16 Melanoma)의 경우 암이 전이되어 자라기 시작하는 모습이 검은 점의 콜로니로 보입니다. 자연미네랄 물을 마신 경우 전이된 콜로니의 수가 역시 현저하게 줄어듭니다.

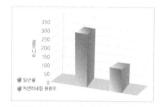
일반물을 마신 쥐와 자연미네랄 환원수를 마신 쥐의 암 전이 억제 정도

다음의 그래프는 생쥐의 꼬리 정맥을 통해 주사한 피부암 세포가 20일 후 폐로 전이된 콜로니 수의 차이를 보여줍니다. 그림은 각각 생쥐의 폐를 보여줍니다. 자연미네랄 물을 마신 생쥐의 폐의 경우 그 콜로니의 수가 일반 물을 마신 생쥐에 비해서 거의 절반 이하에 불과함을 알 수 있습니다.

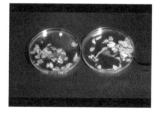
자연미네랄 환원수를 마신 쥐(오른쪽)의 폐는 전이되어 자라기 시작하는 검은 점의 콜로니수가 현저하게 적다.

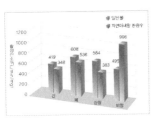

자연미네랄 환원수와 일반물을 마신 쥐
의 활성산소량을 장기별로 측정한 그래프

환성산소를 없애 주는 항산화 효과

이번에는 활성산소의 양을 다음과 같이 장기별로 측정하였습니다.

일반적으로 암세포는 정상세포에서 비해서 높은 활성산소 수준을 보입니다. 그래프에서 보듯이 자연미네랄 환원수를 마신 쥐의 경우 폐, 간, 신장의 경우는 활성산소량이 일반 식수를 마신 경우에 비해서 매우 줄어들었습니다. 하지만 비장의 경우 오히려 자연미네랄 환원수를 마신 쥐의 활성산소량이 일반 식수를 마신 쥐에 비해 더 증가하였습니다.

이것은 비장이 면역기능을 담당하기 때문인 것으로 생각됩니다. 면역세포에서 활성산소는 인체에 부정적인 역할 뿐 아니라 외부의 적을 격퇴하기 위한 탄환으로도 사용되고 있기 때문에 활성산소의 양이 늘어날 수 있습니다.

면역기능을 활성화시키다

자연미네랄 환원수를 마신 생쥐에서 면역기능을 나타내는 지표들도 조사해 보았습니다. 그 결과 자연미네랄 환원수를 마신 쥐의 경우 세균을 직접 공격해서 파괴하는 세포성 면역을 나타내는 물질인 인터페론 감마(IFN-γ)와 인터루킨 12(IL-12), 그리고 항원·항체 반응과 같은 체액성 면역을 나타내는 인터루킨(IL-4, IL-5)들이 모두 상승하는 것을 발견할 수 있었습니다. 이 결과는 자연미네랄 환원수가 전체적으로 면역기능을 상승시킨다는 것을 의미합니다.

그런데 그래프에서 보듯이 면역기능은 일방적으로 계속 상승하는 것이 아니라 몇 주일 지속되다가 점차적으로 떨어져서 정상보다 약간 높은 상태를 유지해줍니다. 이것은 바로 자연치유력이 강화될 때 나타나는 명현현상을 설명할 수 있습니다. 자연치유력과 가장 가까운 현대의학의 단어가 바로 면역기능일 것입니다. 자연의학에서는 자연치유력이 발동되어서 치유되는 과정에서 질병의 상태가 일시적으로 악화되는 듯한 현상이 나타납니다. 이러한 현상을 '명현 반응', 혹은 '호전 반응'이라고 부릅니다. 동종요법에서는 질병의 증상이 바로 병을 극복하고자 하는 인체의 자연치유력이라고 보고, 질병의 증상을 유발하는 독성물질을 줄 때 오히려 자연치유력이 강화되어 질병이 극복됩니다. 자연치유력이 강화될 때 질병의 증상이 나타날 수밖에 없으며 이러한 현상이 명현 반응으로 나타납니다.

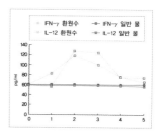

일반 물을 마신 쥐와 자연미네랄 환원수를 마신 쥐에서 IFN-γ와 IL-12의 시간에 따른 변화

자연미네랄 환원수의 활성산소를 제거하는 능력과 면역기능을 상승시키는 능력에 의해서 암세포의 증식이 억제된다고도 해석할 수 있을 것입니다.

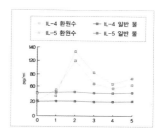

일반 물을 마신 쥐와 자연 미네랄 환원수를 마신 쥐에서 IL-4와 IL-5의 시간에 따른 변화

자연미네랄이 쥐의 생존기간을 늘리다

이번에는 악성피부암 세포를 생쥐의 복강에 주사한 후 자연미네랄 환원수를 마신 생쥐의 생존기간이 실제로 늘어나는지 살펴보았습니다. 다음 그래프는 생존율의 차이를 보여줍니다. 일반 물을 마신 생쥐의 경우 평균 생존기간이 36일에 불과하였으나 자연미네랄 환원수를 마신 쥐의 경우 생존기간이 45일로 늘어났습니다.

정리해 볼 때 자연미네랄 환원수는 생쥐를 이용한 실험에서 암세포의 성장을 억제하였고, 전이를 억제하였을 뿐 아니라 실제 생

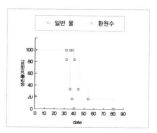

일반 물을 마신 쥐와 자연 미네랄 환원수를 마신 쥐의 생존율

존기간을 늘렸습니다.

암세포를 직접 죽이는 항암제와는 달리 자연미네랄 환원수는 면역기능을 강화시키고 항산화 효과를 보여서, 인체가 스스로 암을 이기게 해주는 것으로 생각됩니다. 더구나 암세포뿐 아니라 내 몸의 일반세포도 함께 죽이는 항암제와는 달리 물은 인체에 아무런 해가 없습니다. 좋은 물을 열심히 마시는 것은 항암치료의 근본이라고 할 수 있겠습니다.

더 나아가서 자연미네랄에 암을 억제하는 정보를 함께 사용할 수도 있을 것입니다. 예를 들어서 자연미네랄에 암을 억제하는 단백질인 P53의 정보, 암세포에 영양을 공급하는 혈관 형성을 억제하는 단백질인 엔도스타틴의 정보, 그 외 각종 암을 억제하는 것으로 알려져 있는 단백질들의 정보들을 담아서 사용한다면 더 효과가 클 것입니다.

실제로 나중에 살펴보겠지만 자연미네랄에 P53이나 엔도스타틴과 같은 암을 억제하는 정보를 담을 경우 항암 효과는 훨씬 커집니다.

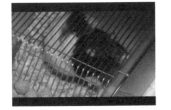
유전적으로 당뇨가 유발되는 쥐 OLETF

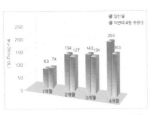
미네랄 알칼리수 급이 후 포도당 농도의 변화

당뇨에 미치는 효과

이 실험은 자라면서 특별히 당뇨가 유발되도록 유전공학적으로 만들어진 쥐(OLETF)를 사용하였습니다. 이 쥐는 우리나라의 성인에서 주로 나타나는 2형 당뇨병과 유사한 증상을 보이는 동물모델로서 자라면서 당뇨와 함께 고지혈증과 혈중 콜레스테롤도 높게 나타납니다.

쥐에게 자연미네랄 환원수를 마시게 하면서 관찰하였는데, 일반 물을 마신 대조군에 비해서 자연미네랄 환원수를 마신 쥐의 경우 당뇨가 유발되는 시점이 매우 늦어졌고, 당뇨가 유발되면서 나타나는 체중의 감소도 나타나지 않았고, 혈당치는 대조군에 비해서 낮게 유지되었습니다.

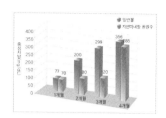
미네랄 알칼리수 급이에 따른 중성지방의 변화

콜레스테롤과 중성지방을 낮추다

당뇨 쥐의 경우는 당뇨가 발생하면서 중성지방과 콜레스테롤의 농도가 짙어집니다. 일반적으로 혈액 내의 중성지방과 콜레스테롤과 같은 지방성분이 높아지면, 고혈압과 동맥경화 등의 심혈관 질환이 나타납니다. 실제로 심혈관질환은 당뇨 환자의 가장 중요한 사망원인으로 꼽히고 있습니다.

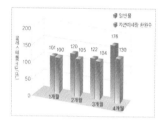
미네랄 알칼리수 급이에 따른 총 콜레스테롤의 변화

자연미네랄 물을 마신 쥐의 경우 중성지방과 콜레스테롤의 농도가 현저하게 줄어드는 것을 볼 수 있습니다. 특히 놀라운 것은 전체적으로 총 콜레스테롤과 몸에 해로운 LDL(Low Density Lipoprotein) 콜레스테롤의 양은 줄어들었지만 체내의 여분의 콜레스테롤을 간으로 옮겨주는 인체에 유익한 HDL(High Density Lipoprotein) 콜레스테롤의 경우는 전혀 줄어들지 않았습니다. 이것은 자연미네랄 환원수가 약과 같이 한 가지의 역할만 하는 것이 아니라 전체적으로 인체에 이로운 방향으로 작용한다는 것을 보여준다고도 하겠습니다.

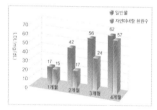
미네랄 알칼리수 급이에 따른 LDL의 변화

쥐들이 당뇨와 그 합병증을 치료하는 약이 아니라 단지 물만 마셨는데 이러한 변화가 일어났다는 점은 매우 놀랄만한 일이라고 할 수 있겠습니다.

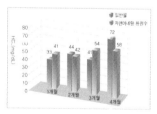
미네랄 알칼리수 급이에 따른 HDL의 변화

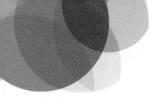

만병통치약, 만병통치물

좋은 물이 바로 만병통치약?

살펴보았듯이 자연미네랄을 이용해 만든 알칼리 환원수는 실제로 실험용 쥐를 이용한 동물실험에서 활성산소를 제거하였을 뿐 아니라, 항암 효과·암 전이 억제 효과를 보였고, 면역기능을 증가시키는 것을 확인할 수 있었습니다. 그리고 당뇨 유발 쥐에서 혈당치를 낮추는 효과를 보였고, 중성지방과 콜레스테롤 수치도 낮추어, 당뇨를 치료하고 합병증을 예방할 수 있는 가능성을 보였습니다. 어떤 항암제도 당뇨에 효과가 있는 경우는 없습니다. 바로 좋은 물이 만병통치약이 될 수 있다는 것을 보여줍니다.

만병통치약은 인류의 꿈이라고 할 수 있습니다. 그런데 바로 이 세상에 가장 흔해서 우습게만 여겼던 '평범한 물'이 바로 만병통치약이라면 쉽게 믿기 어려운 사실입니다.

만병통치약의 조건은 특정질환이 아니라 만병의 근원을 해결해주는 능력이라고 할 수 있을 것입니다. 만약 만병의 근원을 일으키는 조건들을 해결할 수 있다면 적어도 만병통치약의 조건을 갖고 있다고 할 수 있을 것입니다. 바로 좋은 물이 그런 역할을 합니다.

만병통치약의 조건

만병의 근원을 해결하는 능력이 바로 만병통치약의 조건이라고 할 수 있습니다. 특정질환이 아니라 만병을 일으키는 몇 가지 요인을 들어보겠습니다.

첫 번째 요인으로 칼슘과 마그네슘을 비롯한 미네랄 부족을 들 수 있습니다. 현대인은 만성적인 미네랄 결핍증에 시달리고 있습니다. 인체에 꼭 필요한 미네랄이 결핍될 때 만병이 생길 수 있습니다.

두 번째는 혈액순환장애를 들 수 있습니다. 혈액순환이 원활하지 못하면서 만병이 발생하는 것은 의학적으로 이미 증명된 사실입니다.

세 번째는 면역기능의 저하입니다. 면역기능이 저하됨으로써 만병이 생길 수 있습니다. 면역기능이 약하면 감기로도 죽을 수 있고, 면역기능이 회복되면 스스로 어떤 병이든 이길 수 있습니다.

네 번째는 장내미생물이 인체와 조화를 이루지 못하는 경우입니다. 우리 몸의 세포는 약 60조이지만 장내미생물의 수는 100조 이상입니다. 이렇게 많이 존재하면서 내 몸과 공생하는 장내미생물들이 내 몸과 조화를 이루지 못할 경우에 만병이 생길 수 있습니다.

마지막 다섯 번째로 들 수 있는 만병의 근원은 바로 활성산소의 발생입니다. 우리는 생명을 유지하기 위해 산소를 호흡하지만, 어쩔 수 없이 우리가 마시는 산소의 약 2%는 활성산소로 변합니다. 활성산소는 우리 몸에서 외부의 적을 격퇴하기 위해서, 그리고 신호전달을 위해서도 꼭 필요한 존재이지만, 여분의 활성산소는 박테리아를 죽이는 그 파괴력으로 우리 몸의 조직도 파괴합니다. 활성산소는 노화의 원인이며 만병의 근원으로 알려져 있습니다.

만병의 근원을 이해하는 것은 매우 중요하기 때문에 만병통치약의 조건들을 더 자세히 살펴보겠습니다.

첫 번째-미네랄이 풍부한 물

만병통치약의 첫 번째 조건은 인체에 필요한 미네랄을 충분히 함유하고 있어야 한다는 점입니다. 우리 몸은 다양한 미네랄을 필요로 하고 있습니다. 미네랄은 우리 몸에 불과 약 4% 정도밖에 차지하지 않지만, 생명현상에 작용하는 역할은 매우 큽니다.

생명현상에 가장 중요한 역할을 하는 효소단백질들이 작용하기 위해서는 효소들은 각각 특정한 미네랄을 필요로 합니다. 그리고 칼슘과 인과 같은 미네랄은 뼈의 주요 구성성분을 이루며, 또 인체의 전기적인 균형을 이루기 위해서 칼슘, 마그네슘, 나트륨과 칼륨과 같은 미네랄들을 다량 필요로 합니다. 뿐 아니라 아연, 스트론튬, 철, 망간, 구리, 요오드, 크롬, 게르마늄, 셀레늄, 황, 코발트, 바나듐, 티타늄, 실리콘과 같은 희귀미네랄들이 미량이지만 꼭 필요로 합니다.

이러한 미네랄 성분은 반드시 물에 완전히 이온상태로 용해되어 있거나 나노 단위(10^{-9}m)의 콜로이드 상태로 녹아있어야 합니다.

콜로이드 콜로이드 상태의 미네랄은 자연 상태에서는 녹기 어려운 미네랄들이 전기적인 평형을 이루어 집단으로 이온화되어 있는 것을 말합니다. 최근 자연 상태에서 이온화되기 어려운 금, 백금과 같은 귀금속들과 게르마늄과 같은 희귀미네랄들을 나노 단위의 콜로이드 미네랄로 만드는 기술들이 한국의 과학자들에 의해서 개발된 바 있습니다.

물에 아무리 미세한 분말 등의 형태로 미네랄 성분을 첨가해도 이온 상태로 용해되는 것은 극히 일부에 불과합니다. 미네랄이 비록 눈에 보이지는 않는 미세한 상태로 녹아 있더라도 미네랄은 완전히 이온상태로 용해되지 않으면 세포막을 통과할 수 없습니다.

물에 용해되어있는 미네랄은 인체에 흡수되는 비율이 매우 높기 때문에 음식을 통해서 섭취하는 양보다 매우 적은 양으로도 충분합니다. 예를 들어서 칼슘이 많은 멸치를 많이 먹더라도 실제로 흡수되는 양은 일부분에 불과한 반면에 물에 녹아있는 칼슘은 거의 다 흡수됩니다. 그렇기 때문에 미네랄이 풍부한 물을 마시는 것은 매우 중요하며, 미네랄이 풍부한 물은 좋은 물의 필수조건이라고 할 수 있습니다.

더구나 미네랄이 적절히 녹아있는 물의 경우 목으로 넘어가는 맛이 좋은 물이 됩니다. 반면에 역삼투압 방식으로 정수한 물과 같이 경도가 너무 낮으면 무언가 빠진 듯한 허전한 느낌의 물이 됩니다. 미네랄이 적절히 함유되었을 때 물맛도 좋아지는 것입니다.

한국의 경우 미네랄이 풍부한 곡물이나 야채 위주의 식단에서 고기를 비롯한 산성식품 위주로 식단이 바뀌었을 뿐 아니라, 야채나 곡물에 포함되어 있는 미네랄의 양도 옛날에 비해서 줄어들었습니다. 예를 들어서 현재의 시금치에 들어 있는 칼슘의 양이나 사과 속의 철분의 양은 50년 전에 비해서 1/10이 되지 않습니다. 그렇기 때문에 먹는 식품에 특별한 주의를 기울이지 않는다면 옛날보다 쉽게 미네랄 결핍상태에 빠질 수 있습니다.

현대인은 만성적인 미네랄 결핍증에 시달리고 있습니다. 인체에 꼭 필요한 미네랄이 결핍될 때 다양한 질환들이 생깁니다. 실제로 많은 질환들이 단지 미네랄만 적절하게 보충해줌으로써 치유되곤 합니다. 최근 의학계도 미네랄의 중요성에 크게 주목하고 있습니다.

미네랄의 중요성은 아무리 강조해도 지나치지 않을 것입니다. 미네랄의 중요성에 대해서는 나중에 더 자세하게 살펴보겠습니다.

두 번째-혈액순환을 원활하게 하는 물, 알칼리 환원수

만병통치약의 두 번째 조건은 혈액의 순환을 원활하게 할 수 있어야 합니다. 물이 이런 조건을 충족시키기 위해서는 약알칼리성을 띠어야 합니다. 이것은 만병통치약의 첫 번째 조건인 미네랄이 풍부해야 한다는 조건과 분리할 수 없는 동전의 양면에 해당한다고 할 수 있습니다. 물에 미네랄이 풍부할 때 물이 알칼리성을 유지할 수 있기 때문입니다. 반대로 역삼투압 정수물의 경우, 미네랄이 전혀 없기 때문에 공기 중의 이산화탄소를 흡수하기만 해도 산성화됩니다.

정상혈액은 pH 7.4의 약알칼리성을 띠고 있으나, 동물성 단백질이나 지방 등을 과잉 섭취할 경우, 스트레스 상태가 오래 지속될 때 산성화될 수 있습니다. 혈액이 산성화될 때 인체의 항상성이 깨집니다.

예를 들어 쥐를 바구니에 넣어 2주 동안 막대기로 찔러 초조하게 하거나 화나게 하는 등의 강한 스트레스를 주었더니, 모든 쥐의 뱃속에는 궤양이 생겼으며, 그중에는 출혈이 생긴 쥐도 있었습

무기미네랄과 유기미네랄

최근 무기 미네랄은 몸에 해롭기 때문에 물을 증류하거나 역삼투압 정수기를 이용해서 반드시 미네랄을 완전히 제거한 후 마셔야 하며, 체내에 필요한 미네랄은 반드시 유기 미네랄을 식품을 통해서 공급해야 한다는 견해를 제시하는 사람들이 있습니다.

실제로 내가 영국에서 살 때 수돗물을 받아 놓기만 해도 석회질이 바닥에 가라앉았던 기억이 납니다. 샤워를 해도 물의 경도가 매우 높아서 비누거품이 잘 일지 않아서, 순식간에 비누거품을 닦아낼 수 있습니다. 나같이 게으른 사람들에게는 샤워를 빨리할 수 있어서 아주 편리합니다.

이런 물은 그대로 마실 경우 인체에 해를 가져다줄 수 있습니다. 하지만 유럽과 같은 석회암 지대의 물과는 달리 우리나라의 물에 포함되어 있는 미네랄은 대부분의 경우 완전히 이온화되어 있습니다. 그리고 이온화되어 있는 무기 미네랄은 인체에 아무런 해가 없습니다.

유기미네랄은 식물체 속에서 형성됩니다. 물속에는 유기미네랄이 아니라 무기미네랄이 들어있을 수밖에 없습니다. 물속에 만약 유기 미네랄이 있다면 오히려 그 물은 부패한 물이라고 판단해야 할 것입니다.

역삼투압 정수기로 정수한 물이나 증류수의 경우에는 물에 어떠한 미네랄도 전혀 들어 있지 않습니다. 이런 물만을 마시면 특별히 식품을 통해서 미네랄을 섭취하려는 노력을 기울이지 않는다면 쉽게 미네랄 결핍상태가 될 수 있습니다.

실제로 일본의 와카야마 현의 산간벽지에 무로병이라는 기이한 병이 있었습니다. 이 병에 걸리면 뇌와 척추의 기능이 상실되기 때문에 수족의 근육이 차례로 위축되어 힘이 없어지고 음식물을 삼키는데 필요한 근육까지 움직일 수 없을 정도로 쇠약해집니다.

최근 그 원인을 대대적으로 분석한 결과, 근처를 흐르는 물이 너무나 투명해서 미네랄 성분이 절대적으로 부족하기 때문이라는 사실이 밝혀졌습니다. 이것은 미네랄 성분이 없는 물을 장기간 이용했을 때 인체에 생길 수 있는 문제점의 대표적인 예라 하겠습니다. 역삼투압 정수기 물과 같이 미네랄 성분이 부족한 물을 마실 때는 특별히 식품을 통해서 필요한 미네랄을 섭취하도록 노력해야 할 것입니다.

니다. 그리고 쥐의 혈액의 pH는 0.2나 낮아졌습니다. 실제로 pH가 0.2 낮아졌다는 것은 사실은 수소이온 농도가 약 60% 증가하였다는 것을 의미합니다. 즉, 혈액이 그만큼 산성화되었다는 것을 의미합니다.

혈액이 혈관을 거침없이 흐르고 있다면 신진대사는 원활하게 이루어지지만, 혈액이 탁해져서 잘 흐르지 않게 되면 여러 가지 문제가 생깁니다. 혈액이 탁해진다는 것은 바로 혈액이 지방 및 산성노폐물에 의해서 산성화되어 혈액이 끈적끈적해진다는 것을 의미합니다.

일반적으로 미네랄이 풍부한 물은 알칼리성을 나타냅니다. 하지만 특정 약수의 경우에 미네랄이 풍부함에도 불구하고 심층에서 올라오는 과정에서 이산화탄소가 많이 용해되어 산성을 띠는 경우도 있습니다.

놀라운 점은 사람들이 많이 마시는 청량음료의 경우 거의 예외 없이 pH가 매우 낮은 산성을 띠고 있다는 점입니다. 예를 들어서 콜라의 pH는 2.5, 사이다의 pH는 2.9, 그리고 심지어 미네랄이 풍부한 알칼리음료라고 주장하는 스포츠음료의 경우도 알칼리성을 유지해 주는 미네랄에 비해서 유기산을 더 많이 함유하기 때문에 실제로는 pH 4 이하의 산성을 띠고 있습니다. 음료업계는 단지 산성이 되었을 때 살균능력이 크다는 단순한 이유만으로 산성 음료를 고집하고 있습니다.

알칼리성의 미네랄이 풍부한 물을 음용하는 경우 산성화된 혈액을 약알칼리성으로 되돌릴 수 있으며, 혈액의 순환도 원활하게 할 수 있습니다.

다음 그림은 MBC의 '생명수의 진실' 팀과 함께 일본 추쿠바의 연구소에서 자연미네랄 물과 일반 음용수를 마시게 한 후 혈액의 흐름의 변화를 측정한 것입니다. 알칼리성의 미네랄이 풍부한 자연미네랄 물을 마신 경우 엉켜있던 적혈구가 풀어져서 혈액의 흐름이 원활해진 것을 알 수 있습니다.

실제로 충북대의 한충수 교수는 일반인을 대상으로 자연미네랄 물을 마시게 한 후 말초혈관에서의 맥파전달시간(PTT, Pulse Transit Time)을 측정한 바 있습니다.

자연미네랄 물을 마신 10명의 일반인에게서 30분 후에 PTT를 측정한 결과 일반 생수를 마신 대조군에 비해 PTT 수치가 증가하는 것이 관찰되었습니다. 그리고 그 효과는 1시간 후에도 유지되었습니다. 이것은 미네랄이 풍부한 알칼리 환원수인 자연미네랄 환원수를 꾸준히 마심에 따라 고혈압을 비롯한 심순환계 질환이 개선될 수 있다는 것을 보여준다 하겠습니다.

현대인에게 환영받는 음식물일수록 거의 다 산성식품이기 때문에 몸 안에서 벌어지는 산성의 증가 추세를 누그러뜨리기 위해, pH가 높은 미네랄이 풍부한 알칼리성의 물, 혈액순환을 원활하게 하는 물을 공급할 필요가 있습니다.

세 번째-장내미생물을 조화롭게 하는 물, 악취 변을 없애는 알칼리 환원수

내 몸에 주인이 따로 있다? 인체에 60조 정도의 세포가 있는 반

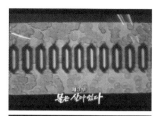
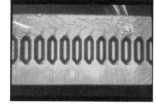

자연 미네랄 물을 마시기 전(위)과 후(아래)의 혈액 흐름 변화를 보면, 물을 마신 뒤 엉켜 있던 적혈구가 풀어져 혈액의 흐름이 활발해지는 것을 알 수 있습니다.

PTT는 심장에서의 맥동파가 판막으로부터 말초부위까지 전달되는 시간입니다. PTT는 혈관 벽의 구조적 특성에 좌우됩니다. 심혈관계의 질환, 당뇨병, 그리고 노화가 진행됨에 따라, PTT는 감소됩니다. 혈압이 올라가게 되는 경우에도 PTT가 감소합니다.

면에 인체에는 100조가 넘는 장내 미생물이 있습니다. 내 몸의 주인이 누구인지 모를 상황입니다. 만약 인구비례에 의한 선거를 한다면 미생물이 대통령으로 당선될 수도 있을 것입니다.

만병통치약의 세 번째 조건은 장내미생물이 인체와 조화를 이루는 것입니다.

원래 장내미생물들은 인체와 공생하면서 비타민을 비롯하여 인체에 필요한 다양한 물질을 만들어내며, 우리 몸의 면역기능을 유지하는데 큰 역할을 하고 있습니다. 또 장내미생물은 외부의 병원균들이 제대로 자라지 못하게 하는 역할도 합니다.

일반적으로 미생물이 좋은 냄새를 낼 경우 발효라고 하고, 악취를 만들어 낼 때 부패한다고 합니다. 환경과 상황에 따라 같은 미생물이 인체에 이로운 물질을 만들어내기도 하고, 또 발암물질을 만들어내기도 합니다.

말기 암 환자의 경우 변에서 지독한 악취가 납니다. 당뇨병이나 간경변 환자도 심한 상태가 되면 악취 변을 보게 됩니다. 하지만 자연미네랄 환원수를 계속 많이 마시게 되면 제일 먼저 나타나는 일이 악취 변이 사라지는 것입니다.

악취 변에서 악취를 만들어내고 있는 황화수소, 암모니아, 인돌, 나이트로사민 등은 모두 발암물질이라고도 할 수 있습니다. 사실 암에 걸렸기 때문에 악취 변을 배설하고 있다고도 볼 수 있지만, 악취 변이 환자를 암으로 몰고 갔다고도 볼 수 있습니다. 누가 먼저인지 모르지만 악순환이 계속되고 있는 셈입니다.

일부러 발암물질을 먹는 사람은 아무도 없을 것입니다. 하지만 변에서 악취가 많이 난다면 부패한 음식과 발암물질을 일부러 섭취하는 것과 인체에는 동일한 효과를 나타낼 것입니다.

장내미생물이 일부러 발암물질을 만들어내어 인체를 죽음으로 몰아넣는 일은 있을 수 없습니다. 인체가 죽으면 장내미생물도 더 이상 생존할 수 없기 때문입니다. 장내미생물이 악취를 만들어낸다면 이것은 장내미생물에 대사가 제대로 이루어지지 않아서 부패될 수 있는 상태의 물질이 공급되고 있다는 신호로서, 인체에는 일종의 경고신호라고 볼 수 있습니다. 하지만 이런 상황이 계속 지속된다면 장내미생물이 만들어내는 발암물질들이 실제로 인체에 암을 비롯한 다양한 질환을 초래할 수 있습니다.

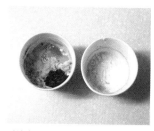

자연미네랄과 접촉한 우유의 경우 부패하지 않고 바로 치즈와 같이 변합니다.

정상인의 대장의 ORP는 원래 -250mv에 이를 정도로 낮습니다. 대장이 어떤 이유로 산화상태가 되면(ORP가 높아지면) 장내미생물의 활동이 비정상적으로 되면서 황화수소, 암모니아, 히스타민, 인돌, 페놀, 니트로사민 같은 악취를 발생하는 물질들을 발생합니다.

실제로 악취 변을 보는 사람에게 전기분해 알칼리수나 자연미네랄 물과 같이 환원력이 뛰어난 물을 충분히 마시게 하고 일정 시간이 경과하면, 더 이상 변에서 악취가 나지 않습니다. 이것은 높은 산화상태에서 비정상적인 대사작용을 하고 있던 장내미생물들이 알칼리 환원수에 의해서 정상적이 대사작용을 하게 되어 다시 인체와 공생하는 협력관계를 회복했다는 것을 의미합니다.

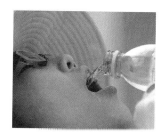

많이 마셔도 빨리 흡수되는 자연 미네랄 환원수

만병통치약의 네 번째 조건은 활성산소를 없애는 능력입니다.

산소가 없으면 인간은 단 10분도 살아갈 수 없습니다. 그만큼 산소는 인간의 생명을 유지하는 데 꼭 필요합니다. 산소를 이용하여 우리 몸은 살아가는 데 필요한 에너지를 만들 수 있습니다. 하지만 산소는 천사의 모습뿐 아니라 악마의 모습도 갖고 있습니다. 체내에서 만병의 근원이며 노화의 주요 원인인 활성산소를 생성시키기 때문입니다.

우리가 마시는 산소의 약 2% 정도가 활성산소로 변합니다. 활성산소는, 체내에서 에너지를 생성하기 위해서 전자가 산소까지 전달되는 과정에서 자연스럽게 형성됩니다.

활성산소란 화학 구조상 산소와 약간 다른 '활성형의 산소'를 말합니다. 산소 원자핵이 있고 그 주위를 도는 전자는 반드시 쌍을 이루어야 안정한데, 활성산소는 쌍을 이루지 못한 전자를 갖고 있습니다. 그래서 다른 물질로부터 전자를 빼앗아서 스스로 안정해지려고 합니다. 따라서 반응성이 매우 뛰어나, 조직이나 세포, 세균 등을 가리지 않고 반응하여 결합하고, 이를 파괴합니다.

이 활성산소는 인체에 침입한 세균 등 이물질을 백혈구에서 분해하기 위해서 필요합니다. 그리고 최근에는 활성산소가 인체의 세포 성장 및 사멸과 관련된 다양한 생체 신호 전달 과정에서 매우 중요한 역할을 한다는 것이 밝혀지기도 하였습니다.

하지만 이렇게 생긴 여분의 활성산소는 외부에서 침입한 박테리아를 파괴하는 힘으로 내 몸의 세포에도 가리지 않고 작용하기

자연미네랄 환원수가 악취 변을 없앤다

소화기관의 각 부위에서 산화환원전위(ORP)를 측정한 결과 다음과 같았습니다. 위 +150mv, 십이지장 -150mv, 소장 -150mv, 대장 -250mv. 위에서 +150 mv이던 ORP가 차차 내려가 마지막 대장에서 -250mv가 되는 것은 무엇을 의미하고 있을까요? 처음 입에서 마신 물은 소장과 대장에서 주로 흡수됩니다. 소장과 대장의 낮은 ORP와 물이 흡수되는 것은 어떤 관계가 있지 않을까요?

마시는 물의 ORP는 일반 생수의 경우 약 +200mv이고 수돗물의 경우는 훨씬 더 높습니다. 입으로 들어온 물의 ORP는 소화관으로 흡수되기에 너무 높아서, 시간이 경과함에 따라 장내 미생물들에 의해 서서히 낮아져서, 대장에 이르러 잘 흡수될 수 있는 -250mv 까지 낮아지는 것이 아닐까요?

실제로 전기분해 알칼리수나 자연미네랄 환원수를 마시는 경우 많이 마셔도 위 속에 머물러 있지 않습니다. 보통 냉수를 2~3컵 마시고 길거리를 걸으면 위 속에서 물이 출렁거리는 것을 느낄 수 있습니다. 그렇지만 ORP가 낮은 물을 마시는 경우는 물이 출렁거리지 않습니다. 그것은 물이 빨리 흡수되기 때문일 것입니다.

물이 빨리 흡수되기 위해서는 위 · 십이지장 · 소장 · 대장으로 통과하는 문이 곧바로 열려야 합니다. 낮은 ORP가 그 문을 여는 일종의 센서라고 생각해 볼 수 있지 않을까요? 그렇다면 ORP가 낮은 물은 즉시 소화기관을 통과해서 소장과 대장에 이르게 될 것입니다. 반면에 ORP가 높은 물은 흡수가 더디 되기 때문에 물만 마셔도 체하는 현상이 나타날 수 있습니다.

대장이나 소장의 ORP가 낮은 이유는 다음과 같습니다.

장내미생물은 산소가 없는 혐기성 상태에서 음식물 찌꺼기를 분해함으로써 ORP를 낮추고 또 스스로 필요한 에너지를 만들어냅니다. 대장의 ORP가 충분히 낮을 때는 장내미생물이 쉽게 에너지를 만들 수 있기 때문에 좋은 향기를 내는 유기산까지만 음식물을 분해해도 충분합니다. 하지만 대장의 ORP가 높을 때는 필요한 에너지를 만들어내기 위해서 장내미생물이 악취를 발생하는 암모니아, 황화수소, 인돌까지 음식물을 분해합니다.

자연미네랄 환원수의 같이 ORP가 낮은 물은 장내미생물이 쉽게 에너지를 만들 수 있게 해서 더 이상 악취 변을 만들 필요가 없게 해 줍니다.

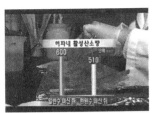

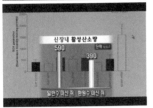

자연미네랄 환원수는 조직의 활성산소 량을 줄여줍니다.

때문에 인체에 나쁜 영향을 미칩니다. 활성산소는 노화의 주요 원인이며 만병의 근원으로 알려져 있습니다.

노화, 암, 당뇨, 치매, 천식, 아토피성 피부염, 스트레스성 위·십이지장궤양, 동맥경화, 자가면역질환, 백내장, 간질, 뇌졸중, 심근경색, 임신중독증 등, 그야말로 활성산소와 관련이 없는 질병이 없다고 해도 크게 틀리지 않을 것 같습니다.

1997년 일본 시라하타 교수의 논문「전해 환원수는 활성산소를 제거하고 산화장애로부터 DNA를 보호한다」가 미국의 과학잡지〈BBRC〉에 실리면서 물에 활성산소를 없애는 능력을 담을 수 있다는 것이 알려졌습니다.

시라하타 교수는 논문에서, 전기분해의 음극에서 형성되는 알칼리수에는 활성수소($H \cdot$)가 풍부하게 형성되어, 이 활성수소가 만병의 근원인 활성산소를 없애주기 때문에 건강을 유지시켜 줄 뿐 아니라 활성산소로 비롯되는 많은 질환에 치료 효과가 있을 것으로 주장하였습니다.

앞에서도 이미 얘기했지만 시라하타 교수가 주장하는 활성수소가 실제로 물속에 안정하게 존재할 수 있는지는 논란이 많습니다. 활성수소가 아니라 수소 자체도 항산화 효과를 보여준다는 견해도 2007년 논문으로 발표된 바 있습니다. 최근에는 교류환원수의 환원력이 비교적 오랫동안 유지되는 이유가 활성수소가 전자를 한 개 더 받아서 수소가 마이너스($H\bar{\ }$) 상태로 되고, 마이너스 상태의 수소($H\bar{\ }$)의 상태는 미네랄에 흡착되어 안정되게 유지될 수 있다는 가설이 제기되었습니다.

운동할 때와 스트레스를 많이 받을 때 꼭 필요한 물

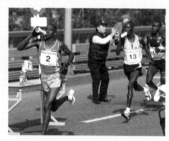

운동을 하면 산성 노폐물이 용해되므로 반드시 물을 마셔야 합니다.

적절한 운동은 근육을 발달시켜서 힘을 낼 수 있게 해 줍니다. 그리고 체온과 혈액의 온도가 올라감에 따라 막혔던 모세혈관들이 열리고, 산성노폐물들이 용해되어 나오게 됩니다.

운동이나 목욕을 한 후 어지러운 경우가 있습니다. 이것은 막혔던 모세혈관들이 열려서 그 속의 산성노폐물들이 혈액 속에 용해되어 노곤함을 느끼기 때문입니다. 이때 생기는 혈액 속의 노폐물을 체외로 신속하게 내보내지 못한다면 오히려 몸에 해로울 수도 있습니다. 그래서 바로 알칼리 환원수를 마시면 산성노폐물들이 중화되어 어지러움이 없어질 뿐 아니라, 중화된 노폐물도 신속히 소변으로 배출됩니다.

또 지나친 운동은 활성산소를 많이 발생시켜서 오히려 몸을 해칩니다. 운동 중에는 내장에 있던 혈액이 근육으로 많이 이동합니다만, 운동을 마친 후에는 혈액이 다시 내장으로 돌아옵니다. 이때 활성산소가 많이 발생합니다. 스트레스를 많이 받을 때도 운동할 때와 마찬가지의 상태가 되어서 활성산소가 많이 발생합니다.

운동할 때나 스트레스를 많이 받을 때는 항산화제를 운동 전후에 섭취하거나, 활성산소를 제거할 수 있는 알칼리 환원수를 충분히 마셔야 할 것입니다.

어쨌든 수소건, 활성수소건, 마이너스의 수소이건, 만약 만병의 근원인 활성산소를 없애주는 항산화 능력을 갖는 물이 체내를 계속 순환한다면, 어떤 부작용도 없이 인체에서 발생하는 여분의 활성산소를 생기는 대로 제거할 수 있을 것입니다.

전기분해 알칼리수와 자연미네랄 환원수의 경우 활성산소를 제거하는 뛰어난 능력을 보이기 때문에 활성산소로 비롯되는 다양한 질환에 치유 효과를 나타낼 수 있는 것입니다.

다섯 번째, 면역기능을 조절해주는 알칼리 환원수

만병통치약의 다섯 번째 조건은 면역기능을 정상화시키는 능력입니다.

면역기능은 인체를 지켜주는 가장 중요한 능력입니다. 면역기능이 떨어지면 사람이 감기로도 죽을 수도 있습니다. 면역기능이 상승되면 암세포도 스스로 물리칠 수 있습니다.

앞에서 살펴보았듯이 자연미네랄 물을 마신 생쥐의 경우 면역기능을 나타내는 지표들이 상승합니다. 자연미네랄 환원수를 마신 쥐의 경우 세균을 직접 공격해서 파괴하는 세포성 면역과 항원·항체 반응과 같은 체액성 면역이 모두 상승하는 것이 관찰되었습니다. 이것은 자연미네랄 환원수가 전체적으로 면역기능을 상승시킨다는 것을 의미합니다. 하지만 알칼리 환원수가 일방적으로 면역기능을 상승시키지만은 않습니다.

면역기능이 제대로 조절되지 않으면, 면역기능이 외부의 적이 아니라 자신을 공격합니다. 류머티스성 관절염, 루푸스병, 크론병

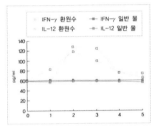

일반 물을 마신 쥐와 자연미네랄 환원수를 마신 쥐에서 IFN-γ와 IL-12의 시간에 따른 변화

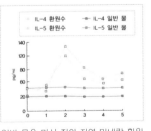

일반 물을 마신 쥐와 자연 미네랄 환원수를 마신 쥐에서 IL-4와 IL-5의 시간에 따른 변화

등과 같은 자가면역질환과 아토피, 천식, 알레르기성 비염 등은 면역기능이 지나치게 상승해서 나타나는 질환들입니다. 알칼리 환원수는 자가면역질환과 아토피, 천식, 알레르기성 비염 환자들에게 모두 효과를 보입니다.

다시 말하면 알칼리 환원수는 면역기능이 약한 분들에게는 면역기능을 상승시켜주고, 면역기능이 지나치게 상승한 분들에게도 면역기능을 적절하게 조절해 주는 신비한 능력을 보여줍니다.

만병의 근원을 해결해 주는 알칼리 환원수

알칼리 환원수는 미네랄이 풍부하고, 혈액순환을 원활하게 하며, 장내미생물을 인체와 조화롭게 해 주며, 만병의 근원이며 노화의 주요 원인인 활성산소를 제거하는 뛰어난 능력이 있으며, 우리 몸을 지켜주는 면역기능을 상승시켜줍니다. 바로 만병통치약의 조건을 모두 갖추고 있다고 할 수 있겠습니다.

실제로 그동안 나는 쉽게 알칼리 환원수를 만들 수 있는 자연미네랄을 주위 분들이나 찾아오는 손님에게 선물하기도 했습니다. 그 결과 그분들을 통해서 자연미네랄이 약 못지않은 능력을 갖고 있다는 것을 알게 되었습니다. 수많은 사람들이 단지 맛있어서 물을 많이 마셨을 뿐인데, 평생 약으로 어쩔 수 없었던 난치병이 치유되었다고 연락해 와서 깜짝 놀라곤 합니다.

병이 치유될 뿐 아니라 주위 사람들 중 어떤 분들은 술을 마실 때도 자연미네랄로 알칼리 소주를 만들어 마신다고 합니다. 그럴 경우 잘 취하지 않을 뿐 아니라 숙취도 없어진다고 합니다. 심지

실제로 위스키를 수돗물과 알칼리 환원수에 섞어 마시게 한 후, 사람들의 혈액을 채취하여 혈액 중에 잔류하고 있는 아세트알데히드(숙취의 원인물질)를 측정해 본 결과, 알칼리 환원수에 섞어 마신 경우 잔류 아세트알데히드의 양이 현저하게 줄어들었음을 확인할 수 있었습니다.

자율신경과 면역기능

자율신경은 전체 내장기관의 작용을 조절하는 신경으로 뇌의 지령을 받지 않고 독립적으로 움직이기 때문에 자율신경이라 부릅니다. 자율신경은 교감신경과 부교감신경으로 나뉘어 있습니다.

스트레스 상태에서는 교감신경이 작동하고 휴식할 때는 부교감신경이 작동합니다. 교감신경은 과립구를 증가시키고 부교감신경은 임파구를 증가시킵니다. 외부에서 침입한 세균 등을 공격하는 것이 과립구이고 임파구는 세균보다 더 작은 물질들과 바이러스에 대해서 공격합니다.

스트레스 상태에서는 교감신경이 우위이고 이때 과립구가 증가합니다. 과립구는 세균을 죽이기 위해서 활성산소를 탄환으로 사용합니다. 하지만 세균이 없는 곳에서는 과립구에 의해서 형성된 활성산소가 오히려 조직을 파괴합니다.

활성산소는 만병의 근원으로 노화의 주요 원인으로 알려져 있습니다. 더구나 교감신경 긴장상태는 혈관을 수축시켜서 혈액의 흐름도 원활하지 않게 됩니다. 면역기능 이상, 활성산소, 혈액순환장애 등, 바로 만병의 근원들이 모두 유발되는 셈이니 병이 생기지 않을 수 없습니다. 스트레스가 과연 만병의 근원이라고 할 수 있겠습니다.

반면에 부교감신경이 우위에 있을 때 임파구가 증가합니다. 임파구가 상대적으로 많을 때 일반적으로 사람은 건강합니다. 하지만 임파구가 지나치게 많아도 문제가 생깁니다. 임파구는 바이러스와 싸우는 존재입니다. 감기에 걸렸을 때 임파구가 너무 많을 경우 과잉반응을 일으킵니다. 자주 걸리는 감기보다 건강한 사람이 몇 년 만에 걸리는 감기가 그래서 더 심한 감기가 될 수 있습니다. 감기 외에도 임파구가 많은 체질의 경우 아토피성 피부염과 같은 과잉반응을 일으킬 수 있습니다.

임파구가 줄어들면 면역기능이 매우 약해집니다. 대부분의 질병에서 과립구는 증가하지만 임파구가 감소됩니다. 하지만 과립구가 부족하면 세균도 제대로 처리하지 못하고 기운이 없고 우울증 상태에 빠지기 쉽습니다. 부교감신경이든 교감신경이든 과잉상태가 되면 몸에 이상이 오는 것입니다.

면역기능의 조화를 이루는 것이 무엇보다 중요하다 하겠습니다.

찬물을 마시면 6각수가 증가한다고 해서 찬물을 마시는 사람들이 많이 있습니다. 실제 냉장보관한 물의 6각수의 양은 상온의 물과 거의 차이가 없습니다. 찬물을 마시면 몸의 온도가 낮아지고 몸에 온도를 올리기 위해서 몸은 교감신경이 우위 상태가 됩니다. 교감신경 우위 상태가 되면 만병의 근원인 활성산소가 발생합니다. 반면에 따뜻한 물을 마시면 부교감신경이 활성화되어 몸을 안정화시켜줍니다. 부교감신경이 활성화되기 때문에 따뜻한 물을 마시면 눈물이나 침과 같은 체액이 증가하는 것을 느낄 수 있습니다. 찬물은 목을 즐겁게 할 지 몰라도 몸에는 아주 해로운 독약이라고 할 수 있습니다.

우리말의 감기(感氣)는 기를 느낀다는 뜻을 갖고 있습니다. 가장 흔한 병인 감기에 가끔 걸리는 것은 나의 면역을 훈련시켜 주는 긍정적인 효과를 갖고 있습니다. 잔병이나 감기에 잘 걸리지 않는 사람이 오히려 큰 병에 걸릴 수도 있다는 말이 이해됩니다. 감기 외에도 흙 속의 미생물, 공기 중의 물속의 일반미생물들이 인체의 면역 기능을 단련시켜줍니다. 현대인은 너무 깨끗한 환경에서 사는 것이 오히려 문제가 될 수 있습니다.

어 소주를 마신 후 음주운전 단속에 걸렸는데도 무사통과 했다고 주장하는 믿기 어려운 사례도 있었습니다.

물은 특정질환을 치료하는 약이 아닙니다. 알칼리 환원수의 경우는 몸을 건강하게 해줌으로써 스스로 질환을 이기게 해줍니다. 역설적으로 특정질환을 치료하는 약이 아니기 때문에 오히려 만병통치약의 가능성을 보여준다 하겠습니다.

약이 특정질환 환자들만을 사용되고 있는 반면에, 알칼리 환원수의 경우 몸을 건강하게 해서 스스로 병을 극복하게 해줍니다. 그렇기 때문에 만병통치약의 원리를 갖고 있다고도 할 수 있겠습니다. 역설적으로 약이 아니기 때문에 만병통치약이 될 수 있는 것입니다.

나중에 구체적인 사례들을 통해서 자연미네랄의 위력을 살펴보겠습니다.

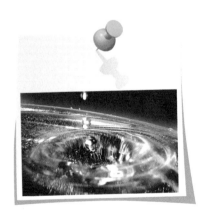

화타의 형 이야기

중국의 전설적인 명의 화타에게는 형이 둘 있었다고 합니다. 어느 날 왕이 화타의 명성을 듣고 화타를 불러서 칭찬을 하였습니다. 그런데 화타는 자기의 형님들에 비하면 자기는 칭찬을 받을 자격이 없다고 하면서 왕에게 형님들 이야기를 들려주었습니다.

"제 큰 형님은 세상에 가장 뛰어난 명의입니다. 병이 생기기 전에 미리 조절해주어서 형님은 사람이 병에 걸리지 않고 무병장수할 수 있게 해 줍니다.

제 둘째 형님은 큰 형님만큼은 되지 않지만, 병이 조짐이 보이면 미리 알고 조절해 주어서 큰 병으로 발전하지 않게 해 줍니다.

저는 그런 안목이 없기 때문에 사람이 큰 병에 걸린 후에 치료를 합니다. 그래서 큰 병에서 회복된 사람들이 저를 대단한 줄 알지만, 사실 병을 미리 생기지 않도록 예방해 주고, 또 큰 병으로 발전하지 않도록 해 주는 형님들의 능력에 비하면 저의 능력은 새 발의 피라고 할 수 있습니다."

자연미네랄 물로 기적을 체험한 분들도 있지만 자연미네랄 물이 맛있다는 것 빼고는 몸에 큰 변화를 보지 못했다고 하는 분들도 많습니다. 그런데 건강한 사람을 건강하게 유지해 주는 능력이 바로 자연미네랄의 더 큰 위력입니다.

암을 예방하기 위해서 항암제를 사용하는 사람은 없습니다. 약은 병이 생겼을 때만 치료합니다. 하지만 자연미네랄 환원수는 만성질환에 대해서 치유 효과를 나타낼 뿐 아니라 건강한 사람에게 건강을 유지시켜줍니다.

비유해서 표현하자면 화타와 같이 병이 생겼을 때 치유해줄 뿐 아니라, 화타의 형들과 같이 병이 생기지 않게 예방해 줍니다. 바로 약에는 없는 '생명의 물'의 위력입니다.

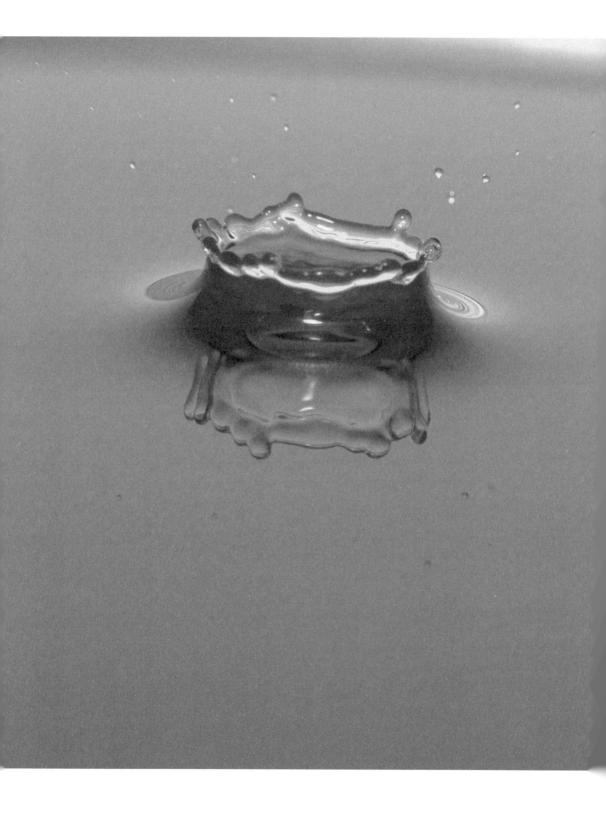

3부

미네랄이 풍부한
물이 생명의 물이다

미네랄이 풍부한 물과 알칼리성의 물은 동전의 양
면과 같습니다. 미네랄이 풍부한 물이 알칼리성을
띠기 때문입니다. 그리고 미네랄이 풍부할 때 물
이 만병의 근원인 활성산소를 제거하는 능력도 갖
습니다. 미네랄의 중요성은 아무리 강조해도 지나
치지 않습니다.

우리는 배가 부른 영양실조 상태!

현대인은 특히 영양실조에 시달리고 있다!

현대인은 특히 영양실조에 시달리고 있다!

먹을 것이 풍족한 요즈음 대부분의 현대인이 영양실조라니 무슨 말일까요?

과거의 영양실조가 주로 단백질 부족에 의한 것이었다면 현재의 영양실조는 바로 미네랄 부족에 의한 영양실조입니다. 미네랄은 우리 몸에 불과 약 4% 정도밖에 차지하지 않지만, 생명현상에 작용하는 역할은 매우 큽니다. 그래서 미네랄 부족은 만성적인 질환들의 주요 원인이 됩니다.

인체는 다양한 미네랄들을 물과 식품을 통해서 섭취합니다. 하지만 식품을 통한 미네랄 섭취는 점점 더 힘들어지고 있습니다. 다량생산을 위한 현대의 농법이 화학비료를 대량 사용함으로써 토양은 심각하게 오염되고 산성화되었기 때문입니다. 그러한 결과로 미네랄의 순환이 차단된 농산물을 먹을 수밖에 없는 현대인들은 미네랄 부족이 초래되기 쉽습니다. 여기에다 마시는 물마저 미네랄을 모두 제거한 역삼투압 정수물을 마신다면 미네랄 부족은 더 말할 나위가 없겠지요.

칼슘과 마그네슘과 같은 필수미네랄들뿐 아니라, 셀레늄, 게르마늄, 바나듐, 크롬, 갈륨, 붕소, 비스머스, 몰리브덴, 스트론튬, 망간, 코발트, 구리, 아연, 철과 같은 희귀미네랄까지…… 미네랄의 중요성에 대해서는 아무리 강조해도 지나치지 않을 것입니다.

현대인은 칼슘(Ca)과 마그네슘(Mg) 결핍증!

나트륨, 칼륨, 칼슘, 마그네슘은 인체가 가장 많이 필요로 하는 미네랄입니다. 다른 희귀미네랄들은 꼭 필요하지만, 많이 있으면 오히려 심각한 독이 될 수도 있습니다. 하지만, 나트륨, 칼륨, 칼슘, 마그네슘들은 인체에 많이 있어도 해롭지는 않습니다. 특히 칼륨과 나트륨의 경우는 거의 결핍상태가 나타나지 않습니다. 한국인의 경우 나트륨의 경우는 오히려 과잉상태가 문제가 되고 있습니다.

반면에 칼슘과 마그네슘은 특히 스트레스가 많은 현대인에게서 결핍되기 쉽습니다. 그것은 스트레스에 의해서 칼슘과 마그네슘의 농도가 급속도로 줄어들기 때문입니다. 더구나 한국이나 일본의 물은 다른 나라에 비해서 상대적으로 칼슘과 마그네슘의 농도가 매우 낮은 연수가 대부분이기 때문에 물에서 칼슘과 마그네슘을 보충하기도 힘듭니다. 더구나 가뜩이나 적은 미네랄을 다 제거해버린 역삼투압 물의 경우는 더 말할 필요도 없겠습니다.

최근 역학조사에 의하면 칼슘과 마그네슘의 농도가 높은 물을 마시는 사람들에게서 심근경색 등의 심순환계 질환의 발생률이

NaCl(염화나트륨)은 소금이 아니다
- 천일염을 많이 먹으세요

소금이 혈압을 올린다는 것은 의학적인 상식으로 알려져 있습니다. 하지만 소금으로 하는 모든 동물실험이나 의학적인 실험은 실제는 소금이 아니라 순수한 NaCl로 진행합니다. 각 나라의 소금이 다르기 때문입니다. 암염을 쓰는 나라도 있고, 우리나라와 같이 천일염을 주로 사용하는 나라도 있기 때문에 실험적인 통일성을 위해서도 99% 이상 정제된 NaCl을 사용합니다. 그리고 마트의 소금도 천일염을 NaCl 농도 99% 이상으로 정제한 제품이 대부분입니다.

하지만 천일염과 소금은 전혀 다른 물질입니다. 천일염의 NaCl 농도는 약 85~90% 정도입니다. 적어도 천일염의 10% 이상이 우리 몸이 꼭 필요로 하는 필수미네랄들입니다. 천일염은 가뜩이나 미네랄 부족으로 인한 영양실조 상태의 현대인에게 꼭 필요한 미네랄들을 제공하는 귀중한 공급처라고 할 수 있습니다. 양질의 천일염을 죽염으로 만들 경우 필수미네랄의 농도는 더욱 높아집니다.

실제로 쥐에게 천일염과 정제 NaCl과 바닷물과 염도가 거의 비슷한 지하염수를 마시게 한 후 혈압을 측정해본 결과, 정제 NaCl의 경우는 혈압을 급상승시켰지만 천일염과 지하염수의 경우는 혈압상승이 거의 없었습니다. 마그네슘 농도가 매우 높은 천일염에 비해 칼슘농도가 매우 높은 지하염수의 경우 실제 고혈압 환자의 혈압을 오히려 낮추는 것을 볼 수 있었습니다.

현재 한국에는 저염식의 열풍이 불고 있습니다. 고혈압을 방지하기 위해서 저염식을 해야 한다고 하지만 실제로 저염식을 오래 할 경우 자가면역질환과 같이 면역기능의 이상이 올 수도 있고 인체에 더 해로울 수 있습니다. 한국의 염전에서는 세계적으로도 뛰어난 천일염이 만들어지고 있습니다. 천일염의 경우 오히려 더 많이 섭취하는 것이 만성적인 미네랄결핍에 시달리고 있는 현대인의 건강에 도움이 될 것입니다.

하지만 최근까지 한국의 법은 이러한 천일염을 광물로 분류해서 김치를 저리는 용도 이상으로 식품용으로 사용하지 못하도록 금지하기까지 했습니다. 불행 중 다행으로 2009년부터 뒤늦게 한국에서도 천일염을 식품으로 분류하게 되어 식품에 첨가할 수 있게 되었으나, 아직도 라면을 비롯한 대부분의 식품이 몸에 이로운 천일염이 아니라 독에 가까운 NaCl을 사용하고 있습니다.

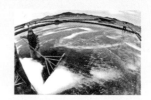

바닷물을 바람과 햇빛으로 수분을 증
발시켜 만드는 천일염

해양 심층수 외에 최근 육지에서도 바닷물과 같이 짠 물이 나오는 것이 알려졌습니다. 한국에서는 특이하게 이러한 물들이 많이 발견됩니다. 강원도 금진, 경기도 화성, 강화의 석모도, 부산 다대포와 영도, 남해, 제주도지역(용암해수)에서 다양한 형태의 짠물이 발견되었습니다.

이러한 물들은 단순히 짠물일 뿐 아니라 칼슘과 마그네슘, 그리고 희귀미네랄들의 농도가 매우 높습니다. 이러한 물은 지하염수라고 분류하고 있습니다. 해양 심층수의 경우 마그네슘의 농도가 칼슘보다 더 높은 비율인데 비해, 지하염수의 경우 대부분 칼슘의 농도가 마그네슘보다 훨씬 더 높습니다.

미네랄 부족은 만성적인 질환들의 원인이 될 수 있습니다. 인체와 조화를 이루는 미네랄이 풍부한 물을 마시는 것만으로도 많은 질병을 예방하고 치유할 수 있을 것입니다.

실제로 지하염수들의 기능성을 연구한 결과, 지하염수는 동물실험에서 항암 효과와 항당뇨 효과를 보였을 뿐 아니라, 물을 마신 수많은 사람들에서 암, 당뇨, 간염, 간경화, 변비, 만성 설사, 고혈압, 뇌졸중, 위장질환, 아토피성 피부염, 천식, 탈모, 발기부전, 전립선질환, 심한 폐경기 증상이 치유되는 일이 나타나는 것을 볼 수 있었습니다.

지하염수의 경우 오랫동안 먹는 물로 허가되지 않고 있다가 최근 해양 심층수와 지하염수의 경우 경도 500 이하의 물만 대상으로 하는 '먹는 물 관리법'의 법적인 제한이 풀려서 경도 1200까지 개발이 가능하게 된 것은 매우 다행한 일이라고 할 수 있겠습니다.

지하염수는 바닷물과 같이 짠물이 육지에서 나오는 것을 말합니다. 바닷물의 경우 마그네슘의 농도가 칼슘의 농도보다 훨씬 높으나 지하염수의 경우 칼슘의 농도가 바닷물에 비해 훨씬 더 높은 것이 특징입니다. 바닷물뿐 아니라 지하염수의 경우 미네랄 부족으로 시달리는 현대인에게 귀중한 미네랄 공급원이 될 수 있습니다. 최근 지하염수의 경우 경도가 높아도 생수와 같이 공급할 수 있도록 먹는물 관리법을 개정했으나 어떤 지하염수도 아직 마트에 등장하지 못하고 있습니다. 마트에서 정제소금보다 천일염을 가능하면 선택하기 바랍니다.

현저히 낮은 것으로 밝혀졌습니다. 세계적으로 유명한 생수의 대부분은 칼슘과 마그네슘의 농도가 매우 높은 경수입니다.

그 외에도 칼슘과 마그네슘의 농도가 낮아지면 신경조직이 제대로 활동하지 못합니다. 스트레스에 대한 저항성도 낮아져서 항상 짜증이 나고 정신적으로 매우 불안하게 됩니다. 실제로 칼슘의 농도가 낮은 먹이를 주었을 때 쥐들이 서로 잡아먹는 것이 관찰되기도 했습니다. 또한 칼슘과 마그네슘의 부족으로 수많은 질병이 비롯됩니다. 칼슘과 마그네슘만 적절하고 공급해도 많은 병이 사라질 것입니다.

칼슘과 마그네슘은 서로를 필요로 한다

인체에 가장 많은 미네랄은 칼슘이며, 인체는 칼슘을 많이 필요로 합니다. 칼슘이온은 뼈의 주요 성분일 뿐 아니라, 호르몬 분비나 세포분열과 같은 세포 내에서 이루어지는 거의 모든 반응의 신호전달에 관여합니다. 또 칼슘이온은 칼모듈린이라는 세포 내 단백질과 결합하여 세포 내에서 일어나는 많은 효소반응을 촉진합니다. 그리고 칼슘이온은 근육의 수축작용에 필수적으로 관여할 뿐 아니라 면역기능도 칼슘 결합 단백질인 칼모듈린에 의해서 활성화됩니다.

많은 현대인은 칼슘 부족상태에 빠지기 쉽습니다. 그렇기 때문에 약국이나 마트에 가보면 다양한 칼슘제제나 칼슘보강 식품이 비치되어 있습니다.

하지만 마그네슘 제제는 보기 드뭅니다. 칼슘 못지않게 인체는 마그네슘을 필요로 합니다. 칼슘이 흡수되기 위해서는 마그네슘이 꼭 필요합니다. 실제로 체내의 칼슘 부족은 오히려 마그네슘 부족에 기인합니다. 그리고 칼슘이 부족하다고 칼슘만 섭취하게 되면 상대적으로 마그네슘 부족은 가속될 수 있습니다. 마그네슘이 바로 인체 내 미네랄의 균형을 관장하기 때문입니다.

마그네슘 이온은 인체 내에서 300개 이상의 효소의 반응에 관여하며, 특히 에너지를 생성하는 모든 반응에 꼭 필요합니다. 그리고 마그네슘은 세포에서의 나트륨과 칼륨의 농도를 일정하게 유지시켜주는 역할을 하며, 칼슘의 농도를 조절하는 역할을 하기도 합니다. 다시 말하면 마그네슘은 세포의 미네랄 균형을 관장하는 특별한 미네랄인 것입니다. 마그네슘이 부족하면 세포 내의 칼륨 농도도 감소할 뿐 아니라, 칼슘이 체내로 흡수가 되지 않으며 세포 내외의 칼슘 농도도 제대로 조절되지 않습니다. 마그네슘이 부족하면 인체의 모든 미네랄의 균형이 깨어집니다.

미네랄 부족으로 인한 돌연사!

몇 년 전 인기 개그맨 K씨가 운동 중에 돌연사로 사망한 것이 보도되어 충격을 주었습니다. 그 외에도 운동 중에 돌연사한 사람의 수는 끊이지 않습니다. 마라톤을 하다가 돌연사한 사람의 혈액 속의 마그네슘 농도가 2mg/l에 불과했습니다. 이는 정상인의 1/10밖에 되지 않는 농도입니다.

이런 사람들에게서 결국 돌연사가 올 수밖에 없습니다. 원래 칼슘은 세포 밖에 있는데, 칼슘이 세포 속으로 들어오고 나가면서 심

칼슘이 체내에 흡수되기 위해서는 적절한 마그네슘의 농도와 함께 체액이 산성화되지 않도록 해야 합니다. 체액이 산성화되면 이를 방지하기 위해서 뼈나 이의 칼슘이 녹아서 혈액으로 흘러나오게 됩니다. 이렇게 체액으로 흘러나온 칼슘은 혈관에 달라붙어 혈관질환을 일으키고, 요산과 결합해서 결석과 통풍을 일으킵니다.

마그네슘의 숙취제거 효과와 성기능개선 효과

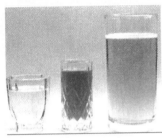

숙취를 부르는 각종 술들

최근 마그네슘이 숙취 제거와 발기부전에 효과가 있다는 것이 밝혀져서 마그네슘을 이용한 숙취를 최소화하는 소주와 마그네슘의 성기능 개선 효과에 대해서 각각 특허가 출원된 바 있습니다.

알콜 섭취에 의해서 혈중 마그네슘 이온의 양이 현저하게 줄어들어서 간을 비롯한 장기기능의 이상을 초래할 수 있는 것으로 보고된 바 있습니다. 흰쥐를 이용한 실험에서 마그네슘을 포함하는 알콜 투여군은 단순히 숙취의 원인물질인 아세트알데하이드를 줄였을 뿐 아니라, 단순 알콜 투여군과 비교했을 때 위를 위축시키지 않았고, 간 보호 효과를 보였습니다. 그 외에도 마그네슘은 산화질소의 생성을 촉진시켜서 음경 및 클리토리스의 혈류를 증가시킴으로써 남성과 여성 모두의 성기능을 개선시키는 효과를 보였습니다. 성기능 개선 효과의 정도도 적절한 농도에서 비아그라의 성분인 실데나필과 비교해 보았을 때도 큰 차이가 없을 정도였습니다. 더구나 마그네슘은 비교할 수 없을 정도로 매우 안전합니다.

현대인들은 칼슘 부족에 대해서는 신경을 많이 쓰지만, 못지않게, 오히려 더 중요하다고도 할 수 있는 마그네슘에 대해서는 별 신경을 쓰지 않습니다. 자연미네랄 물에는 마그네슘이 마그네슘 제제의 상태보다 더 인체에 흡수되기 쉬운 상태로 이온화되어 있습니다.

장이 뜁니다. 칼슘이 심장 세포 속에 들어오고 나오기 위해서는 펌프가 필요한데, 이 펌프가 마그네슘에 의해서 작동합니다. 마그네슘이 부족하면 세포 내의 칼륨 농도도 감소할 뿐만 아니라, 세포 내로 들어온 칼슘이온이 밖으로 다시 나오지 못하게 되기 때문에 심장근육이 제대로 작동하지 못합니다. 마그네슘은 운동을 하거나 스트레스를 받으면 급속히 소모되므로 운동 중에 마그네슘 부족현상으로 심장근육이 제대로 작동할 수 없게 되어 생명이 위험할 수도 있는 것입니다. 특별히 운동 전에 마그네슘을 충분히 공급하는 것은 무엇보다도 중요한 일이라고 하겠습니다.

칼슘과 마그네슘이 풍부한 자연미네랄 환원수

칼슘과 마그네슘 부족이 원인이 되어 발생하는 질환은 헤아릴 수 없이 많습니다. 당뇨, 고혈압, 동맥경화, 협심증, 부정맥, 골다공증, 발기부전, 소화불량, 내장질환, 신장질환 등……. 이런 질환들이 단순히 칼슘과 마그네슘을 충분히 공급함으로써 해결될 수 있다면 쉽게 믿기 어려운 일입니다.

칼슘과 마그네슘이 풍부한 음식을 항상 섭취하는 것도 중요하지만, 칼슘과 마그네슘이 풍부한 물을 마시는 것은 인체에 바로 흡수되어 효율적으로 빨리 영향을 줄 수 있기 때문에 무엇보다도 중요하다고 할 수 있습니다.

천일염이나 죽염, 그리고 최근 많이 보급되고 있는 해양 심층수도 칼슘과 마그네슘이 매우 풍부합니다. 물론 자연미네랄 물에도 칼슘과 마그네슘이 흡수되기 쉬운 상태로 적절하게 녹아있습니다.

틱!

많은 사람들이 눈꺼풀이나 빰 등의 근육이 자기도 모르게 수축하는 '틱 현상'을 경험합니다. '틱 현상'은 주로 심리적인 불안감에서 비롯된다고 믿어지고 있습니다. 하지만 '틱 현상'은 마그네슘 부족으로 인한 근육의 긴장으로 인해서 나타나는 가장 흔하게 볼 수 있는 증상입니다.

'틱 현상'은 실제로 피곤하거나 스트레스를 많이 받거나, 불안할 때 나타나기도 합니다. 근육이 움직이기 위해서는 칼슘과 마그네슘이 함께 필요합니다. 스트레스에 의해서 마그네슘이 급속히 소모되면 세포 안으로 들어간 칼슘이 다시 밖으로 나오지 못해서 근육이 긴장되면서 '틱 현상'이 나타나는 것입니다. 만약 '틱 현상'이 일어난다면 현재 심각한 마그네슘 부족 상태임을 몸이 경고하는 것이라고 받아들여야 합니다.

마그네슘을 영양보조제의 형태로 보충해 줄 수도 있지만 자연미네랄 환원수와 같이 마그네슘이 적절하게 용해되어 있는 물을 마시는 것이 더 효과적일 수 있습니다.

폴란드에서 온 다음의 메일은 물에 담겨 있는 미네랄이 매우 효과적임을 보여줍니다.

> "지난여름에 만났을 때 전해준 박사님의 미네랄 물을 마시고는 눈 밑 떨림 현상이 없어졌습니다. 그동안 약국에서 마그네슘 제제를 사서 복용해도 멈추지 않았었는데 어느덧 말끔히 사라진 것을 알게 되었습니다. 감사합니다. 조만간 한국에 가서 찾아뵙겠습니다."
> -바르샤바에서 K

바르샤바에서 폴란드인 남편과 20년이 넘게 살고 있는 K씨는 일 년에 몇 번씩 열이 40도가 넘게 나서 응급실로 실려 가는 이상한 증상이 있었습니다. 병원에 가도 원인을 밝혀내지 못하고 또 뾰족한 치료방법도 없었습니다. 2007년 한국방문 중 우연히 만난 자리에서 내가 들고 다니던 자연미네랄을 선물로 주었습니다. 그런데 자연미네랄 물을 마신 이후로 열이 나는 현상이 없어졌다고 합니다. 그 외에도 K씨는 눈 밑이 씰룩거리는 현상도 있었습니다. 병원에서 마그네슘 부족이라고 해서 마그네슘 제제를 먹었는데 아무런 효과가 없었답니다. 여자로서 보기 싫게 눈이 씰룩거리는 것은 매우 고통스러운 일이었지만 어쩔 수 없는 운명으로 알고 사는 수밖에 없었습니다. 그런데 물을 마시고 몇 달 후 남편이 "당신 요새 눈 떨림이 없어졌네." 하길래, 그때야 기대도 하지 않았던 고통스러웠던 눈

떨림 현상이 없어진 것을 알게 되었다고 합니다. 이렇게 좋은 물의 위력을 직접 체험한 K 씨는 의료환경이 열악한 폴란드에 무엇보다도 좋은 물이 꼭 필요하다고 생각하고 자연미네랄을 폴란드에 공급하는 일을 상의하기 위해서 찾아왔습니다.

1986년 4월 구소련시절 현재 우크라이나에 있는 체르노빌 발전소에서 방사선과 핵물질이 유출되었습니다. 핵 분진은 바람을 타고 며칠 후 폴란드까지 날아왔습니다. 아무런 경고도 없이 폴란드 전체가 핵 분진에 노출된 것입니다. 물론 우크라이나 국민들이 가장 큰 피해를 보았겠지만 애꿎게도 폴란드 국민들도 큰 피해를 입었습니다. 그 이후로 수도 없이 많은 백혈병 환자, 암 환자를 비롯해서 이유를 알 수 없는 질환으로 국민들이 고통에 시달리고 있다고 합니다. 좋은 물의 위력을 직접 체험한 K씨는 폴란드에도 자연미네랄을 꼭 공급하고 싶다고 합니다.

칼슘과 마그네슘이 적절한 농도로 함유되어 있는 물의 경우, 칼슘과 마그네슘 부족으로 인해 발생하는 다양한 질환에 대해서 치유 효과를 나타낼 수 있습니다.

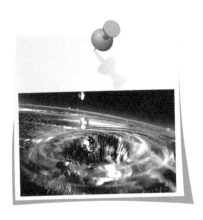

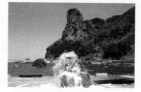

올릉도 부근에서 채취하는 해양심층수

Special box

해양 심층수

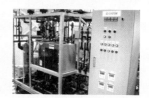

제주시 구리읍 한동리의
제주 용암해수 전기 투석 장치

해양 심층수란 태양 빛이 도달하지 않는 수심 200미터 이상의 깊은 바다에 존재하여 연중 안정된 저온(우리나라 동해안은 약 2도)을 유지하고 있는 매우 청정한 바닷물로서, 유기물이나 유해미생물 등은 거의 없을 뿐 아니라 해양식물의 생장에 필수적인 미네랄이 매우 풍부합니다.

해양 심층수는 그린란드의 빙하에서부터 출발합니다. 북극의 바닷물은 바닷물이 얼면서 빠져나와 있는 염분을 얼지 않은 바닷물이 흡수하기 때문에 밀도가 높습니다.

무거워진 바닷물은 200m~4,000m까지 내려가면서 온도와 밀도차이에 의해서 표층수와 섞이지 않고 새로운 흐름을 형성합니다. 심층수는 인도양, 태평양을 거쳐 우리나라까지 도달합니다. 심층수가 지구를 한 바퀴 도는데 걸리는 시간은 약 4,000년 정도입니다. 우리나라는 고성 앞바다와 울릉도 근방에서 양질의 해양 심층수를 채취할 수 있습니다.

해양 심층수는 깊은 바다의 고압에서 형성되기 때문에 6각수가 풍부하다고 할 수 있지만 미네랄 성분은 일반 바닷물과 별 차이는 없습니다. 심층수는 일반 표층수보다도 더 짜기 때문에 마시는 물로 사용하기 위해서는 일반적으로 역삼투압 막을 이용해서 소금으로 만든 후, 적정량의 소금만을 사용해서 사람이 마시는데 거부감이 없도록 다시 재구성합니다(1톤의 심층수로부터 약 30kg의 소금이 만들어지며, 약 4kg의 필수미네랄을 얻을 수 있습니다).

이렇게 역삼투압막을 사용해서 소금을 만드는 방법 외에도 **탈염처리**까지 하는 경우도 있습니다. 이 경우 짠맛은 전혀 없고 경도가 높은 생수와 같은 맛을 보입니다. 원래의 심층수의 경우 고농도의 마그네슘과 칼슘을 비롯한 필수미네랄과 회귀미네랄이 담겨있다 할 수 있지만 마트에 나와 있는 심층수에는 미네랄의 농도를 매우 줄였기 때문에 일반 생수와 많은 차이가 있지는 않습니다.

탈염처리 전기적인 방법을 이용해서 NaCl를 제거함. 이 방법은 순도가 높은 NaCl을 얻기 위해서 사용하고 있는 방법이기도 하지만, 심층수의 경우는 반대로 NaCl의 농도를 낮추기 위해서 사용하고 있습니다.

희귀미네랄

인체는 칼슘과 마그네슘과 같은 필수미네랄들뿐 아니라, 셀레늄, 게르마늄, 바나듐, 크롬, 갈륨, 붕소, 비스머스, 구리, 아연, 철 등을 비롯한 60여 종의 희귀미네랄들을 필요로 합니다.

대부분의 희귀미네랄들은 식품이나 물에서 매우 낮은 농도로 존재하고, 인체도 극히 소량만 필요로 하기 때문에 모두들 별로 중요하게 생각하지 않습니다. 하지만 비록 소량만을 필요로 하지만 희귀미네랄의 결핍증은 인체를 질병상태로 이끕니다. 희귀미네랄의 중요성은 아무리 강조해도 지나치지 않습니다.

특히 물은 희귀미네랄들의 가장 중요한 공급처라고 할 수 있습니다. 세계적으로 치유능력이 입증된 기적의 물들은 희귀미네랄들을 다량 함유하고 있음이 밝혀졌습니다. 한국 정수기의 90%를 점유하고 있는 역삼투압 방식의 정수기는 칼슘과 마그네슘뿐 아니라 물속에 미량으로 존재하는 희귀미네랄들을 모두 제거합니다. 참 안타까운 일입니다.

구리(Cu), 아연(Zn), 철(Fe)

구리, 아연, 철 등은 희귀미네랄들 중에서는 듣기에 익숙한 미네랄들이고 다른 희귀미네랄들에 비해서 식품에 많이 함유되어 있습니다.

구리는 뼈를 강하게 해 주고, 피부를 탄력 있게 해주며, 혈관을 강하게 해줍니다. 구리가 부족하면 돌연사의 큰 원인인 뇌의 동맥이 풍선처럼 부풀어 올라서 발생하는 동맥류 파열이 생길 수도 있습니다. 그 외에도 구리가 결핍되면 머리카락이 희어집니다.

철은 산소를 공급해주는 헤모글로빈의 생성에 꼭 필요하며, 철분이 부족하면 빈혈이 생기는 것은 거의 상식이라고 할 수 있습니다.

아연은 섹스미네랄이라고도 하지요. 아연이 부족하면 정력이 감퇴할 뿐 아니라 정자의 수도 감소하며, 전립선비대증도 생길 수 있습니다. 뿐 아니라 아연이 결핍되면 냄새나 맛을 잃기 시작합니다. 아연은 유전자를 조절하는 징크핑거라는 단백질이 형성되기 위해서도 꼭 필요합니다.

갈륨(Ga), 붕소(B), 비스머스(Bi)

갈륨의 경우 뇌암을 예방하는 것으로 알려져 있습니다. 갈륨을 실험동물에 투여한 경우에는 뇌암을 일으키는 성분을 투여해도 뇌암에 걸리지 않았습니다.

최근 평창 이승복 기념관 주위에서 치유능력이 뛰어난 물이 발견되었습니다. 그 성분을 조사해 보았더니 게르마늄을 비롯해서 다양한 희귀미네랄들이 포함되어 있었는데, 그 중 특별히 다른 물에 비해서 갈륨의 농도가 매우 높았습니다.

붕소의 경우 골다공증을 예방해줄 뿐 아니라 여성호르몬과 남성호르몬의 생성을 도와줍니다. 붕소가 부족하면 심한 갱년기증상을 겪을 수 있습니다. 붕소는 아연과 함께 남성의 성기능에도 도움이 됩니다.

비스머스의 경우 헬리코박터균을 억제해서 위궤양에 도움이 됩니다. 실제로 돼지의 위궤양을 예방하고 치료하는데 항생제와 함께 비스무스를 사용합니다. 적절한 농도의 비스머스는 사람에게서도 위궤양을 예방하기 때문에 실제로 헬리코박터균을 제거하기 위해서 항생제와 함께 처방합니다.

바나듐(V)과 크롬(Cr)

바나듐과 크롬 모두 혈당 강하 효과를 보이는 것이 밝혀졌습니다. 크롬은 인슐린의 활성에 꼭 필요합니다. 최근 일본에서 바나듐의 농도가 높은 물(50-100ppb)이 수입되어서 당뇨병 환자들이 많이 사용하고 있습니다. 한국에서도 제주도의 현무암에는 바나듐의 농도가 높습니다. 그래서 제주도의 물에는 어느 곳에서 나오든지 바나듐이 어느 정도 녹아 있습니다. 최근 제주도는 물의 중요성을 깨닫고 제주도를 물의 도시로 만드는 프로젝트를 진행하고 있으며 나도 자문위원으로 참여하고 있습니다. 그 중 하나의 프로젝트가 바나듐의 농도가 높은 생수를 개발하는 것입니다.

실제로 바나듐의 농도가 높은 제주도의 물을 혈당이 높은 자원자와 치료를 받는 당뇨 환자에게 마시게 한 결과 80% 이상에서 혈

한국에서 매년 발간되는 연보를 참고해서 각 지역마다의 평균수명을 살펴보았습니다. 그 결과 장수하는 지역은 거의 예외 없이 물이 좋은 것으로 알려져 있는 지역인 것을 알 수 있었습니다. 전 지역이 현무암 사이를 뚫고 나오는 용천수로 풍부한 제주도의 경우, 단연 수명이 1위였습니다. 특히 제주도의 65세 이상의 노인 중 85세 이상 장수노인의 비율이 19.2%로 2위 그룹의 지역들이 약 16% 정도의 비율을 보이는 것에 비해서 단연 높았습니다. 그리고 수질이 상대적으로 나쁜 것으로 알려져 있는 낙동강 유역의 도시들은 한 도시도 평균수명이 10위 안에 들어가지 못했습니다.

당 강하 효과가 확인되었습니다. 일본에서도 2형 당뇨가 유발된 마우스를 대상으로 바나듐 농도가 높은 물을 먹인 결과 혈당 강하 및 인슐린 수용체가 증가하는 등 개선 효과가 뚜렷이 나타났음을 보고하고 있습니다.

금진온천수와 제주도의 물에 바나듐의 농도가 특히 많지만, 영양, 상주, 평창의 물도 모두 적절한 양의 바나듐과 크롬을 함유하고 있었습니다.

셀레늄(Se)

원래 셀레늄은 유해한 원소로 알려졌었는데, 1957년 미국 국립 암연구소의 슈바르츠 박사가 쥐를 대상으로 한 실험에서 셀레늄을 함유된 사료를 먹인 쥐가 간경화를 일으킬 확률이 훨씬 낮아진다고 보고한 후부터 그 중요성이 알려지게 되었습니다.

셀레늄은 특별히 항산화 효과와 항암 효과를 나타냅니다. 최근 미국의 국립암연구원과 하버드 의대는 5년간에 걸쳐서 29,000명을 대상으로 대대적인 임상실험을 했습니다. 그 결과 비타민E, 당근에 많이 있는 베타카로틴, 그리고 셀레늄을 함께 먹은 그룹에서 가장 강한 항암 효과를 보였습니다. 그 외에도 셀레늄의 항암 효과를 밝히는 논문은 많이 있습니다.

특히 셀레늄은 심근을 강화시켜서 심장마비를 예방해줍니다. 칼슘, 마그네슘과 함께 셀레늄을 보충해준다면 돌연사를 예방할 수 있을 것입니다.

셀레늄은 정자 수를 증가시키고 성욕을 증가시켜서 불임치료

화강암은 셀레늄 농도가 낮습니다. 국토의 70% 이상이 화강암인 우리나라의 경우 상대적으로 셀레늄 농도가 다른 나라보다 낮습니다. 1983년 한국영양학회가 발표한 자료에 의하면 국내의 50% 이상이 셀레늄 결핍 지역으로 분류 됩니다. 미국에서 발표한 나라별 셀레늄 섭취량은 우리나라의 경우 하루 40마이크로그램으로, WHO(세계보건기구)의 권장량인 하루 50~200마이크론그램에도 미치지 못합니다.

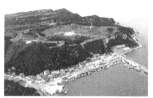

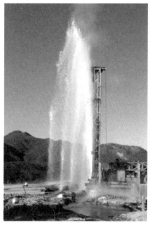

셀레늄 농도가 세계에서 가장 높은
금진 온천

및 성기능강화에 도움이 되며, 염증을 일으키는 프로스타글란딘의 생성을 억제하므로 각종 통증에 효과가 있으며, 셀레늄의 강한 항산화 효과는 노화방지 효과뿐 아니라 아토피성 피부염을 비롯한 피부질환에도 매우 뛰어난 효과를 보입니다.

게르마늄(Ge)

게르마늄은 물에 거의 녹지 않기 때문에 대부분의 경우 유기합성에 의해 만들어진 유기게르마늄에 대해서 기능성이 연구되었습니다. 자연계에서는 인삼이나 영지버섯 등에 게르마늄이 많이 함유되어 있으며, 일반 식단에서도 마늘과 표고버섯 등을 비롯한 버섯류에 게르마늄이 많습니다.

게르마늄의 기능성은 아무리 강조해도 지나치지 않을 정도입니다. 게르마늄은 면역기능을 증강시키고, 적혈구에 잘 침투해서 체내에 산소를 잘 공급하는 효과를 보입니다. 실제로 각종 암, 뇌종양, 고혈압, 당뇨, 관절염, 피부궤양, 난청, 갑상선 기능 저하, 간경화, 각종 두뇌 질환, 류머티스를 비롯한 자가 면역 질환에 효과가 있음이 보고된 바 있습니다. 그 외에도 게르마늄은 암 환자의 통증을 비롯한 거의 모든 통증에 뛰어난 효과를 보입니다.

게르마늄이 비록 물에 녹지 않는 것으로 알려져 있지만 세계적으로 치유능력이 입증된 기적의 물에는 거의 예외 없이 게르마늄이 미량 녹아있습니다. 예를 들어서 세계에서 기적의 물로 알려져 있는 프랑스의 루르드 물, 한국의 경우에는 경기도 가평, 경북 영양, 상주, 강원도 평창, 홍천, 충북 옥천 등에서 발견된 치유능력이 매우 뛰어난 물들의 경우, 모두 게르마늄을 함유하고 있습니다.

　게르마늄이 물에 잘 녹지 않기 때문에 게르마늄을 유기게르마늄 형태로 만들어 사용하였습니다. 일본의 아사이 씨가 개발한 아사이 게르마늄이 대표적인 유기게르마늄으로, 한국에서도 수입되어 일부 병원과 동물병원 등에서 암 환자나 류머티스 환자 등에 비공식적으로 사용되고 있습니다. 한국에서도 최근 포스켐의 도정민사장과 필자와의 공동연구를 통해서 물에 대한 용해도가 매우 높고 독성이 전혀 없으며 생산수율이 높아서 가격이 매우 저렴한 유기게르마늄을 만드는 방법을 개발하여 특허출원 중에 있습니다. 한국에서도 최근 포스켐과 필자와의 공동연구를 통해서 물에 대한 용해도가 매우 높고 독성이 전혀 없으며 생산수율이 높아서 가격이 저렴한 유기게르마늄을 만드는 방법을 개발한 바 있습니다.

　그 외에도 최근 무기게르마늄을 물에 4,000ppm(1ppm은 100만분의 1)까지 나노 크기의 콜로이드 용액으로 녹일 수 있는 특별한 테크놀로지가 개발되었습니다. 프랑스의 루르드 물에는 게르마늄이 약 0.1ppb(1ppb는 10억분의 1) 녹아 있습니다. 4,000ppm 게르마늄 물 한 병은 루르드 물과 같은 게르마늄 농도의 물을 4,000만 병이나 만들 수 있다는 것을 의미합니다. 이러한 기술을 이용하면 게르마늄뿐 아니라 물에 녹지 않는 어떤 희귀미네랄도 물에 용해할 수 있습니다.

　이러한 게르마늄 용액은 발효를 매우 촉진시켰고, 식품에 첨가했을 때 맛을 탁월하게 변화시켰습니다. 콜로이드성 게르마늄 용액은 매우 안전해서 청국장 발효, 효모배양, 콩나물 등을 키우는데

게르마늄은 반도체의 주요 소재이기도 합니다. 반도체는 전류를 적절하게 흐르도록 조절해주는 기능이 있습니다. 게르마늄을 피부에 부착하면 체온에 의해 따뜻하게 됨에 따라 전류가 흐르게 됩니다. 게르마늄의 반도체로서의 성질에 의해서 정체되어 있는 생체전기의 흐름이 원활하게 되고, 통증에도 효과가 있는 것으로 믿어집니다.

첨가해서 고농도의 게르마늄 식품을 만들 수 있습니다.

콜로이드성 게르마늄 용액은 생체 독성이 전혀 없었으며, 뛰어난 생체재생능력을 보였습니다. 그리고 게르마늄 용액을 통증 부위에 스프레이하였을 때 관절염 등의 통증이 사라지는 것을 관찰할 수 있었습니다. 상처재생용, 통증제거용으로 파스를 만든다면 기존의 약을 사용하는 파스와는 다른 새로운 차원의 파스가 될 것으로 기대됩니다.

앞으로 게르마늄의 기능성에 대해서는 대대적으로 학계에서 연구해야 할 필요가 있다고 생각됩니다.

은(Ag)-실버콜로이드

원래 은은 물에 거의 녹지 않지만 99.99% 이상의 순은 전극을 물에 담고 전기를 흘리면 콜로이드 상태의 은용액(실버콜로이드)이 만들어집니다. 이 은용액에는 은이 나노단위(나노미터:10억 분의 1미터)로 안정하게 녹아있습니다.

은용액을 만드는 방법은 매우 간단합니다. 전류를 순은 전극 사이로 통하게 하면 은 이온이 방출되면서 콜로이드 상태를 유지합니다(실버콜로이드).

은은 금과 함께 인체에 전혀 해가 없는 것으로 알려진 광물입니다. 때문에 예로부터 인류의 사랑을 받아왔습니다. 은은 미량이라도 물에 녹으면 물속의 미생물을 죽이는 신기한 작용을 합니다. 은용액은 부작용과 내성이 없는 천연항생제라고 할 수 있습니다. 일반 항생제와는 달리 살균 효과 외에도 면역기능을 높이고 신진

은은 고체 상태에서 원자와 원자 간의 거리가 산소분자의 크기와 비슷하기 때문에 산소분자들이 은 내부로 쉽게 침투할 수 있어서, 자기 부피 10배의 산소를 녹일 수 있습니다. 은에 침투한 산소분자는 은에 의해서 세균을 산화시켜 죽일 수 있는 산소원자로 분해되어 살균작용을 합니다. 박테리아나 바이러스는 은 이온과 강하게 결합하는 성질을 가진 물질을 함유해서 은에 의해 쉽게 죽지만, 사람 세포에는 이런 물질이 없어서 전혀 해가 없습니다.

대사를 촉진합니다.

1970년대 미국의 정형외과 의사 로버트 베커는 은 이온이 생체 전기를 발생시켜 뼈의 성장을 촉진하고, 세포재생을 촉진해서 상처치유에 큰 도움이 된다는 사실을 발견했습니다. 그 외에도 은용액은 높은 생체정보 수치를 보였으며, 인체의 밸런스를 맞추어주며, 자율신경과 뇌파를 안정시키며, 혈액을 매우 맑게 한다는 것이 KIST의 김재수 박사에 의해서 밝혀졌습니다. 실제로 담과 당뇨병을 비롯한 다양한 질환의 환자들이 은용액으로 치유된 예들은 헤아릴 수 없이 많습니다.

미국에서는 매일 극히 소량의 은용액만을 마시도록 권장하고 있으나, 우리나라에서는 많은 분들이 그러한 주의사항에 개의치 않고 하루에 1리터 이상 마시기도 했지만 특별한 부작용이 나타나지는 않았습니다.

금(Au), 백금(Pt)

은뿐 아니라 금, 백금과 같은 귀금속은 더욱 안정되어서 물에 녹지 않는 것으로 알려져 있으나, 최근 영양, 상주, 평창에서 발견된 치유능력이 뛰어난 기적의 물들을 분석해 본 결과, 은과 함께 금, 백금이 미량 (0.1-0.2ppb) 녹아 있었습니다.

금은 인류에게 가장 사랑받아 왔던 금속이기도 합니다. 동의보감에서는 금이 신경 안정 작용을 도우며, 유독성 물질을 체내 밖으로 배출시키는 해독작용이 있고, 또 피부 정화 작용 능력이 있어 피부병에도 유효하다고 합니다.

실제로 금은 뛰어난 살균작용을 하고 피부노화를 방지할 뿐 아니라 각종 피부질환에 효과를 보이고, 또 류머티스성 관절염의 통증을 경감하는 효과도 보이는 것이 알려져서 최근 현대의학에서도 사용하고 있습니다.

백금은 활성산소 제거 효과를 보이며, 피부 개선 효과도 뛰어난 것이 최근 알려졌습니다. 백금은 항암제에도 사용되고 있습니다. 그리고 최근 백금이 뛰어난 생체재생 효과를 보이는 것이 알려졌습니다. 부러진 뼈를 아물게 하는 효력이 뛰어난 것으로 알려진 홍화씨에 백금이 유기물의 형태로 있는 것이 발견되었습니다. 백금은 구리와 함께 특히 뼈의 재생과 성장을 촉진하는 역할을 하는 것으로 믿어지고 있습니다.

은과 같이 금, 백금의 경우도 전기분해 방식을 이용해서 콜로이드 형태로 만들 수 있습니다만, 전기분해 방식으로는 많은 양을 만들 수 없습니다.

최근 플라스마를 이용해서 고농도의 은, 금, 백금, 게르마늄 용액을 만드는 방법이 한국과학기술연구원(KIST) 고석근 박사에 의해서 개발되었습니다. 고 박사는 플라스마를 이용한 NPP(Nano-Particle on Powder) 테크놀로지를 사용해서 은, 금, 백금, 게르마늄을 설탕이나 소금에 흡착시킬 수 있었습니다. 이렇게 만들어진 소금이나 설탕은 식품으로, 화장품용으로, 또 농축산용으로도 쉽게 사용될 수 있습니다.

실제로 은 흡착 설탕의 경우 농업에 사용한 결과 식물이 병충해에 매우 강해질 뿐 아니라 식물성장도 매우 빨라졌습니다. 은 흡착

암 보험금을 못 받게 된 사연

한국과학기술원(KIST)의 김재수 박사는 은용액으로 암이 치유된 누님의 이야기를 들려주었습니다. 김 박사의 누님은 평소 소화가 안 되어 소화제를 자주 먹었는데 어느 날부터는 구토 증세까지 나타나서 2002년 7월 삼성병원에서 종합검사를 받았습니다. 그 결과 위암 초기 판정을 받았고 9월 3일로 수술날짜까지 정했습니다.

김 박사는 은용액 만드는 장치를 누님에게 보내면서 수술하기 전까지 열심히 만들어 드시라고 권했고, 누님은 수술날짜까지 약 한 달 반 동안 매일매일 물대신 은용액을 마셨습니다. 그런데 수술 전 검사를 받는 과정에서 담당의는 그동안 무얼 먹었는지 꼬치꼬치 묻더니, 암 부위가 현저히 작아져서 수술이 필요 없게 되었다고 했습니다.

그런데 누님은 보험회사에 암 보험금 지급을 신청한 상태였습니다. 암 보험의 경우 암 판정 후 3개월 이내에 완치되면 암으로 인정하지 않는 약관이 있었다고 합니다. 김 박사는 누님의 암이 나은 것은 좋은데 너무 빨리 치료되어서 3억 원 가량의 암 보험금을 받지 못하게 되었다며, 이럴 줄 알았으면 보험금을 받고 은용액을 마시도록 할 걸 그랬다고 우스갯소리를 합니다.

설탕은 친환경적인 무농약 농법을 가능하게 해줍니다.

NPP 방식을 이용하면 그 외에도 다양한 응용이 가능합니다. 은설탕에 침잠시킨 뽕잎을 먹은 누에로부터 뽑아낸 실크에는 은이 나노입자 상태로 매우 균질하게 담겨서 탁월한 기능성의 실크를 생산할 수 있습니다. NPP방식으로 은을 플라스틱에 담을 경우 항균성이 뛰어나고 물성이 아주 뛰어난 플라스틱과 섬유를 생산할 수 있습니다.

금속이 나노상태가 되면 원래의 물질과 완전히 다른 성질을 보여줍니다. 앞으로 희귀미네랄들뿐 아니라 금과 백금과 같은 귀금속의 나노물질에 관한 기능성 연구가 기대됩니다.

하지만 몸에 해로운 중금속

칼슘과 마그네슘 같은 필수미네랄의 경우는 결핍상태는 있어도 과량은 없습니다. 희귀미네랄의 경우 적절한 농도에서는 기능성을 발휘하지만 높은 농도가 지속될 때는 인체에 부작용을 나타낼 수 있습니다. 예를 들어서 아연의 경우 생식능력에 꼭 필요하지만 너무 많을 경우 사고능력에 지장을 줍니다. 셀레늄도 과량일 경우는 인체에 독성을 보입니다.

납, 수은, 카드뮴의 경우는 미량도 인체에 축적되어 항상성을 해칩니다. 납은 뼈에 축적되며 신경장애 등의 독성을 나타냅니다. 수은도 신경장애 등을 나타내며 태반을 통해서 태아에까지 영향을 미치는 것이 밝혀졌습니다. 더구나 고래, 참치, 연어와 같이 현대인이 자주 먹는 어종에 수은 농도가 특히 높아서, 이러한 어종을 자주 먹을 경우 건강에 악영향을 끼칠 수 있습니다. 카드뮴의 경우 신장을 비롯한 장기에 축적되어 인체에 독성을 나타냅니다.

그 외에도 비소는 신경중추를 파괴하고, 알루미늄의 경우는 치매를 유발합니다. 내가 어릴 때 도시락은 예외 없이 알루미늄 재질이었습니다. 지금도 알루미늄 조리 기구를 흔히 볼 수 있습니다. 가능하면 알루미늄 조리 기구는 사용하지 않는 것이 건강에 도움이 될 것입니다.

중금속의 경우 인체에 축적되면 배출되지 않는 것이 의학적 상식으로 알려져 있으나, 4부에서 살펴보겠지만 자연미네랄 환원수는 수은과 납을 인체에서 배출시키는 기적을 보여줍니다.

미네랄용액의 효과

앞에서 수용성 게르마늄용액에 대해서 이미 얘기한 바 있습니다. 게르마늄을 콜로이드 용액으로 만드는 것과 동일한 방법으로 진주로부터 칼슘을 용해하였고, 마그네슘도 칼슘과 함께 인체에 가장 흡수되기 좋은 비율(2:1)로 만들어 사용해 보았습니다.

칼슘 마그네슘 혼합용액에는 칼슘 마그네슘이 가장 많이 들어있지만, 진주에 포함되어 있는 각종 희귀미네랄도 미량이지만 함유되어 있습니다.

이렇게 만든 칼슘 마그네슘의 혼합 용액은 무엇보다도 숙취 해소에 좋은 효과를 보였습니다. 다음의 그래프에서 볼 수 있듯이 칼슘, 마그네슘 혼합용액이 기존의 숙취 해소 음료에 비해서 훨씬 효과적으로 숙취해수 효과를 보였습니다. 그 외에도 만성 B형 간염 환자가 미네랄용액을 마시고 바이러스가 없어졌다는 판정을 받았다고 알려왔습니다. 사실 나도 믿기 어려운 일입니다. 콜로이드 상태의 칼슘 마그네슘 혼합용액이 특별히 간에 좋은 모양입니다.

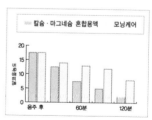

칼슘 · 마그네슘 혼합용액은 숙취 해소 효과가 뛰어나다.

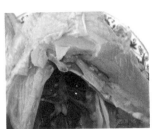

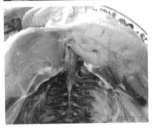

유황·칼륨 용액으로 사육한 닭(위)은 일반 닭(아래)에 비해 지방이 거의 보이지 않습니다.

그 외에도 칼슘 마그네슘 혼합용액은 뛰어난 다이어트 효과를 보였습니다. 미네랄 용액만 먹었을 뿐인데도 몸무게가 감소한다고 하는 분들이 많이 있었습니다.

같은 방법으로 칼슘용액과 함께 유황을 고농도로 물에 용해할 수 있었습니다(유황 20만ppm, 칼슘 1만ppm). 이번에는 고농도 유황 칼슘용액을 적절하게 희석해서 닭 사육에 사용해보았습니다.

오리와는 달리 닭은 유황의 독성을 이기지 못하고 쉽게 죽기 때문에 닭에 사용할 때는 아주 적은 양만 사용해야 합니다. 하지만 생체 친화적으로 만들어진 유황은 닭에게 아주 높은 농도로 사용했는데도 닭이 전혀 죽지 않았습니다.

일반적으로 병아리가 들어올 때 항생제 주사를 맞힙니다. 유황닭의 경우는 항생제를 전혀 사용하지 않았는데도 폐사한 닭이 하나도 없었습니다.

유황닭의 경우 지방은 일반닭의 약 1/3로 줄어들었고(0.47%→0.13%), 콜레스테롤의 경우는 25% 감소했습니다(71.3mg/100g→57.0mg/100g). 단백질의 경우는 오히려 늘어났습니다(20.9%→22.6%).

이렇게 도축한 닭의 경우 외관상으로도 지방이 적어 보이고, 내장의 색도 일반 닭보다 선명하고 투명하게 보였으며 비린내가 전혀 나지 않았습니다. 물뿐 아니라 미네랄의 중요성을 실감하지 않을 수 없습니다.

피부에도 좋은 미네랄 용액

칼슘, 마그네슘 외에도 황과 게르마늄을 적절한 농도로 물에 용해시켜서 미네랄용액을 만들어서 피부용으로 사용해 보았습니다. 어떠한 유기물질이나 방부제가 들어가지 않은 순수 자연미네랄 용액입니다. 많은 사람들이 화장품보다 효과가 뛰어나다는 말을 합니다.

"안녕하세요? 김 교수님.
새해를 맞이하여 개발하신 새로운 좋은 기술들 축하드립니다.
저는 여자라서 아무래도 화장품분야에 관심이 있어서요. 제가 일본에서 잠시 생활한 적이 있습니다. 그런데 일본에서는 이온화장수가 아주 좋고 또한 아주 고가의 제품입니다. 특히 색조 전문 화장품인 슈에무라의 경우 이온수를 사용해서 만들었다는 홍보를 아주 대단하게 하고 있고요. 저도 사용해본 적이 있는데 일반 제품들과는 다소 차이가 있습니다. 피부흡수력, 보습력에서 타 화장품에 비해 좋은 것 같았습니다. 특히 바른 후 시간이 지날수록요.
미네랄용액은 피부 트러블 시에는 아주 좋은 것 같아요. 특히 아토피 어린애들한테는요. 조카가 와서 밤에 아주 고생하는데 한번 뿌려주니 신기할 정도로 좋더라고요.
어르신들 발뒤꿈치 갈라진 곳에도 아주 좋고요. 저도 사용해보니 아주 부드러워졌어요.
그런데 피부에 직접 뿌리기에는 조금 센 것 같아요. 향은 좋은 것 같아요. 상큼하고 시원하고요. 하여간에 미네랄용액이 기름기 성분이 거의 없는 것 같아서 특히 다른 제품들하고 아주 차이가 나고 좋은 것 같습니다. 새해에는 좋은 화장수 하나 꼭 만들어 주세요. 새해 복 많이 받으시고요."

"안녕하세요. 김 교수님, 너무너무 감사드립니다.
저는 사실 그동안 아토피로 고생 많이 했습니다. 그동안 자연미네랄 물도 늘 마시고요.

그런데 이번 미네랄용액을 사용해보고 너무 좋아서 너무 감사드립니다. 신기할 정도로 가려움이 일단 없어졌어요. 가을철이 되면 피부가 건조해져서 저의 경우는 아토피가 심해지는데요. 이번 가을은 걱정을 안 해도 될 것 같습니다. 아토피는 좋은 물도 마시고, 피부에도 발라야 한다고 해서 그동안 여러 가지 제품을 사용해 보았는데, 미네랄용액이 제일 좋은 것 같습니다.

김 교수님. 미네랄용액은 더욱 많이 알려서 아토피로 고생하시는 분들과 같이 사용했으면 합니다. 너무너무 좋습니다. 특히, 바르고 난 후에 피부의 촉촉한 점과 함께, 부드러워진 느낌도 듭니다. 모기 물리고 난 후에도 한번 발라보니 아주 짱입니다. 저만 이리 좋은가요. 다른 분들은 잘 모르겠지만요. 하여간에 김 박사님 너무 감사드리고요. 미네랄용액, 아토피로 고생하는 분들에게 자신 있게 권해도 될 것 같습니다.”

“미네랄용액, 피부흡수력이 정말 뛰어나네요. 얼굴에 뿌리면 얼굴에 번들거림이 전혀 없어요. 여태까지 스킨화장품 중에서 이렇게 흡수력이 좋은 거는 못 봤는데 신기합니다.”

그리운 고농도 유황액

예전에 피부 트러블이 있는 분들을 위해서 진주에서 추출한 칼슘과 게르마늄, 그리고 물에 녹을 수 있도록 개발한 인체 친화적인 유황도 첨가해서 공급한 적이 있었습니다. 그런데 별로 찾는 사람도 없는 것 같아서 공급을 중단한 적이 있습니다. 그런데 책이 마무리되고 교정하는 가운데 ‘그리운 고농도 유황액’이라는 글이 게시판에 올라왔고, 순식간에 댓글들이 올라왔습니다. 나도 깜짝 놀랐습니다. 다음 글들을 통해서 미네랄만으로도 기존 화장품의 기능성을 넘어설 수 있다는 것을 알 수 있었습니다.

"예전에 교수님께서 공습해주시던 '고농도 유황액'이 그립습니다. 신기에 가까울 정도로 피부염증에 탁월한 효과가 있었습니다. 여러 가지로 사용해 본 결과 심한 아토피에 잘 들었고 사춘기 여드름 억제에도 잘 들었습니다. 피부 트러블 정도는 바르기만 하면 순식간에 나았습니다. 또한 물에 희석시키기 때문에 상당히 오랜 기간 사용할 수가 있었습니다. 그런데 널리 알려지지 않아서 그만 판매가 중단되고 말았습니다. 요즘은 대신 '피부용 미네랄 스프레이'를 쓰고 있지만 가끔씩 심한 염증을 대할 때마다 '고농도 유황액'이 그리워지곤 합니다. 제가 약간 징징거렸지만 '피부용 미네랄 스프레이'도 분명히 좋은 제품입니다. 다만 심한 염증에는 역시나…….

김현원 선생님. 지난 1년간 온 가족이 자연미네랄 덕에 행복했습니다. 아내와 딸도 무척 감사하다고 전해 달라고 합니다. 저도 감사하다는 인사드립니다. 항상 건강하시고 행복하세요."

"맞는 것 같습니다. 저도 전에 사용해 보았는데 너무너무 좋았던 것 같았습니다. 저의 집 경우만 그런가 해서 글을 올리기가 뭐해서 그냥 있었습니다. 교수님께 다시 만들어 달라고 부탁해야겠네요.

그런데 교수님 현재 공급하시는 미네랄 용액도 다른 회사 제품들보다 월등히 좋은 것 같습니다. 신기할 정도로요. 김 교수님. 더 좋은 제품들 만들어주세요. 늘 감사드립니다. -아토피 아이를 둔 엄마로서요."

"안녕하세요. 저는 올해 서른여덟 되는 주부입니다. 한때 성인 아토피로 고생하였고 고농도 유황액을 사용하여 많이 호전되었던 경험을 적어 보려고 합니다.

서른세 살이 되던 해부터 십사기 필나티에 깨일 같은 물집이 생기더니 걷잡을 수 없이 크게 온몸으로 번져 나가고 가려움이 극심했습니다. 민간요법으로 치료해 보려 했으나 증상만 심해지고 낫지를 않아 결국 서울대병원 피부과에서 먹는 약과 온몸에 바르는 약용 로션과 심한 곳에 바르는 피부 연고를 몇 달 바르고 나은 것 같습니다.

그런데 문제는 짓무른 피부는 나아졌는데 그 이후로 증상이 없던 다른 피부까지 모두 민감해져서 작은 자극에도 빨갛게 부풀어 오르게 되었습니다. 그리고 1년 정도 지나서 심했던 부분들이 다시 가려워지면서 물집들이 조금씩 생겨서 약을 발라도 전처럼 잘 듣지 않아 고생하고 있었습니다. 그때 마침 고농도 유황액을 혹시나 하고 발라 보았습니다. 처음에는 오히려 가려운 증상도 심해지고 물집도 더 많이 생기는 듯했습니다. 그래도 연고에도 반응이 없던 피부가 유황액에 반응을 보이는 것이 신기해서 참고 매일같이 한 달 정도 발랐습니다. 결국 물집도 사라지고 가려움도 모두 사라졌습니다. 그리고 아직까지 유황액을 발랐던 곳엔 다시 증상이 나타나지 않고 있습니다. 평생 사라지지 않고 나타날 것 같던 아토피 증상이 다시는 보이지 않으니 너무 좋고요, 상처로 인한 붉은 피부도 하얗게 변해 올여름엔 그동안 못 입던 반바지도 입을 수 있을 것 같습니다.

그런데 오히려 그때 심하지 않아서 바르지 않았던 다른 곳에는 지금도 조금씩 물집이 생기고 가려운데 몇 달이 지나도 잘 낫지가 않고 있습니다. 저는 이렇게 갑자기 생긴 성인 아토피 증상이 신기할 정도로 사라져서 너무 고마웠는데 이용하시는 분이 많지 않아 품절되었다니 너무 안타깝습니다. 좋은 제품을 사용해 큰 효과를 보았는데 사용 후기를 올리지 않아 이렇게 된 것 같아 늦게나마 제 사용담을 올려봅니다. 고농도 유황액이 다시 나와서 저를 비롯한 많은 분들이 아토피의 고통에서 벗어나길 바랍니다.

김현원 선생님 너무 늦었지만 정말 감사드립니다. 저는 고농도 유황액과 자연미네랄 덕에 건강을 되찾았습니다. 앞으로도 계속해서 좋은 제품 만들어 주세요."

촉매미네랄

최근 일본의 카와다 카오루 박사는 미네랄을 촉매로 이용하여 전기방전이나 메탄이나 암모니아 없이 단순히 대기의 구성성분인 산소, 질소, 이산화탄소만을 사용하여 무기질을 유기물질로 변환시키는 것이 가능하다는 것을 보여주었습니다. 카와다 박사의 연구가 기존의 연구와 가장 크게 다른 점은 암석의 구성성분인 미네랄을 촉매로 사용했다는 점입니다.

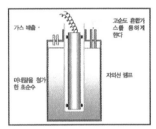

가와다 박사의 실험장치

카와다 박사는 원시지구의 주요 성분을 바다, 대기, 햇빛, 그리고 육지라고 생각하였습니다. 카와다 박사는 여태까지 육지의 역할이 간과되었다고 생각하고, 태초의 육지에서 일어났던 일들을 재현해 보았던 것입니다. 카와다 박사의 견해는 여태까지 아무도 고려하지 않았던 매우 뛰어난 착상이라고 할 수 있습니다.

태초의 지구의 모습은 격렬한 지각변동과, 화산활동을 되풀이하는 대륙과, 대륙을 때리는 거센 비가 흘러드는 바다…… 이러한 모습이었을 것입니다. 이때 대륙을 세차게 씻어주던 비에 의해, 또

해저화산의 분화에 의해 대륙을 구성하는 성분인 미네랄이 바다로 흘러들어 갔을 것입니다.

화강암, 현무암, 감람암

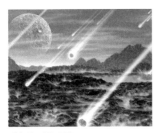
태초의 지구 그림

지구표면은 대류 층의 지각 상부, 해저 층의 지각 하부, 맨틀 상부, 이렇게 3개의 층으로 되어 있습니다. 지각 상부를 대표하는 암석이 화강암, 지각 하부를 대표하는 암석이 현무암, 그리고 맨틀 상부를 대표하는 암석이 바로 감람암입니다. 이 암석의 차이를 알기 위해서 각각의 미네랄을 산용액으로 추출하여 수용액으로 만든 후, 그 용액의 성질을 조사하였습니다.

화강암의 경우 강한 생리활성을 보였습니다. 이것은 동식물의 성장을 촉진하고 병을 예방하는 등, 생체를 이롭게 하는 기능을 말합니다.

현무암의 경우에는 강한 계면활성을 보였습니다. 계면활성이란 물속에 온갖 것을 녹이는 작용입니다. 다시 말하면 물의 구조 속에 기름을 포함해서 작은 물질을 받아들이는 성질이라고 볼 수 있습니다. 예를 들어 물속에 무언가 유기물이 부유하고 있는 상태일 때 이 현무암의 미네랄 용액을 가하면 그 녹지 않았던 유기물이 금방 물에 녹아버립니다.

마지막으로 감람암의 경우는 수질정화작용을 보입니다. 수질정화작용이란 앞에서 설명한 계면활성 작용과는 반대로 물속에 녹아있던 것을 분리하는 작용입니다. 보기에 투명해 보이는 물에 이 미네랄 용액을 가하면 지금까지 물에 녹아있었던 물질이 분리되어 침전물이 다시 보이게 되는 것입니다. 즉, 물이 아닌 것을 물에서 분리시킬 수 있기 때문에 수질을 정화할 수 있습니다.

암석의 구조를 간직하고 있는 촉매미네랄

이렇게 암석 추출 미네랄 용액은 각자가 전혀 다른 성질을 나타냅니다. 하지만 이 3가지 미네랄 용액의 성분을 각각의 원소단위로 원자 흡광법이라는 분석법을 이용하여 알아본 결과 3가지 암석은 모두 비슷한 조성을 갖고 있었습니다. 이것은 암석에 의해 나타나는 성질이 암석의 원소 조성이 아니라 암석의 기본 구조 그 자체에 의해서 나타난다는 것을 의미하기 때문입니다. 다시 말하면 암석을 산으로 추출함에 따라 용액의 상태가 되더라도 미네랄의 기본 구조는 변하지 않은 상태에서 촉매로 작용하는 것입니다.

일반적으로 어떤 물질도 점점 작게 분할해서 5나노미터(10억 분의 1미터) 이하가 되면 촉매로서의 기능을 합니다. 그리고 약 1나노미터 정도 되었을 때 촉매기능은 최대가 됩니다. 이렇게 작은 크기에서 미네랄의 기능성은 극대화됩니다.

카와다 박사는 이러한 촉매상태의 암석 미네랄들을 농업현장에서 사용해 본 결과 무농약 농법도 가능하였고, 특별히 이 물을 인체에 사용하는 경우 비공식적이었지만 매우 다양한 질병(특히 백혈병)에 뛰어난 치료 효과를 나타냈다고, 카와다 박사는 내가 일본을 방문하여 만난 자리에서 들려주었습니다.

암석의 기능성

화강암, 현무암, 감람암 외에도 다양한 기능성을 보이는 암석들이 있습니다. 이러한 암석들은 단독으로 혹은 서로 혼합해서 단순히 물을 정화하기 위한 용도뿐 아니라 물에 다양한 기능성을 부여하기 위해서 사용될 수 있습니다. 그동안 암석들에 관한 연구는 주로 성분분석과 같은 물리화학적 방법을 사용하였으나, 암석이 갖는 신비한 능력은 단지 성분분석에 의해서 드러나지는 않는 것 같습니다.

한국에는 뛰어난 기능성을 보이는 다양한 암석들이 있습니다. 내가 시험해 본 결과 수질정화, 생리활성촉진, 면역기능 강화, 동식물의 성장촉진, 활성산소 제거 및 암세포의 성장억제 등 다양한 기능성을 보이는 암석들을 접할 수 있었습니다. 많은 암석들이 단지 인체에 이로운 미네랄들을 함유하고 있을 뿐 아니라, 4~14마이크로미터의 원적외선을 방출하였으며, 음이온을 방출하기도 하며, 또 인체에 이로운 파동을 발생하기도 합니다. 자연미네랄에도 물론 이러한 자연계의 암석들이 세라믹 볼의 형태로 포함되어 있습니다.

촉매미네랄의 위력

최근 카와다 박사의 방법을 응용하여 다양한 암석에서 촉매미네랄을 추출한 제품들이 개발되었습니다.

촉매미네랄은 수질정화용뿐 아니라 폐수를 정화하는데, 오염된 연못을 정화하는데도 매우 뛰어납니다. 촉매미네랄을 수산양

식용으로 사용했을 때 살균능력이 뛰어날 뿐 아니라 물고기 배설물 등의 유기물질이 제거되기 때문에 물고기가 건강하게 빠른 속도로 자라고, 물고기의 질병이 치료되는 효과까지 나타납니다.

촉매미네랄을 농업용으로 사용했을 때, 식물의 성장이 촉진되고 열매가 충실해집니다. 토양의 미네랄 밸런스를 회복시켜줄 뿐 아니라 토양의 유해균을 제거하며, 식물에 직접 뿌려서 흰가루병, 흑색균핵병, 흰녹병, 잿빛곰팡이, 탄저균 등을 예방 및 치료하며, 온실가루이, 담배가루이, 진딧물 등에 대한 살충 효과까지 나타냅니다. 촉매미네랄은 미네랄 비료로도 사용될 수 있고, 유해균에 대한 방제 효과까지 있으니 일석이조의 효과를 기대할 수 있습니다. 촉매미네랄로 인한 농업혁명이 기대됩니다.

인체를 치유하는 촉매미네랄

촉매미네랄은 사람을 건강하게 하고 다양한 질병을 치유하는 뛰어난 능력을 보입니다. 손한근 씨는 당뇨합병증으로 인해 다리를 절단해야 하는 상황이었습니다. 자연미네랄로 회복되기에는 너무 시급한 상황인 것 같아서 촉매미네랄 용액을 보내주었습니다. 그런데 놀랍게도 한 달간 마시고 다리를 자르지 않아도 될 정도로 회복되었습니다.

"안녕하세요, 그동안 평안하셨죠?
제 남편 손한근은 교수님 덕분에 당뇨로 인해 썩어가던 발을 치유할 수 있게 되었습니다.

병원에서 발을 절단해야 한다고 했는데 보내주신 미네랄 물을 마신 후에는 얼굴에 생기던 좁쌀 같은 것들이 사라졌고, 썩어가던 발이 점차 되살아나게 되었습니다.

시꺼멓던 발의 색깔이 정상으로 돌아오고, 상처가 아물면서 진물이 훨씬 덜 나오게 되었습니다. 병원에서도 발을 자르지 않아도 될 것 같다고 합니다. 정말 감사합니다.

그런데 교수님의 미네랄 물을 마시지 않자 다시 얼굴에 무엇이 나기 시작했고, 그래서 교수님께 부탁해서 또다시 마시고 있는 중입니다.

아직 완전히 치유되지는 않은 상태이지만 이만큼이나 좋아지게 된 것에 정말, 너무나 감사할 따름입니다. 그럼, 교수님, 겨울철 감기 조심하시고, 늘 행복하세요."

당뇨로 고생하던 고영환 씨의 경우도 다리를 절단해야 하는 상황이었습니다. 그런데 마침 조카가 전해준 촉매미네랄 용액을 바르고, 마시면서 역시 기적적으로 좋아져서 다리를 자를 필요가 없게 되었습니다.

"……그렇게 고통의 나날이 지속되던 10월 초에 큰조카가 노란색의 물을 가져와서 마시면서 환부에 발라보자고 하였습니다. 아무리 큰조카고 나를 생각해서 권하지만 사실 저로서는 내키지도 않았을 뿐 아니라 검증되지도 않은 것을 들고 와서 권하는 것에 굉장히 못마땅했습니다. 그래도 권하는 성의를 무시하지는 못해서 마시는 척하고 몰래 침대에 숨기고 하였는데 어느 날 큰조카가 자기가 있는 데서 마셔보라고 하는 것이었습니다. 하는 수 없이 조금의 물을 마시는 척했습니다. 그러나 물을 마시자 시큼한 맛이 나서 마시기에는 아무래도 거북하였습니다. 그래서 큰조카와 상의하여 환부에 바르기만 하기로 하고 마시는 것은 경과를 보고 하자고 했습니다. 다리에 바를 때는 2 l 의 생수에 소주잔 반 잔 정도의 원액을 희석하여 환부에 발랐습니다.

그런데 놀라운 일들이 일어나기 시작하였습니다. 먼저 계속 침대에 누워있었던 관계로 발생했던 등창이 사라지기 시작하면서 10일 뒤부터는 썩었던 다리의 색깔이 변하기 시작했습니다. 입원 당시에는 붉은 벽돌 색깔(화상 입은 피부 색깔)로 아무리 치료를 해도 차도가 없던 다리였는데 차츰차츰 원래 피부색으로 돌아왔습니다. 상태가 호전되는 것을 보고 마셔보고자 하는 욕구가 생겨나기 시작했습니다.

그래서 그때부터 생수 2L에 소주잔으로 한잔 정도의 원액을 희석하여 마시기 시작했습니다. 거의 매일 1∼1.5L 정도의 희석액을 마시기 시작했습니다. 그러자 또 한 번의 기적이 일어나기 시작했습니다. 입원 당시에는 침대에 누워 두 다리를 꼼짝도 할 수 없는 상태였고 실제로 다리를 움직일 기력이 없었지만 희석액을 음용하고 난 이후부터는 다리를 들어 움직이는 것은 물론 자유자재로 꼬기까지 할 수 있었습니다.

……중략……

기력도 많이 회복된 것 같고 무엇보다도 썩어가던 다리가 이제 피가 통하기 시작하면서 잘라야 했던 다리를 자르지 않아도 된다는 진단이 나와 기쁩니다. 저를 간호하고 혈당을 매일 체크하던 간호사도 제 혈당조절이 너무나 쉽게 되는 것에 놀랍다고 합니다."

2008년 3월 현재 고영환 씨는 당뇨에서 완전히 치유되어서, 약도 전혀 사용하지 않으면서 건강하게 생활하고 있습니다.

촉매미네랄에 대해서 이미 피부 및 경구 독성 실험을 포함해서 다양한 독성 실험을 진행했습니다. 8가지의 독성 실험결과 촉매미네랄은 생체에 아무런 독성이 없었습니다. 하지만 촉매미네랄은 아직 식품으로 허가도 받은 상태도 아니고 정식 임상실험을 한 것도 아닙니다.

그렇지만 주위의 다양한 질환으로 고생하는 분들이 암암리에 촉매미네랄 용액을 마셔보았습니다. 실제로 고혈압, 아토피성피부염, 천식, 습진, 변비, 숙취, 간경화, 지방간, 베체트병, 백혈병 등 다양한 질환의 사람들이 촉매미네랄의 위력을 체험하는 것을 볼 수 있었습니다. 앞으로 의학계가 촉매미네랄을 비롯한 미네랄의 역할에 큰 관심을 기울일 필요가 있다고 봅니다.

촉매미네랄은 암석의 정보도 간직하고 있다

어느 날 촉매미네랄을 생산하는 포스켐이라는 회사의 도정민 사장이 나를 찾아왔습니다. 도정민 사장은 내가 쓴 책을 보고 좋은 암석에서 물질을 추출해 보았다고 합니다. 대부분의 촉매미네랄이 카와다 박사의 방법대로 추출하면 강한 산성을 띠게 됩니다. 하지만 도정민 사장은 매우 간단하게 암석으로부터 촉매미네랄을 물로 추출했습니다. 그런데 그렇게 만든 액체가 매우 뛰어난 효과를 보였다고 합니다.

작물의 성장이 촉진되고, 과일의 당도가 상승하고, 꽃의 수명이 연장되고, 또 스프레이에 의해서 과일이나 채소의 신선도도 오랫동안 유지되었다고 합니다. 촉매미네랄 용액을 사용하면서 농약의 사용이 필요 없게 되고, 지력도 회복되는 것을 볼 수 있었다고 합니다.

또 가축류에 사용하였을 때 소화가 잘 되어서 그런지 성장기간이 단축되었고, 가축들이 병에 거의 걸리지 않게 되었고, 무엇보다

돈사에서 발생하는 악취가 거의 사라졌다고 합니다.

그는 또 과거에 쓴 내 책「생명의 물, 우리 몸을 살린다」의 동종 요법에 관한 얘기와 아주 미량의 암석추출물도 물에 큰 변화를 주는 전자현미경 사진을 보고, 암석추출 미네랄 용액을 그 안에 성분이 거의 없을 때까지 희석했는데도 그 효과가 줄어들지 않는 것을 발견했다고 합니다. 희석을 해도 효과가 줄어들지 않는다면 그것은 촉매미네랄이 정보를 담고 있다는 것을 말해줍니다.

암석추출 촉매미네랄에는 물론 다양한 미네랄이 함유되어 있지만 미네랄 성분만이 비밀은 아닌 모양입니다. 도정민 사장은 촉매미네랄에 담겨 있는 정보도 물질 못지않게 매우 중요하다는 것을 나에게 알려준 셈입니다.

그 후 도정민 사장과 공동연구를 통해서 촉매미네랄을 더 개선하고, 새로운 뛰어난 기능성의 유기 게르마늄도 개발하게 되었습니다.

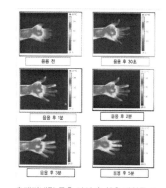

촉매미네랄 물을 마신 후 체온 변화를 보여주는 체열사진. 촉매미네랄이 신체 말초까지 빠른 시간에 전달되어 차가운 손가락들이 따뜻해진 것을 알 수 있습니다.

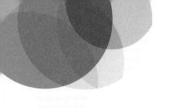

물과 Medical Tourism

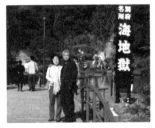

벳부의 지옥천을 찾은 저자

벳부의 온천과 '기적의 물'

최근 딸아이가 유학하고 있는 일본 벳부의 APU(Asian Pacific University)를 방문했습니다. 벳부는 일본에서 유명한 온천지역으로 온천물이 가장 풍부한 곳으로 알려져 있습니다. 무려 100℃에 달하는 물이 곳곳에서 솟아나오는 소위 '지옥천'의 모습은 그야말로 장관이었습니다.

연 15만 명의 관광객들이 벳부를 찾는데, 그중 80%가 한국인이라고 합니다. 기적의 물이 나오는 것으로 유명한 프랑스의 루르드 물을 찾는 관광객 수가 연 600만 명에 달하는 것을 보면, 일본의 가장 유명한 온천지역을 찾는 관광객 수가 너무 적지 않은가 하는 생각마저 들었습니다. 아무리 좋은 물이라도 목욕하는 물로서의 한계를 절실히 느낄 수 있었습니다.

마침 APU에서 열리는 국제회의 참석차 방문한 국회문화관광위원회 소속의 국회의원들과 관광업계의 대표들과 함께하는 조찬모임에 초청을 받아서 자리를 같이 하게 되었습니다.

업계의 어떤 분은 배용준 씨 때문에 많은 일본관광객들이 겨울
연가의 무대인 춘천을 찾지만 관광버스로 와서 점심 한 끼도 제대
로 먹지 않고 돌아가는 경우가 많다고 합니다. 업계의 많은 분들
이 최근 한국을 찾는 관광객들이 돈을 쓰지 않으므로 문화콘텐츠
를 개발해야 한다고 말했습니다.

나는 루르드 물 못지않은 한국의 '기적의 물'들이 존재하고 있으
며, 이러한 '기적의 물'을 제대로 홍보한다면, 한국을 방문한 사람
들도 루르드 물을 찾는 사람들처럼 병이 나을 때까지 계속 머무를
것이고, 그렇게 되면 자연히 돈도 많이 쓸 것이라는 견해를 얘기했
고, 많은 분들이 관심을 보였습니다.

한국의 치유능력이 뛰어난 '기적의 물'들은 귀한 관광자원이 될
수 있을 것입니다. 그러나 물의 치유 효과를 얘기만 해도 불법이
라고 하는 현재 상황에서 그것은 불가능합니다. 국가적인 협조가
절실히 요구될 때입니다.

물과 의료관광

APU에서의 만남이 인연이 되어서 관광업계의 초청으로 물과
의료관광(Medical Tourism)이라는 제목으로 강연을 한 적이 있습니
다. 강연 내용을 다음과 같이 요약합니다.

의료관광은 환자가 치료뿐 아니라 관광의 두 가지 목적을 겸하는 여
행을 말합니다. 프랑스 루르드 지방의 경우 불과 인구 18,000명의 작은
도시이지만, '기적의 물' 때문에 연 600만 명의 관광객이 찾아옵니다. 뛰

먹는 물의 경도에 대한 제한은 경도가 높은 물이 수도관을 부식시키기 때문에 이를 방지하기 위해서 만든 것입니다. 하지만 먹는 샘물의 경우 그러한 제한이 전혀 필요 없습니다. 미네랄 농도가 매우 높은 물이 인체에 이로운 효과를 나타낸다는 것은 이미 많은 논문으로 보고된 바 있으며, 대부분의 선진국에서는 경도가 매우 높은 물을 의료용 관천수로 분류해서 관리하고 있습니다. 에비앙 사건은 한국의 비현실적인 법의 규제를 위해서 존재하고 있기 때문에 발생한 불행한 일이라고 할 수 있겠습니다.

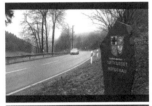

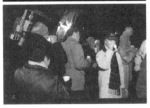

독일의 노르데나우에서 물을 마시는 사람들

어난 치유능력이 알려진 독일 노르데나우, 멕시코 트라코테의 경우도 하루 수천 명이 병을 치료하기 위해서 방문하고 있어서 인근의 숙박시설은 장기투숙객으로 항상 만원을 이룹니다.

우리나라는 세계 어떤 나라들보다 치유능력이 있는 물을 많이 가지고 있습니다. 이러한 소위 '기적의 물'들은 의료관광(Medical Tourism)으로 연결될 수 있을 것입니다. 물을 중심으로 하는 의료관광이 효과적으로 실행되기 위해서는 다음과 같은 일들이 선행되어야 합니다.

첫째, 물이 병을 치료한다는 개념을 증명하는 일이 진행되어야 합니다. 이 책에서도 보여주듯이 물을 마신 수많은 사람들이 이미 치유 효과를 증거하고 있지만, 실제로 병원에서 임상실험들이 진행되어 특정한 물이 병을 치유하는지에 대한 객관적인 검증이 이루어져야 할 것입니다.

둘째, 법적인 뒷받침이 선행되어야 합니다. 한국의 의료법은 약이 아니라 물의 기능성을 얘기하는 것만으로도 불법으로 규정하고 있습니다. 뿐만 아니라 먹는 물 관리법에 의하면 한국의 먹는 물은 경도 300 이상의 물은 먹는 물로 허가되지 않습니다. 실제로 세계적인 생수 에비앙이 경도 300 이상이었기 때문에 한국에서 벌금형을 받아서 세계의 웃음거리가 된 적이 있습니다. 그 후 환경부는 먹는 샘물의 경우 경도 500까지 허가해 주도록 법을 바꾼 바 있습니다.

하지만 아직도 치유능력이 매우 뛰어난 경도가 500이 넘는 물들은 먹는 물로 허가받을 수 없습니다. 역시 치유능력이 뛰어난 상주의 천연알칼리수도 pH가 먹는 물 기준을 초과하기 때문에 현재 이러한 물을 마시는 것조차도 불법입니다.

셋째, 국가와 지자체, 학계의 협조가 있어야 합니다. 프랑스의 루르드에는 국가가 관리하는 의료국이 있어서 1882년부터 물을 마시고 치유되었다는 완치증명서를 발행해주고 있습니다. 독일의 노르데나우 건강센터에서는 오랫동안 노르데나우 물의 암과 당뇨병에 관한 치유 효과를 연구하고 있습니다.

넷째, 전반적인 물 연구와 물 산업의 활성화가 이루어져야 합니다.

134

기적의 물을 체험하고 돌아가는 관광객을 사후 관리할 필요성이 절대적
으로 필요합니다. 이를 위해서는 폭넓은 물 연구와 관련 산업의 활성화
가 동시에 이루어져야 할 것입니다.

아무리 한국에 '기적의 물'이 많이 있다 해도 먹는 물의 기능성에 대한
전체적인 인식의 변화 없이는 물 관련 의료관광은 시작부터 불가능할
것입니다. 이미 휘발유가격과 생수가격이 큰 차이가 없는 상황입니다.

물은 최고의 블루오션이기도 합니다. 마시는 물의 기능성에 대해서
도 이제 눈뜨기 시작했을 뿐입니다. 이 세상을 선점해서 한국이 전 세계
물의 '메카'가 되었으면 합니다.

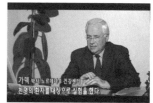

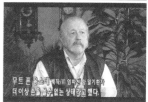

노르데나우 건강센터의 가덱 박사(위)와
임파선 암이 환쾌되었음을 증언하는 환
자(아래)

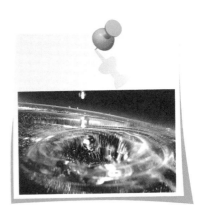

한국의 '기적의 물'

지하염수 외에도 최근 경상북도 영양, 상주, 강원도 평창, 영월, 춘천, 홍천, 경기도 가평, 충청북도 옥천, 제주도 등 전국 각지에서 치유능력이 뛰어난 물들이 발견되었습니다. 경도가 높아서 현행법상 마시는 물로 허가받을 수 없는 육지 심층수와는 달리 이러한 물들은 경도가 적절하기 때문에 마시는 물로 문제가 없습니다.

이러한 물의 성분검사 결과를 해 본 결과, 대부분의 경우 게르마늄, 셀레늄 등을 비롯한 희귀미네랄들이 많이 포함되어 있었습니다. 현무암이 많은 제주도 물의 경우 바나듐이 상대적으로 많이 들어 있었습니다. 그리고 대부분의 물들은 칼슘과 마그네슘의 농도가 매우 높은 경수였습니다.

특히 영월, 평창, 옥천에서 발견된 물은 칼슘과 마그네슘의 농도가 높을 뿐 아니라 그 비율이 인체에 흡수되기에 가장 이상적인 2:1이었습니다. 이러한 물은 세계적으로도 흔하게 발견되지 않습니다. 에비앙을 비롯한 세계적 명수들은 칼슘의 농도는 높으나 마그네슘의 농도가 매우 낮기 때문입니다.

세계의 기적의 물로 알려진 프랑스의 루르드 물의 경우 게르마늄 성분이 담겨있고, 게르마늄 성분이 치유능력의 원인인 것으로 추정되기도 합니다. 영양, 상주, 평창, 옥천의 물의 경우 루르드 물보다 더 많은 양의 게르마늄을 포함하고 있습니다.

이 중 몇 가지 물은 내가 직접 성분분석을 하고 실험실에서의 연구와 동물실험 등을 통해서 항산화 효과, 당뇨와 암을 억제하는 효과, 간을 보호하는 효과 등을 관찰할 수 있었습니다. 실제로 물을 마신 사람들의 몸이 좋아지고 다양한 난치병들이 치유되는 일들이 수도 없이 나타났기 때문에 자연스럽게 이 물들이 '기적의 물'로서 알려지게 되었습니다. 치유능력이 뛰어난 물들이 있는 지역은 세계인들이 찾아오는 물치유센터로 개발하기에 이상적이라고 할 수 있습니다.

하지만 문제는 있습니다. 치유능력이 뛰어난 '기적의 물'이라도 사람들의 체험 외에 정식으로 임상시험을 한 적은 없습니다. 물의 치유 효과에 대해서도 한국에서는 표현할 길이 없습니다. 가평의 용고삼 등은 제일 먼저 제품으로 소개되었고, 많은 사람들이 기적을 체험하기도 했지만 과대광고로 홈페이지가 폐쇄되었고 지금은 더 이상 물을 공급하지 않고 있습니다.

이미 앞에서 언급했지만 프랑스의 루르드에는 국가가 관리하는 의료국이 있어서 1882년부터 물을 마시고 치유되었다는 완치증명서를 발행해주고 있습니다. 독일의 노르데나우 건강센터에서는 오랫동안 노르데나우 물의 치유 효과를 연구하고 있습니다. 독일의 경우 한국에서는 마시는 물로 허가되지 않는 경도가 높은 물의 치유 효과를 인정하고, 식탁용 광천수 외에 의료용 광천수로 따로 분류하고 있습니다.

한국의 치유능력이 뛰어난 물들은 국가적으로도 매우 귀중한 자산이 될 수 있습니다. 임상시험을 개인적인 차원에서 할 수는 없습니다. 국가가 주체가 되어서 임상시험을 포함해서 물의 기능성에 대해서 입증하는 일이 꼭 필요할 것으로 생각됩니다.

일반적으로 경도가 높은 물은 피부에 좋지 않다고 생각해서 연수기를 설치합니다. 하지만 연수기는 칼슘과 마그네슘과 같은 좋은 미네랄 성분을 소금의 성분인 나트륨으로 바꾸어서 단지 피부에 일시적으로 느끼는 감촉을 부드럽게 할 뿐입니다.

현재 노르데나우 물은 한국에 수입되어서 매우 비싸게 팔리고 있습니다. 하지만 한국의 '기적의 물'들도 세계적으로 알려진 노르데나우 물에 비해서 전혀 손색이 없을 뿐 아니라 오히려 더 뛰어나다는 생각도 듭니다.

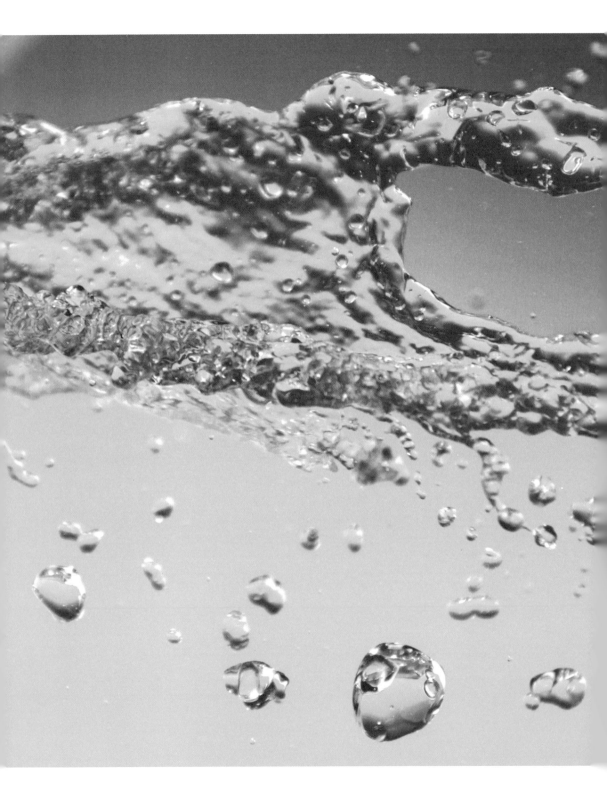

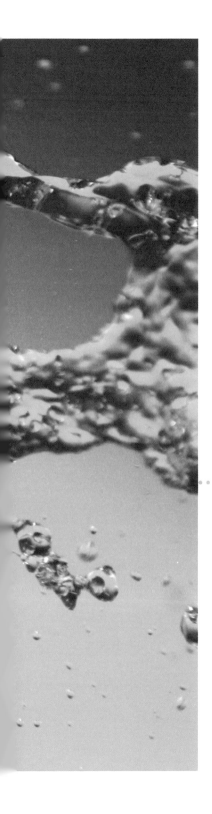

4부
기적의 물

많은 분들이 '생명의 물'의 위력에 대해서 알게 되었을 것입니다. 그런데 어떤 분들은 좋은 물을 마심으로써 삶이 크게 변화되었고, 어떤 분들은 같은 만남을 통해서도 조금도 달라지지 않습니다. 직접 '생명의 물'을 마시고 그 위력을 체험하는 일보다 더 중요한 것은 없습니다.

좋은 물 앞에 항복하는 당뇨병

전국 각지에서 내가 보내준 자연미네랄로 알칼리 환원수를 마시고 고맙다고 연락해 오신 분들이 많습니다. 그중에서 부산의 윤일한 씨는 막노동을 하시는 분인데, 당뇨병으로 인해 혈당량이 400이 넘는 상황이었습니다. 힘을 쓰는 일을 하는 분이 항상 피곤하고 쉽게 지쳐서 걱정이 태산 같았다고 합니다.

그런데 내가 나온 라디오 방송을 듣고 윤일한 씨의 부인이 수소문해서 도움을 청해왔습니다. 그리고 자연미네랄을 이용해서 알칼리 환원수를 만들어 마신 후 불과 일주일 만에 놀랍게도 혈당이 150이나 떨어졌다고 합니다. 그뿐 아니라 몸도 피곤하지 않아 예전보다 더 일을 잘할 수 있게 되었다고 소식을 전해왔습니다.

윤일한 씨는 이전에 약에만 의존할 때는 오후가 되면 오히려 저혈당 증세 때문에 고생을 했다고 합니다. 그래서 그는 항상 사탕을 들고 다니며 하루에 6~7알씩 저혈당 증세가 나타날 때마다 먹어야 했습니다. 그러나 물을 마신 이후부터는 사탕이 전혀 필요 없

140

게 되었다고 합니다.

　윤일한 씨와 같이 일주일 만에 혈당이 떨어진 분들도 있지만, 많은 분들이 먼저 몸이 좋아지는 것을 느낀다고 합니다. 예를 들면 항상 감소하던 몸무게가 갑자기 늘었다거나 피곤함이 없어졌다는 분들도 있습니다. 심지어는 물을 마신 후 취하지도 않고 숙취도 없어져 술을 두 배나 마시게 되었다고 오히려 걱정된다고 하는 분들마저 있었습니다.

합병증이 먼저 없어지고, 혈당이 떨어지다

　대구의 박무열 씨의 예를 들겠습니다. 대구의 박무열 씨는 오랫동안 당뇨로 고생하셨는데, 자연미네랄을 보내주어서 물을 마시기 시작하면서 몸이 너무 좋아졌다고 합니다. 그동안 계속 빠지던 몸무게가 늘어나기 시작했고, 심지어는 몸이 좋아져서 술을 너무 많이 마시게 돼서 걱정된다고 하기도 했습니다.

　박무열 씨는 그전같이 피곤하지도 않고 검버섯도 없어지고 피부도 하얘져서 현재 68세이신데 남들이 40대 중반으로 보는 사람까지 생겼다고 합니다.

　그런데 박무열 씨의 경우 이상하게 혈당은 떨어지지 않았다고 합니다. 그래도 몸이 좋아지는 것을 본인이 확실히 체험하니까 실망하지 않고 물을 열심히 마셨습니다.

　거의 일 년이나 지나서 박무열 씨께서 200 이하로 한 번도 떨어지지 않았던 혈당이 떨어지기 시작했고 매일매일 혈당이 계속 떨어지고 있다고 기쁜 목소리로 전화를 하셨습니다. 나도 왜 이 분

최근 영국의 세계적인 과학잡지 <네이처>에 당뇨병의 수많은 합병증들이, 혈당 상승으로 활성산소가 과잉 형성됨으로 인해 발생한다는 논문이 발표된 바 있습니다. 이것은 알칼리 환원수를 음용하여 활성산소를 제어함으로써 당뇨병의 합병증을 예방할 수 있다는 것을 의미합니다.

께는 혈당의 변화가 없을까 항상 부담이 되었는데 얼마나 기뻤는지 모릅니다.

박무열 씨의 경우와 같이 당뇨병을 오래 앓는 경우 망가진 몸을 회복하기까지는 시간이 오래 걸릴 수밖에 없습니다. 그것은 당뇨뿐 아니라 다른 병의 경우도 마찬가지일 것입니다.

생명수의 진실 프로그램과 같이 한 당뇨실험

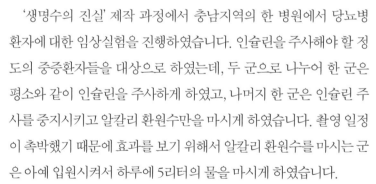

2004년 MBC 방송과 물에 관한 3부작 프로그램 '생명수의 진실'을 같이 기획한 바 있습니다. 기획 의도는 단지 물의 중요성을 일깨우는데 그치지 않고, 물이 갖는 치유 효과를 실제로 실험실에서 혹은 환자를 대상으로 아예 보여주자는 것이었습니다. '생명수의 진실'은 물 정보만을 전달한 프로그램에 그친 것이 아니라, 방송에서 직접 물의 위력을 과학적으로 밝혔다는 점에서 의의가 크다고 하겠습니다.

MBC <생명수의 진실>에서 시도한 알칼리 환원수의 당뇨병 치료 효과 임상시험

'생명수의 진실' 제작 과정에서 충남지역의 한 병원에서 당뇨병 환자에 대한 임상실험을 진행하였습니다. 인슐린을 주사해야 할 정도의 중증환자들을 대상으로 하였는데, 두 군으로 나누어 한 군은 평소와 같이 인슐린을 주사하게 하였고, 나머지 한 군은 인슐린 주사를 중지시키고 알칼리 환원수만을 마시게 하였습니다. 촬영 일정이 촉박했기 때문에 효과를 보기 위해서 알칼리 환원수를 마시는 군은 아예 입원시켜서 하루에 5리터의 물을 마시게 하였습니다.

놀랍게도 불과 한 달 안에 물을 마시는 환자군의 혈당이 인슐린 주사를 매일 맞는 환자군에 비해서 오히려 더 떨어졌습니다. 처음

에는 반신반의하던 환자들도 혈당의 저하뿐 아니라, 얼굴에 화색이 돌고, 몸이 실제로 좋아지는 것을 체험한 이후로는, 오히려 신기해하면서 더 열심히 알칼리 환원수를 마셨습니다.

인슐린을 맞는 환자군의 경우, 하루 중 혈당의 변화가 들쑥날쑥했지만, 알칼리 환원수를 마시는 환자의 경우, 혈당이 매우 안정성을 보였습니다. 이것은 알칼리 환원수가 인슐린과 같이 단기적인 혈당 강하 효과만을 나타내는 것이 아니라, 궁극적으로 당뇨병을 치유하는 것도 가능하다는 것을 의미한다 하겠습니다.

'생명수의 진실' 팀과 함께 방문하였던 일본 고베시의 교와 병원은 18년 동안 알칼리 환원수를 이용해서 다양한 질환의 환자를 치료해 왔습니다. 무네모리 가와무라 원장은 교와 병원에서 당뇨와 고혈압을 비롯한 15가지 질환에 알칼리 환원수를 사용하고 있었습니다.

실제로 당뇨병으로 괴사증세가 일어나서 발가락을 절단해야 할 정도의 심했던 오노 씨와 후지다 씨의 경우 하루에 무려 6리터 이상의 알칼리 환원수를 마시고 완전히 회복되었음을 직접 증언하는 것을 들을 수 있었습니다. 교와 병원은 알칼리 환원수가 각종 성인병에, 특히 당뇨병에 효과가 있음을 입증하는 산 증인이라고 할 수 있겠습니다.

인슐린의 정보를 담은 물이 혈당을 낮추다

자연미네랄뿐 아니라 인슐린의 정보를 담은 정보수의 경우도 혈

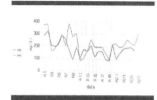

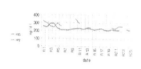

인슐린을 맞는 환자(위)에 비해 알칼리 환원수를 마시는 환자(아래)의 혈당이 더 안정적인 것을 알 수 있습니다.

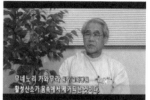

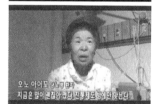

알칼리 환원수를 이용해 환자를 치료하는 일본 고베시 교와 병원의 무네노리 가와무라 원장(위)과 당뇨병 환자(아래)

당 강하 효과를 보였습니다. 엄 선생님은 전기분해 알칼리수를 몇 년간 마셔왔지만 혈당이 200이하로 한 번도 떨어지지 않았습니다. 엄 선생께 인슐린 정보수 원액을 보내드렸더니, 아주 성실하게 혈당의 변화를 보고해 오셨습니다.

　엄 선생님의 경우 알칼리 환원수가 아니라 일반 물에 인슐린 정보를 담았음에도 물을 마신 지 며칠 후부터 혈당이 200 이하로 떨어졌을 뿐 아니라 불과 20일 만에 혈당이 150정도까지 떨어졌고, 그 후에도 혈당은 들쑥날쑥하였지만 점차로 떨어져서 거의 정상 혈당이 되었습니다.

　현재 엄 선생님은 인슐린의 정보를 담은 자연미네랄을 사용하고 계십니다. 인슐린 정보를 담은 자연미네랄에 대해서도 구체적으로 살펴보겠습니다.

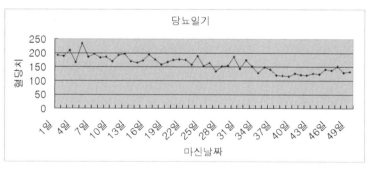

날짜별 혈당치의 변화

인슐린 정보를 담은 정보미네랄의 위력

딸이 외국에 유학을 하게 됨에 따라 호르몬 정보물을 공수하기 힘들었기 때문에, 이번에는 호르몬의 정보를 물이 아니라 자연미네랄에 옮기는 방법을 개발할 수 있었습니다. 실제로 호르몬 정보를 담은 자연미네랄과 일정 시간 접촉한 물도 호르몬 정보수와 거의 동일한 생체정보 수치를 보여주었습니다.

많은 환자들이 호르몬 정보수를 필요로 하지만 내가 각자에게 만들어주는 것은 현실적으로 불가능합니다. 그런 면에서 호르몬 정보를 담은 정보미네랄은 쉽게 다량으로 만들어서 나누어줄 수 있기 때문에 호르몬 물을 필요로 하는 모든 분들에게 도움이 될 수 있을 것입니다.

다음은 저의 서포트카페(http://cafe.daum.net/khwsupport)에 올라온 글입니다. 저도 깜짝 놀랄 정도로 극적입니다.

최근 경험담 좀 길게 늘리려 하니 끈기와 오기로 끝까지 읽어주시길……. 부계 유일한 혈육이신 고모(71). 안타깝게도 20년 넘게 당뇨로 고생을 하고 계십니다.

이 지독한 놈을 곁에 두신 분들의 공통점, 당뇨에 좋다 하는 건 뭐든 하신다는 거죠. 열에 아홉은 결국 실망하면서도…… 저도 일조를 했구요. 97년 알칼리 환원수가 좋다는 기사를 보고 '속아도 좋은 물 먹는 건데 손해 볼 건 없다'는 마음으로 고모께 전해환원수기를 선물해 드렸죠. 당시 인슐린 투입기를 사용할 정도로 심하셨는데 알칼리 환원수를 드시면서 투입기 없이도 생활에 불편이 없을 정도로 호전되었고 이후 별다른 불편 없이 생활하셨습니다. 좋은 물의 효험을 좀 일찍이 체험한 편이죠. 그런데 기기도 늙나 봅니다. 몇 해 전부터 경구혈당강하제를 복용하셨으며 제가 알면 큰돈 들여 기기를 다시 새로 들여 놓을라 제겐 쉬쉬하고 계셨던 겁니다. 그래서 이번에는 교수님께서 개발하신 인슐린 정보미네랄을 보내드리고 사용법 및 효능을 설명드렸죠. 고모님께서도 과감히 약을 끊고 정보미네랄 물만 드시기로 하였습니다. 이미 기기로도 어느 정도 효험을 보신지라 제 말이라면 감사하게도 무조건 따라주신답니다. 그 과정을 아래와 같이 정리해봅니다. (혈당측정 : 식후 2시간 기준)

2006년

1/24 : 정보미네랄 송부

1/26 : 혈당 480 -겁이 덜컥 났으나 당 수치는 높아도 입마름과 빈뇨 외에는 약 드실 때와 별다른 불편 없다고 하셔서 물만 드시기로 함

1/31 : 혈당 370 -혈당이 조절되고는 있으나 심각한 수준, 드시는 물의 양을 체크해 보니 하루 2리터 정도. 하루 3리터를 권장하였으나, 주무시다 몇 번이고 소변을 보시는 것이 번거로워 겨우 2리터만 드심.

2/7 : 혈당 307 -아직도 심각한 수준, 현미밥을 권하였으나 손주들이 밥에 잡곡이 섞이면 잘 안 먹는다 하여 쌀밥을 들고 계심 ㅠㅠ.

2/10 : 혈당 201 -제가 물드시는 것을 매일매일 체크하기 시작. 전화비 많이 나온다며 역정을 내시지만 내심 좋아하심 ㅎㅎ.

2/13 : 혈당 123 -"궁금해할 것 같아 내가 전화 넣었다"며 알려주심. 너무 좋아 나의 입이 귀에 걸림.

일시적인 호전일 수도 있겠다 싶어 좀 더 지켜보고 경험담으로 올리고자 했으나 카페 응원차원에서 일단 올리고 봅니다.
좋은 물 - 좋은 마음, 감사한 마음으로 마실 때 그 효과는 배가 되리라는 믿음을 첨언하며 물러갑니다.

살펴보았듯이 자연미네랄 환원수만으로도 혈당이 좋아질 수도 있고, 인슐린 정보만으로도 혈당이 낮아질 수도 있습니다. 인슐린 정보미네랄의 경우는 두 가지의 장점을 모두 갖추고 있어서 상승 효과를 보인다 하겠습니다.

　정보미네랄에는 단지 인슐린뿐 아니라 모든 호르몬의 정보를 담을 수 있습니다. 여성호르몬, 남성호르몬, 성장호르몬, 갑상선 호르몬, 우울증에 도움이 되는 세로토닌, 엔돌핀, 그리고 암을 억제하는 정보, 심지어는 담배를 끊는 데 도움이 될 수 있도록 니코틴과 같은 다양한 정보를 담을 수 있습니다.

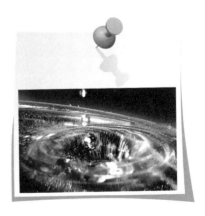

살이 찌고 싶거나 비행청소년이 되기를 원하면 청량음료를 마셔라

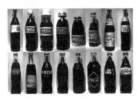

달콤한 주스나 청량음료는 인슐린 분비를 촉진시켜 비만의 원인이 됩니다.

청량음료는 매우 낮은 산성을 띠고 있을 뿐 아니라 설탕이 많이 들어서 매우 답니다. 단 청량음료나 주스를 많이 마시면 어떤 일이 일어날까요?

밥을 비롯한 곡류를 먹은 후에는 혈액 속의 포도당 농도(혈당)가 서서히 증가합니다. 하지만 달콤한 청량음료를 마시면 포도당의 농도가 바로 높아집니다. 포도당 농도가 높아지면 인슐린이 바로 분비되어 포도당을 글리코겐의 형태로 바꾸어 저장합니다.

문제는 여분의 인슐린입니다. 혈당 농도가 높아서 일시에 많이 분비된 인슐린은 막상 포도당을 글리코겐으로 변화시키고도 계속 일을 하게 됩니다. 그래서 오히려 혈액 속의 포도당 농도는 단 음료를 마시기 전보다 더 떨어지게 됩니다. 다시 말하면 단 음료를 마시면서 오히려 저혈당상태가 되는 역설적인 상황이 되는 것입니다.

우리 몸은 일정량의 포도당 농도를 항상 필요로 합니다. 특히 두뇌가 포도당을 가장 많이 필요로 하는데, 저혈당상태는 두뇌의 영양결핍을 초래해 두뇌에 매우 나쁜 영향을 끼칩니다. 두뇌에 포도당이 부족할 때 공부를 제대로 할 수가 없을 뿐 아니라 두뇌에 아주 나쁜 충격을 줍니다. 실제로 비행청소년들의 경우 청량음료를 많이 섭취한다는 것이 이미 통계적으로 밝혀진 바 있습니다.

그뿐이 아닙니다. 인슐린은 포도당을 글리코겐으로 바꿀 뿐 아니라 몸 안의 모든 합성작용을 촉진시켜서 비만을 초래합니다. 다시 말하면 단 음료를 마시면 음료 안의 칼로리가 실제로 많지 않더라도 살이 찔 수밖에 없는 것입니다.

그렇기 때문에 아이들에게 달콤한 주스나 청량음료가 아닌, 내 몸에 좋은 물을 마시도록 하는 것이 무엇보다 중요합니다.

혈당지수, Glycemic index, 혈액의 당 수치를 높이는 정도를 표시합니다. 이 수치가 높은 음식을 먹으면 혈당이 빨리 올라가서 급작스럽게 인슐린 분비가 촉진됩니다. 당뇨병 환자는 glycemic index가 낮은 음식을 주로 섭취해서 적절한 양의 인슐린만이 분비되도록 해야 할 것입니다.

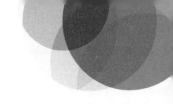

만병을 다스리는 물

'SBS 모닝와이드'라는 프로그램에서 미네랄 알칼리 환원수에 관한 취재를 했습니다. 취재진이 알칼리 환원수를 마시고 몸이 좋아진 분을 취재하고 싶다고 하였습니다.

그런데 많은 분들이 지방에 있었고, 또 미혼이었던 어떤 아토피성 피부염 환자는 자기 얘기가 알려지면 혼사 길이 막힐까 걱정이라고 난색을 표명하고, 또 어떤 여성 변비 환자는 창피해서 도저히 TV에는 나갈 수 없다고 해서 막상 취재할 만한 사람이 없었습니다.

생각 끝에 교회의 목사님께 알칼리 환원수를 만드는 자연미네랄 조합을 많이 드렸던 기억이 나서 전화를 했더니, 많은 분들이 효과를 보았다며, 특히 위장질환에 효과를 보았던 교회의 전도사인 오종필 씨를 취재할 수 있도록 소개해 주셨습니다.

촬영은 같은 교회의 김재복 씨의 집에서 하기로 했는데, 가만히 촬영을 지켜보던 김재복 씨도 본인도 물로 효과를 본 얘기를 하였습니다. 김재복 씨는 걸어 다니는 종합병원이라고 할 정도로 몸이 좋지 않았고, 조금만 걸어도 힘들었고, 오십견이 심해서 밤잠을 이루지 못했었는데, 지금은 오십견도 자연스럽게 없어졌고 새벽에 스스로 일어나서 새벽기도까지 간다고 하면서, 90도도 안 올라가던 팔이 이제는 마음대로 올라간다고 팔을 들어 올리면서 자랑을 하였습니다.

깜짝 놀란 취재진은 촬영대상을 즉석에서 오종필 전도사에서 김재복 씨로 바꾸었습니다. 그래서 막상 오 전도사는 TV에 나오지도 못했습니다.

다음은 오 전도사가 보내준 글입니다.

"저는 어렸을 때부터 소화기관이 별로 좋지 않았습니다. 그래서 음식을 먹으면 항상 배가 더부룩하고 소화가 잘 되지 않고 배도 아팠습니다. 찬 음식이나 매운 음식 그리고 밀가루 음식을 먹으면 어김없이 배가 아팠고 바로 설사를 했습니다. 이러다 보다 살이 찔 리가 없습니다. 키는 172cm인데 체중이 가장 많이 나갔을 때가 55kg이었습니다. 평생소원이 60kg을 넘어보는 것이었습니다.

남들은 먹는 재미에 산다고들 하는데 나는 못 먹는 음식도 많았고 또한 먹는다 하더라도 속이 좋지 않아 걱정이 되기 때문에 먹는 재미보다는 속이 편한 음식을 찾는 것이 더 급한 문제였습니다. 할 수 없이 늘 먹던 음식만 먹게 됩니다. 이러한 괴로움은 실제로 느껴보지 않은 사람은 잘 모를 것입니다. 그래서 의학이 발달하여 위장을 바꿀 수 있는 기술이 있으면 얼마나 좋을까 생각한 적이 있습니다.

소화가 잘 안 될 뿐더러 변비도 심했습니다. 이렇다 보니 소화제를 많이 의존하고 수시로 위장약도 먹습니다. 어머니께서 한약을 내 체질에 맞게 지어 주셨지만, 별 효과가 없어 먹는 것을 중단했습니다.

그러다 김 교수님이 만드신 물을 마시게 되었습니다. 그냥 몸에 좋다고 하니 먹었습니다. 물론 큰 기대를 하지도 않았고 많은 양을 마시지도 않았습니다. 물맛은 순하고 부드럽다는 느낌이었습니다.

그런데 물을 마시고 얼마 안 있어서 변비가 먼저 해결되었습니다. 일단 화장실에 자주 가게 되어서 편했습니다. 마신 지 약 3개월 정도 지난 후부터는. 언제부터인가 속이 아픈 것이 없어졌고 속도 편해졌다는 것을 느끼게 되었습니다. 평소에 먹지 않았던 음식과 밀가루 음식을 먹어도 괜찮았습니다.

너무나 자연스럽게 전에 있었던 소화불량, 속 아픈 것, 변비 등이 없어졌습니다. 처음에는 물 때문이라고 생각하지 못했습니다. 나뿐 아니라 주위 사람들도 그런 경험들을 했다는 것을 알게 된 후 지금에야 교수님의 물 때문인 줄 알게 되었습니다. 이 물을 마실 수 있도록 해 주신 교수님께 감사를 드립니다."

자연미네랄 물이 오 전도사와 같이 위장질환, 소화불량, 변비 등에 효과가 있는 것은 알고 있었지만, 김재복 씨와 같이 오십견에까지 효과가 있으리라고는 생각하지 못했을 뿐 아니라 지금도 사실 믿기가 어렵습니다. 김재복 씨의 경우는 아마 알칼리 환원수가 혈액순환을 촉진하였기 때문에 오십견이 완화되지 않았을까 생각해 봅니다.

변비를 해소하는 알칼리 환원수

오 선노사의 성우노 그렇지만 실제로 자연미네랄 환원수를 사용해 본 주위 분들에게서도 가장 먼저 나타나는 기능성이 바로 변비의 해소입니다. 평생 변비로 고생했던 분들이 단지 자연미네랄 알칼리 환원수를 마시는 것만으로 변비로부터 완전히 해방되는 것을 볼 수 있었습니다. 이것은 거의 예외가 없을 정도입니다.

변이 대장으로 처음 들어왔을 때는 죽과 같은 상태입니다. 대장을 통과하면서 수분이 흡수되는데, 너무 많이 흡수되면 변이 굳어져서 변비가 될 수 있고, 수분이 흡수되지 않은 상태로 대장을 통과하면 설사가 됩니다. 이러한 수분의 흡수는 적절한 미네랄의 농도에 의한 삼투압 작용에 의해서 이루어집니다. 그렇기 때문에 미네랄이 전혀 없는 증류수나 역삼투압 물을 마시면 설사를 하기도 합니다.

그리고 대장이 변을 순조롭게 통과시키자면 대장 벽에서 매끄럽게 하는 물질이 분비되어야 하는데, 대장에 혈액순환이 불순해져서 이 점액질의 분비가 제대로 되지 않으면 변비가 일어날 수 있습니다.

전기분해 알칼리수나 자연미네랄 알칼리 환원수를 복용할 경우 적절한 농도의 미네랄을 공급하게 되어 수분흡수를 정상적으로 유지시켜주며, 또 높은 pH의 알칼리수는 혈액의 점도를 떨어뜨려 혈액순환을 도와줌으로써 변비가 없어질 수 있을 것입니다.

전기분해 알칼리수와 자연미네랄 알칼리 환원수는 위장 내 이상발효, 만성 설사, 변비, 소화불량, 위산과다 등에 특효가 있는 점이 인정되어서, 알칼리 환원수는 일본과 한국에서 의료용 물질 생성기로 인정받고 있습니다.

변비에 효과적인 물

알칼리 환원수를 이용해 오랫동안 다양한 임상실험을 해 온 일본에 비해, 국내에서 알칼리 환원수를 이용한 임상 실험 결과는 많지 않습니다. 1989년 당시 서울의대에 재직 중이던 최규완 박사에 의해서 전기분해 알칼리수를 이용한 변비 치료 효과를 확인한 것이 국내 최초의 임상 실험 결과라고 볼 수 있습니다.

당시 실험은 전기분해 알칼리수를 6각수라고 가정하고 진행하였습니다. 4~30년의 중증 변비 환자들에게 4주간 마시게 한 후, 배변의 횟수를 측정하고, 소화물의 대장 통과 시간을 X선으로 관찰하였습니다.

놀랍게도 단지 전기분해 알칼리수만 마셨음에도 불구하고, 주당 평균 1.4회이던 환자들의 배변 횟수가 평균 2.7회로 늘어 2배 정도 증가하였습니다. 그리고 대장 통과 시간도 평균 50% 정도 빨라졌습니다. 이 임상 결과는 전기분해 알칼리수가 변비의 치료에 뚜렷한 효과가 있다는 것을 실증하고 있습니다. 하지만 대조군으로 선정한 정상인의 경우는 전기분해 알칼리수를 음용했어도 아무런 변화가 없었습니다.

변비에도 좋고, 설사에도 좋고……

우리나라에서 가장 큰 역삼투압 정수기 회사에 초청받아 세미나를 한 적이 있습니다. 다양한 기능성 물에 관해서 소개하였더니, 회사의 한 분이 역삼투압 물도 기능성을 나타낸다고 하였습니다.

6각수는 구조가 치밀한 물입니다. 낮은 온도에서 6각수가 많이 형성되지만, 상온에서도 다양한 방법으로 6각수가 풍부한 물이 형성됩니다. 물을 전기분해하든가, 정전장, 자기장, 원적외선, 저주파, 그리고 토션장에 의해서도 물의 구조가 변합니다. 이렇게 형성된 6각수가 풍부한 물은 생체를 외부의 자극이나 교란으로부터 보호할 뿐 아니라 높은 생리활성 효과를 나타냅니다.

어떤 기능성이 있느냐고 물었더니, 가끔씩 변비가 치료된다고 하였습니다. 그 얘기를 듣고 속으로 웃을 수밖에 없었습니다.

역삼투압 물과 같이 미네랄이 없는 물은 부작용으로 설사를 유발합니다. 증류수도 마찬가지입니다. 그런데 설사가 변비와는 반대의 성질을 갖기 때문에 설사라는 부작용에 의해서 변비가 해결될 수도 있는 것입니다. 이것은 오히려 역삼투압 정수물이 아무런 기능성을 갖고 있지 않다는 것을 보여주는 예라고 할 수 있을 것입니다. 알칼리 환원수를 마실 경우 변비뿐 아니라 만성 설사를 겪는 사람들에게도 도움이 됩니다. 하지만 역삼투압 정수물을 설사 환자가 마시게 된다면 설사는 더 심해질 것입니다.

알칼리 환원수가 변비에도 좋고 만성 설사에도 좋다면 서로 모순되는 것 같이 보입니다. 이것은 알칼리 환원수가 인체 내에서 항상성을 유지시키는 중요한 역할을 하고 있다는 것을 의미합니다.

물은 특정질환을 치료하는 약이 아닙니다. 변비약이 설사약을 겸하는 경우는 없습니다. 하지만 알칼리수는 두 가지를 모두 해결합니다. 그렇기 때문에 좋은 물은 만병통치약이라고 할 수 있는 것입니다.

고혈압과 저혈압에 모두 효과가 있는 물

혈액순환 장애가 많은 성인병의 시작이라고 볼 수 있습니다. 그 근본원인은 콜레스테롤과 같은 물질이 활성산소에 의해서 상처를 입은 혈관 벽에 쌓이거나 산성대사물이 모세혈관을 막히게 하기 때문입니다. 주요한 기관들이 혈액공급을 받아야겠는데, 혈관은 벽에 노폐물이 쌓여서 좁아지고 모세혈관들이 막히다 보니 할 수 없이 혈액공급을 하기 위해서 혈압이 올라갈 수밖에 없습니다. 알칼리 환원수는 혈관 벽에 노폐물이 쌓여서 발생하는 고혈압을 해결해줍니다.

알칼리 환원수는 혈액을 대사에서 생기는 산성노폐물을 줄여 줄 뿐 아니라, 물질을 녹이는 힘이 뛰어나서 혈관 벽에 부착되어 있는 노폐물을 녹여낼 수 있기 때문에, 고혈압에 효과를 나타낼 수 있습니다.

일반적으로 칼슘과 마그네슘 이온이 부족하면 심장의 근육이 약해지고, 심장이 혈액을 내보내는 힘이 약해져서 저혈압이 될 수 있습니다. 실제로 많은 고혈압 약이 칼슘이온의 이동을 방해하는 기전을 사용하고 있습니다. 다시 말하면 고혈압 약의 경우 인위적으로 저혈압의 상태를 유발함으로써 고혈압을 해결하는 것입니다.

칼슘과 마그네슘이온이 부족해서 저혈압이 발생한 경우 자연 미네랄 환원수를 마시면 저혈압이 정상이 될 수도 있습니다. 자연 미네랄 알칼리 환원수에는 칼슘과 마그네슘 이온이 상대적으로 풍부해서 인체가 필요로 하는 칼슘과 마그네슘을 직접 공급해 줄 뿐 아니라, 산성노폐물과 뭉쳐서 고체를 이루고 있는 산성염들 속에 잡혀있는 칼슘 이온들을 해방시켜주기 때문에 특별히 칼슘이온을 보충해 주지 않더라도 체내의 칼슘 부족은 단번에 해결해 줄 수 있기 때문입니다.

알칼리 환원수는 고혈압과 함께 저혈압도 해결해줍니다. 좋은 물은 평생 약과 친구가 되어야 한다고 자조적인 위로의 말과 함께

일본의 사이타마 의대에서 유전적으로 고혈압이 유발되는 고혈압쥐(SHR, Spontaneous Hypertensive Rat)를 이용하여, 전기분해 알칼리수(pH 9.1)를 16주 마시게 한 후, 지하수를 마신 대조군과 비교해 보았습니다. 그 결과 지하수만을 마신 쥐의 경우는 알칼리수를 마신 쥐에 비해서 혈압이 매우 상승했을 뿐 아니라, 고혈압에 의해 심장과 간장이 모두 비대하게 변한 반면에, 알칼리수를 마신 쥐의 경우 혈압상승이 매우 경미했으며, 심장과 간장의 비대가 현저히 억제되었습니다.

먹어야 하는 혈압약과는 달리 몸을 건강하게 해주어서 스스로 혈압이 떨어지게 하기 때문에 진정한 치유에 이르게 해줍니다.

만병을 다스리는 물

자연미네랄은 약과 같이 특정질환을 치료하지 않습니다. 몸을 건강하게 해서 스스로 병을 이기게 해 줍니다. 하지만 그렇기 때문에 역설적으로, 즉 약이 아니기 때문에 만병통치약에 가깝다고 할 수 있습니다. 실제로 도저히 예측하지 못했던 질환들이 좋아졌다고 연락해오는 분들에게 깜짝 놀랄 때가 많습니다. 그러한 예를 두서없이 들겠습니다.

"교수님께서 권하신 대로 당뇨로 고생하시는 시어머니께 자연미네랄 물을 드시게 한 결과 약을 안 먹어도 될 정도로 좋아지셨습니다. 우리 아이는 아토피가 사라지고 저는 자궁의 물혹이 없어졌습니다. 교수님께 진심으로 감사드립니다."

"2004년 8월에 갑자기 왼쪽 귀가 먹먹해 지면서 중심을 잡을 수가 없었습니다. 유명대학병원에 입원하였는데, 입원기간 중에 완전히 왼쪽 청력을 상실했습니다. 한방병원에도 가보았는데, 완치가 안 된다고 하더군요. 대학병원에서는 원인조차 모르고…….
그래서 하는 수 없이 기도와 수지침을 병행하다 보니 12월까지 정상치의 70% 정도 회복한 것 같았습니다. 지속적으로 치료하면 되겠지 하던 차에, 인사이동으로 2005년부터 매일 12시 이전에 퇴근을 하지 못하는 상황이 7개월 이상 계속되었습니다.
사실 2kg 이상 물건을 들면 왼쪽 귀에 압력이 높아지기 때문에 물건도 제대로 못 드는 상황이었고, 절대 안정과 스트레스를 받지 않도록 하여

고혈압은 마음의 병에 의해서도 생긴다

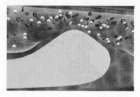

혈관에 쌓인 콜레스테롤

콜레스테롤과 같은 물질이 활성산소에 의해서 상처를 입은 혈관 벽에 쌓입니다. 혈관이 좁아지게 되면 당연히 혈압이 올라갑니다. 하지만 이것은 오래된 혈압의 경우입니다.

내 아내의 경우는 평소에는 120/80의 극히 정상적인 혈압을 유지하다가 스트레스를 많이 받으면 혈압이 한없이 올라갑니다. 올라갈 때는 순식간에 올라간 혈압이 다시 정상 혈압으로 돌아오기까지는 시간이 많이 필요합니다. 나도 마찬가지입니다. 평소에는 완벽한 정상 혈압을 유지하지만, 술을 많이 마시면 그 다음 날 혈압이 오릅니다. 술을 마시고 하루 사이에 노폐물이 쌓여서 혈관이 좁아질 리는 없습니다.

술을 마시거나 스트레스를 받게 되면 교감신경이 흥분하게 됩니다. 교감신경이 우위에 있게 될 때 혈관이 수축하고 따라서 혈압이 오르게 되는 것입니다.

자연미네랄 환원수는 장기적으로 혈관 벽에 쌓여있는 산성노폐물을 녹여서 고혈압을 해결해주기도 합니다. 뿐 아니라 자연미네랄에 담겨 있는 정보는 인체를 편안하게 해 주기 때문에 스트레스에 의해서 생기는 고혈압에도 도움이 될 수 있습니다.

야 하는 상황인데도, 탈모증이 생길 정도로 극심한 스트레스를 받으며 일했었습니다.

내심 귀가 아주 나빠질 것으로 각오하고 있었는데, 귀는 전혀 상태가 나빠지지 않고, 오히려 미세하게나마 호전되었다는 것을 어쩌다가 한 번씩 느끼게 되었습니다. 원인을 곰곰이 살펴보니, 작년 연말에 '생명의 물' 책을 사서 부록에 있는 미네랄로 물을 만들어 꾸준히 마신 것 때문이 아닌가 하는 생각을 했습니다. 사실 미네랄 물을 마신 것 외에는 별로 한 것이 없고, 귀에 좋지 않은 일만 했었거든요. 처음 물을 마셨을 때에, 변비나 장이 좋아지는 것을 느껴 주위에 많이 권하면서, 책도 사서 드리고 하였는데, 그것이 귀에까지 좋은 영향을 미칠 줄은 몰랐습니다. 좋은 물을 마실 수 있도록 해 주신 교수님께 감사드립니다."

"68세의 남자입니다. 김 박사님의 물 이야기를 접하고 즉시 우리 집에 물 혁명을 일으켰습니다. 아들, 딸들 집까지. 약 한 달이 됐습니다. 모두 천차만별의 호전반응을 보고하고 있습니다. 과연 만병통치 기적의 물입니다. 그냥 먹기만 했는데,

- 저는 전립선과 고혈압이 좋아졌습니다.
- 제 와이프는 당뇨가 약을 안 먹어도 좋을 만큼 호전되었습니다. 고혈압도 잡혔습니다.
- 큰딸은 소화와 두통, 지나친 긴장감, 피로감이 좋아졌습니다.
- 우리 집 여자들 모두 배설과 몸 붓는 증상이 해결되었다고 좋아들 합니다.

저는 아프간에 갔다가 납치된 샘물교회 신자들처럼 그러한 정열로 이 생명의 물 선교에 열을 올리고 있답니다. 내 주변 인사들 10여 명이 설득되어 이 물을 먹고 있습니다. 감사합니다."

"다행하게도 그 이후 큰 문제 없이 속 쓰림은 없어졌습니다. 그것도 교수님 말씀대로 하나의 호전현상이 아닌가 하는 생각이 들었습니다. 8월

30일 이후부터 물을 먹어왔고 꾸준히 몸의 변화를 관찰하고 있습니다. 손에 난 오래된 습진은 이제 거의 다 나았습니다. 손의 감각도 완전히 돌아왔구요. 특히, 10년 이상 저를 괴롭히던 뒤통수 종기 문제도 이제 거의 다 나아가고 있습니다.

머리를 감을 때 뒤통수까지 빡빡 문지를 수 있게 된 것이 언제인지 기억이 가물가물하네요. ^^ 정말 기분이 좋습니다. 머리도 보다 맑아졌습니다. 더군다나 오른쪽 발목이 코끼리 발목이었는데 드디어 그것도 호전되고 있습니다.

대한민국 최고라고 하는 서울대학병원에서도 그 원인을 알 수 없어 치료를 하지 못하였는데…… 참으로 감사할 일입니다. 저 또한 하늘의 도움으로 이런 인연을 만나 좋은 물을 만나게 되어 감사하고 있습니다. 보다 많은 분들에게 이 물을 알려 드리는데 저 또한 동참해야 한다는 작은 소명의식이 생겨 이렇게 글을 올립니다."

"오늘 병원에 다녀왔는데요. 담당 의사선생님이 놀라더군요. 남편이 복수가 차고 힘들어하는데도 통증은 잘 조절되고 있다고 하시구요. 원래 오피돌 30mg을 12시간마다 한 알씩 복용하고 있는데요. 요즘은 하루에 1회 정도 복용을 해도 통증이 없습니다. 자연미네랄 물을 마신 지 40일이 넘었는데 그 결과가 아닌가 하고 많이 기쁩니다. 교수님 감사합니다."

"저는 49년생으로 당뇨와 고혈압으로 고생하다 뇌졸중으로 쓰러져 병원에서 응급치료 후 퇴원하였지만 그 후유증은 정말 고통스러웠습니다. 한쪽 눈은 완전 동태눈이 됐고 오른쪽 몸과 팔, 다리는 뜨겁고, 차가운 것을 못 느끼는 감각이 없는 그런 상태로 매일매일 고생하던 중 우연히 동생한테서 생명의 물이란 책과 이상한 '돌' 한 봉지를 받았습니다. 그래서 아무 생각 없이 책을 읽고 들은 대로 병 속에 돌을 넣고 물을 담아서 마시기를 작년 여름 초니까 이제 일 년이 다가오는군요.

한 2주 정도 물을 마신 후부터 아침에 일어날 때 힘들고, 어지럽고 짜증이 났었는데 이상할 정도로 기분이 상쾌하고 몸이 가벼운 느낌이 조금씩 느껴왔습니다. 지금까지도 꾸준히 생활습관처럼 마시고 있습니다. 놀라운 것은 혈당이 250이 넘던 수치가 공복에는 정상(100 이하), 식후는 술과 과식만 안 하면 150이고 혈압은(그전 110~180) 90~130으로 내려왔습니다.

더더욱 놀라운 것은 58세로 힘이 하나도 없던 내가 철봉 턱걸이를 10번 이상 하고 수평후리기를 수십 번씩 한다면 여러분들은 믿겠습니까? 주위 사람들이 어떻게 된 거냐 물어올 때 내가 해 왔던 그대로 이야기를 했습니다. 지금도 반신반의하는 사람들이 많습니다. 더 이상 말로는 표현을 못 하지만 나는 지금도 몸으로 느끼고 있습니다! 우리 친인척들은 모두 마시고 있습니다. 여러분들께서도 한번 시음해보세요!"

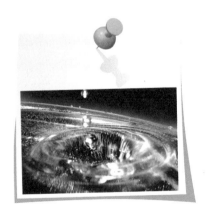

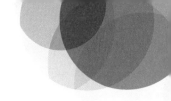

면역기능을 조절하는 물

나는 알칼리 환원수의 위력이 항산화력에 있다고 보았기 때문에 항산화력이 뛰어난 녹차를 마셔도 알칼리 환원수와 마찬가지의 효과를 볼 수 있다고 생각해 왔습니다.

다음의 글은 유학시절 같이 지내던 친구, 한 교수의 조카인 C씨가 보내온 글입니다. 미국에서 잠시 귀국한 한 교수에게 알칼리 환원수를 만들 수 있는 자연미네랄을 선물했는데, 그는 아토피성 피부염으로 고생하는 조카에게 자연미네랄을 전해주었습니다. C씨는 평소에 녹차를 즐겨 마셨음에도 불구하고 아토피성 피부에 전혀 차도가 없었다고 합니다.

"안녕하세요?
저는 한 교수님 조카로, 이화여대 4학년인 C입니다. 보름 전쯤 삼촌에게서 미네랄을 받아, 물을 먹기 시작했고, 그에 대해 자세한 것을 여쭤보고 싶어서 이렇게 메일을 드리게 되었습니다.
저는 어렸을 때부터 천식과 아토피 피부염이 있어서 고생을 많이 했습니다. 4년 전부터 서울대 병원 알레르기 내과에서 치료를 받았고, 천식 쪽은 많이 좋아져서, 생활에 불편이 없는 정도가 되었지만, 아토피는 계속 좋지 않은 상태입니다.

이번 여름에는 특히 아토피가 심해지고 두드러기 같은 증상이 나타나서 고생을 많이 했고……

간지러움에 밤에 잠에서 깬 적도 많았습니다. 그러다가 어머니가 삼촌에게서 미네랄 환원수에 대한 이야기를 들으시고, 교수님이 삼촌에게 주신 미네랄을 저에게 주시면서 물에 넣어 먹어 보라고 하셨습니다.

저는 9월 초부터 2리터들이 생수병에 미네랄을 넣어서 먹기 시작했습니다. 그전에는 물을 한잔도 제대로 마시지 않았는데, 갑자기 물을 많이 먹으려니 힘들기도 했지만. 하루에 1리터 이상은 꼬박꼬박 마신 것 같습니다. 그런데 일주일 정도 지나고 나니 피부가 별로 간지럽지 않고 여름내 흉했던 것도 많이 사라져서 어머니께서 깜짝 놀라시더군요.^^ 그동안 물을 많이 먹어야 한다고들 해서 녹차를 많이 마셔보기도 했지만, 아토피 증상에는 별 차도가 없었는데, 정말 신기했습니다. 물만 마셨는데도 피부가 점점 좋아지고 간지러움이 사라지니 너무 편하고 좋습니다.^^

단지 물을 일주일 마심으로 인해서 이런 변화가 일어난 것이 믿을 수 없을 정도로 너무 신기합니다. 앞으로도 알칼리 환원수를 열심히 마셔보려고 합니다."

"안녕하세요. 교수님 일전에 아토피 아이 때문에 멜을 보냈었던 엄마입니다. 교수님께서 말씀해주신 책을 사서 그 물을 꾸준히 먹이고 있습니다.

처음에 먹고 나서 한 일주일 정도 지나면서 대변 보기가 수월해 졌습니다. -약간의 변비가 있었거든요. 요즘은… 하루에 500ml 정도 먹이고 있습니다. 아이가 유치원에 가기 때문에 따로 물통에 담아주기도 하고 간혹 많이 못 먹는 날도 있지만요.

며칠 전부터인가 자다가 깨는 일이 없어졌습니다. 전에는 자다가 여러

활성산소가
아토피성 피부염을 일으킨다

옛날에는 흔치 않은 질병이었던 아토피성 피부염은 지금은 매우 흔한 병이 되었습니다. 최근에는 어린아이들뿐 아니라 성인에게도 심심치 않게 발병하며 그 증상도 예전에 비해서 매우 심해졌습니다.

일본의 니와 유키에 박사는 활성산소가 아토피성 피부염의 원인이라고 생각합니다. 활성산소가 과도하게 생산되면 과산화지질이 많이 생산되는 것은 이미 알려져 있습니다. 실제로 아토피성 피부염 환자의 혈액을 검사해 본 결과 과산화지질의 원인이 되는 불포화지방산이 건강한 피부의 사람에 비해서 매우 많았습니다.

활성산소는 수명이 짧기 때문에 실제 활성산소의 폐해는 활성산소에 의해 형성된 과산화지질에 의한 것이 더욱 큽니다. 불포화지방산이 활성산소에 의해 과산화지질로 변화하는 것입니다. 과산화지질이 체내에 증가하면 아토피성 피부염과 같은 여러 가지 장애를 발생시킵니다. 따라서 인체에서 생기는 활성산소를 가능한 줄일 수 있다면 아토피성 피부염의 증세를 완화시킬 수 있을 것으로 기대됩니다.

살펴보았듯이 알칼리 환원수는 특별히 활성산소를 없애는 능력이 있습니다. 이렇게 활성산소를 없앨 수 있는 능력을 가진 물이 체내를 계속 순환한다면 어떤 부작용도 없이 인체에서 발생하는 여분의 활성산소를 생기는 대로 제거할 것입니다. 알칼리 환원수를 계속 음용한다면 여분의 활성산소가 제거될 것이고, 아토피성 피부염뿐 아니라 활성산소가 원인이 되어 발생하는 다양한 질환에 대해서 치유 효과를 나타내게 될 것입니다.

일본의 아카시 병원은 약으로도 고칠 수 없었던 심한 아토피성 피부염 환자를 알칼리 환원수로 치료하는 것으로 유명합니다. 아카시 병원에서 만난 수없이 많은 환자들이 단지 알칼리 환원수를 마시고, 산성수를 피부에 바르는 것만으로 아토피성 피부염으로부터 자유로울 수 있었음을 증언하였습니다.

번 깨서 몸을 긁어야 했는데 그런 증상도 없어지고, 올록볼록하던 피부도 많이 가라앉아있어서, 그냥 보기에는 아주 멀쩡해 보입니다. 평상시에도 항상 손이 등이나 다리, 목… 이런 곳을 긁고 있었는데 요즘은 어쩌다가 잠깐씩 손이 갈 뿐 그전처럼 긁어서 상처 내고, 피 내고… 이런 일은 없습니다.

교수님 정말 고맙습니다. 고맙다는 말씀밖에는 드릴 말씀이 없네요. 좋다는 거는 다해봤어도… 별로 효과도 못 보고. 아이는 아이대로 힘들어하고 그랬는데, 교수님 덕분에 꼬맹이랑 저랑 요새 웃으면서 장난도 치고 그런답니다. 전에는 짜증이 많았던 아인데요. 정말 감사합니다. 교수님!

저희 집 아이를 보던 이웃집 분도 교수님 물을 먹이기 시작했다고 합니다. 먹고 나서 바로 변비도 없어지고 해서 자기 언니한테도 얘기해서 그 언니도 물을 먹기 시작하구요.

교수님 물이 저희처럼 막다른 골목에 있던 사람에게 생명수가 되어 가는 것 같습니다. 정말 감사합니다.”

좋은 물은 면역기능이 약한 사람에게는 면역기능을 상승시켜주지만, 아토피성 피부염과 같이 면역기능이 오히려 과도한 경우에도 면역기능을 정상적으로 조절해줍니다.

우주인에서 지구인으로

우주복을 입은 우주인으로 자신을 표현한 L씨의 편지는 더욱 극적입니다.

“저는 컴퓨터 쇼핑몰을 운영하고 있는 아토피 환자 L입니다. 보통 사람들이 생각하기에 30여 년간 땀 한 방울 흘려본 사람이 있다고 한다면 우주인처럼 생각할 수 있을 것입니다. 아토피 환자의 피부는 좀 과장되게 표현한다면 우주인의 피부처럼 몸 밖의 환경과 격리되어 있습니다. 보통 사막에 물을 부어본다면, 한 바가지를 부어도 몇 초 이내로 표면에서 수분이 사라집니다. 아토피 환자의 피부는 모래로 쌓여진 사막과 같습니다. 아무리 좋은 보습제를 바른다 해도(적어도 제가 30여 년을 접해 본 경험상) 10분 안에 표면은 완전 플라스틱처럼 건조해집니다. 몸 전체에 건조한 버짐 덩어리들이 굴러다니고 습기라고는 정말 한 톨 없습니다.

인간의 몸은 격렬한 운동으로 체내의 열이 상승하면 피부로 수분, 즉 땀을 발산하여 외부환경과 체내환경의 조화를 이루려는 노력을 합니다. 하지만 저와 같은 아토피 환자의 피부는 이러한 기능을 상실했기 때문에 끊임없는 고통에 시달립니다. 예를 들어 아무리 격렬한 운동(격렬한 운동은 절대 할 수도 없지만)을 해도 피부는 체내의 열로 벌겋게 부을 뿐 몸을 식혀주는 기능을 할 수 없습니다.

저는 태어날 때부터 태열이라는 진단을 받으면서 태어났습니다. 긁는 정도가 심해서 어머니가 손에 기저귀를 씌우는 조치를 취할 정도였습니다. 어릴 때부터 용하다는 병원과 약국, 한의원을 찾아다니면서 온갖 치료를 받았지만 나날이 심해지기만 하였습니다. 스테로이드 주사도 맞아보았습니다만, 일시적으로 피부가 좋아지나, 약효가 풀릴 때쯤엔 아토피가 더 심해지는 굉장한 후유증이 있어서, 주사보다는 스테로이드 연고만 사용하였습니다.

고등학교 때는 학업 스트레스로 인해서 특히 심해져서 얼굴과 온몸이 각질로 덮였고, 가려워서 온몸에 진물이 나는 상황까지 가서 결국 그해 입시를 포기하였습니다. 그리고 신체검사에도 5급 면제 판정을 받았습니다.

뒤늦게 23세에 대학에 들어가게 되었는데, 주위에서 물을 바꾸면 효과가 있다고 해서 아토피에도 효과가 있다는 물과 건강식품들을 복용했습니다만 아무런 효과가 없었습니다. 그 후도 증세는 나날이 심해져서 온갖 병원과 특별히 피부질환에 효과가 있다고 소문이 난 한의원과 야구들을 계속 찾아다녔습니다만, 효과는 일시적이었습니다. 결국은 포기하고 운명이려니 장가갈 생각도 하지 못하면서 살고 있었습니다.

그런데 사업상 컴퓨터를 설치하려고 한 회사의 사무실에 들렀는데, 예쁜 색깔의 알갱이가 들어있는 물병에서 보글보글하면서 공기 방울이 올라오는 특이한 모습을 보았습니다. 물을 권해서 한번 마셔보았더니 매우 맛있었습니다. 내 모습을 보고 사무실의 직원이 연세대의 교수님이 만들어주신 좋은 물을 만드는 미네랄의 조합인데, 여유분이 있으니까 집에서 만들어서 마셔보라고 하였습니다. 어차피 마시는 물이니까 속는 셈 치고 받아와서 마시기 시작하였는데 놀랍게도 기적을 경험하게 되었습니다.

2004년 3월 14일부터 1리터의 물병에 물을 가득 담아 마시기 시작했습니다. 물맛이 부드럽고 맛있어서 먹는 데는 무리가 없었습니다. 이튿째부터는 물의 양을 2리터로 늘렸습니다. 그런데 사흘째부터 이마의 버짐들이 조금씩 사라지는 것을 느끼게 되었습니다. 가끔은(1년에 1주 정도지만) 얼굴이 좋을 때도 있기 때문에 버짐이 사라지는 적이 있기도 했지만 설마 물 때문에 치료가 되고 있다고는 생각하지 않았습니다. 그러다 교수님이 출연하신 '생명수의 진실' 프로그램을 보고 나서 물 때문에 변화가 일어나는 것이 아닌가 하는 생각이 들어서 이번에는 음용량을 하루 5리터로 늘렸습니다.

1주가 지나면서 이마로부터 피부가 촉촉이 변하기 시작했습니다. 사실 전 피부가 촉촉하다는 느낌을 받은 적이 평생 없었으므로 정말 이 기분을 몰랐기 때문에 처음에는 '단순히' 좀 이상하다고만 느꼈습니다. 2주가 지나서는 얼굴 전체에 촉촉한 기운이 돌았습니다. 이후 팔 안쪽의 버짐이 상당히 호전되었습니다. 그리고 두피의 버짐은 거의 없어졌습니다. 이제는 사회생활하는데 무리가 없을 정도입니다.

현재 4주가 지났을 뿐인데, 이제는 하반신 쪽만 빼면 정상인의 피부 상태에 가깝습니다. 그리고 계속해서 머리와 이마에서부터 생긴 습기가 점차적으로 아래쪽으로 진행되고 있는 것을 느낄 수 있습니다.

너무 깨끗해서
아토피가 생긴다

옛날에는 아토피성 피부염이 거의 없었는데, 지금은 도시지역에서 태어난 아이의 세 명 중 한 명이 아토피성 피부염에 시달리고 있습니다. 최근에는 어린아이들뿐 아니라 성인에게도 심심치 않게 발병하며 그 증상도 예전에 비해서 매우 심해졌습니다. 아토피성 피부염과 전쟁을 치르는 집들이 많이 있습니다.

최근 너무 깨끗한 환경에서 자란 아이들이 면역기능이 제대로 훈련될 기회가 없어서 외부물질에 대해서 과도면역반응을 일으킴으로써 아토피성 피부염이 생긴다는 견해가 발표되었습니다.

나도 그랬지만, 옛날에는 아이들이 매일 밖에서 흙을 밟고 만지면서 놀았습니다. 흙 속의 미생물들과 접하면서 적절한 면역기능이 생기고, 또 밖에서 놀면서 공기 중의 일반미생물과 접하면서 또 면역기능이 조절되었습니다.

지금은 아이들이 흙을 만질 기회가 없습니다. 옛날과 같이 친구들과 밖에서 노는 일도 많지 않은 것 같습니다. 너무 깨끗한 환경에 의해서 아이들의 면역기능이 제대로 훈련되지 않는 것입니다.

좋은 물은 면역기능을 적절하게 조절해 줍니다. 아토피성 피부염을 없애기 위해서는 좋은 물을 마시는 것이 무엇보다 중요할 수밖에 없습니다.

물이라서 그런지 치료가 되면서 일시적으로 피부질환이 더 심해진다는 소위 명현 반응도 전혀 없었기 때문에 힘든 일도 없었습니다. 그저 매일 마시는 물을 교수님의 물로 바꾸어 만들어 마셨을 뿐입니다. 물을 마시면서 불과 몇 주일 만에 이런 기적이 일어났다는 것을 글을 쓰는 지금도 믿을 수 없어서 꿈인가 해서 자꾸만 거울을 들여다봅니다."

왜 나는 효과가 늦게 나타나지?

피부가 좋아지는데 오랜 시간이 걸리는 경우도 있습니다. 유치원 선생님인 유진은 목과 등 근처의 피부가 항상 게 껍질과 굳어있습니다. 내가 전해 준 자연미네랄 물을 일 년이나 마시면서 많이 좋아지긴 했지만 아직도 외출할 때 남들이 바라보는 시선을 피할 수 없었고, 항상 여름이 괴롭습니다.

나도 물을 계속 마시면 더 좋아질 것이라고 격려했지만 물의 한계가 이르렀나 하고 내심 생각할 정도였습니다. 그러던 유진이 여름 2007년 스위스에 선교여행을 간다고 연락해 왔습니다.

그런데 2008년 1월 유진으로부터 연하장이 왔습니다. 한국에 있을 때는 물을 마신다고 했지만 항상 물을 마실 수는 없었는데, 스위스에서는 각오하고 물을 열심히 마셨더니 드디어 이제는 피부가 깨끗해져서 외출할 때 더 이상 남의 시선을 의식하지 않아도 된다고 합니다. 평생 지고 갈 짐이라고 생각했었는데, 매일 마시는 물로 그 짐을 벗었다는 일이 믿기지 않는다고 합니다.

다음의 편지도 시간이 오래 걸리면서 좋아진 예입니다.

168

"감사함을 전합니다! 그동안 가족 모두 평안하셨습니까? 저는 3개월 전에 아들 아토피 피부 때문에 편지 올렸던 지성이 엄마입니다.

함박눈이 내려 아침에 밖을 보며, 나뭇가지에 핀 설화가 얼마나 아름다운지 많이 행복해하면서 이것 말고도 행복한 마음을 합하여 교수님께 감사의 글을 씁니다.

이제부터 기쁜 소식 전해드릴까 해요. 아들 지성이가 아토피 피부 때문에 10개월이나 받아오던 한 달에 60만 원이나 하는 한방치료를 중단하고 교수님의 자연미네랄 물을 하루에 2리터 이상 꾸준히 마신 지 2개월 정도 되었을 때였습니다.

갑자기 열과 추위가 반복하여 5일간 학교에도 가지 못할 정도였습니다. 처음엔 감기인 줄 알고 병원에 갔지만 감기증상이 없어서 원인을 찾기 위해서 소변검사와 혈액검사 등을 하였지만 이상이 없다고 하십니다. 의사선생님께서 원인을 모르겠다고 하셔서 약도 먹지 않고 그냥 있었습니다.

만 5일이 지나자 서서히 열이 내리면서 정상으로 돌아왔습니다. 그런데 놀랍게 그때부터 피부가 매끄러워지며 가려움증이 덜 해지면서 급속도로 좋아지기 시작했습니다. 지금은 물을 마신 지 3개월이 되었는데 완쾌된 것 같습니다. 아침저녁으로 아들의 깨끗해진 얼굴과 피부를 보면서 아주 많이 행복해하며 살아간답니다.

제가 물 전도를 한 지 1개월이 되었는데 이제 그분들이 서서히 몸이 좋아지고 있다고 저에게 고맙다고 전화한답니다. 제가 받을 인사가 아닌 것 같아서 '많은 사람들이 교수님께 감사한다'고 전해드립니다.

그런데 교수님, 걱정이 하나 생겼어요. 출판사에서 현재 부록으로 발행된 것만 팔고 나면 다시 발행하지 않을 예정이라고 해요. 주위의 많은 분들도 걱정해서 제가 해결방법을 알아보기로 했답니다. 특히 저희 식구들은 평생을 교수님께서 만들어주신 좋은 물을 마시며 살고 싶거든요.(아들이 많이 구해 놓으래요.) 앞으로 저는 좋은 물을 많은 사람들에게 계속 전하겠습니다. 계속 좋은 물을 만들어주세요. 부탁드립니다."

처음 자연미네랄은 연구용으로 많이 만들어서 주위의 환자분이나 연락하는 분들께 나누어주었습니다. 그 후 찾는 분들이 많아서 책에 부록으로 공급하기도 했습니다만, 그렇게 공급하는 것이 법적으로 문제가 있을 수 있다는 견해도 있어서 지금은 정식으로 공급하고 있습니다.

지성의 경우는 2달 후부터 효과가 나타난 셈입니다. 더구나 5일간이나 학교에도 못 갈 정도로 심한 호전반응을 겪었습니다. 사람마다 반응성이 다 다른 것 같습니다. 많은 사람들이 자연미네랄 물은 특히 맛있다고 합니다. 어차피 마셔야 하는 물이니까 맛있는 물, 실망하지 않고 꾸준히 마신다면 반드시 좋은 물의 위력을 체험할 수 있을 것입니다.

자연치유력에 의해서 호전반응이 나타나다

처음에는 좋아지다가 피부가 오히려 악화되는 경우도 많이 있습니다.

"다름이 아니고, 제가 처음 선생님께 피부가 좋아졌다고 편지를 보낼 즘에 하여 몸에 살짝 오돌토돌하게 좁쌀 모양으로 좀 나기 시작하더니(그저께까지 얼굴 상태는 아주 좋았어요) 어제오늘 갑자기 전신에 심한 발진 발적이 나고 눈 밑이 붉고 심하게 부었어요.
이런 식으로 전신에 두드러기가 나는 것은 처음이거든요. 또 진물이 아주 많이 납니다. 물을 먹은 지 약 2주 되었구요. 생활에서 바뀐 것은 물밖에 없는데…… 혹시 저와 같은 사례를 본 적이 있으신가요. 이런 증상이 혹 독소가 빠지는 것인지 아니면 물이 저에게 안 맞는 것일까요? 어떻게 하면 좋을까요?"

자연미네랄에 의해서 나타나는 호전반응(명현 반응이라고도 합니다)은 매우 일반적입니다. 대부분 며칠 후에 다시 피부가 좋아졌다고 연락해옵니다.

다음은 하루 만에 호전반응이 심하게 일어난 아토피성 피부염 환자의 어머니가 보내온 편지입니다.

"안녕하세요? 만 30개월 된 저희 아이가 자연미네랄 물을 약 2컵 정도 마신 후 바로 다음 날 아침에 보니 목의 한쪽 부분이 아이 주먹만 하게 부어있고 목살의 피부 결 사이로 진물이 흐르고 있었습니다.

이렇게 하루 만에 호전현상이 나타날 수도 있는 건가요? 아토피에 좋다는 건 다해준 결과 약 6개월 동안 특별한 증상 없이 괜찮던 아이가 자연미네랄 물을 마시고 바로 이런 증상이 나타나니 걱정이 많습니다. 아이는 음식 알러지가 많아서 알러지가 없는 음식을 천연재료만을 사용해 만들어 먹여왔고 아토피 약은 거의 먹이지 않았습니다.

물을 줄이면서 계속 지켜보아야 하나요? 어떻게 해야 할지 모르겠습니다. 물을 끊어보니 증상은 사그라진 것을 보아 분명 자연미네랄 물 때문인 것 같습니다. 명현 현상이 확실하다는 확신만 있으면 계속 자연미네랄 물을 먹어보고 싶습니다. 그리고 다행스럽게도 아이가 이 물이 맛있는지 참 좋아하네요. 박사님의 고견 부탁드립니다. 감사합니다."

다시 아이의 어머니가 보내온 답장입니다.

"감사합니다. 교수님 말씀대로 호전 현상이라 믿고 물을 줄이며 계속 먹였더니 약 3일 후엔 진물이 들어가며 증상이 좋아지고 있습니다. 물을 먹이기 시작한 지 하루 만에 호전현상이 나타나고 또 사흘 후에 증상이 개선되고 있으니 정말 믿기지가 않습니다. 꾸준히 먹이면서 지켜보겠습니다. 자연미네랄 물을 열심히 홍보하겠습니다. 정말 감사합니다."

호전반응은 자연치유력이 회복되는 과정에서 아토피뿐 아니라 다양한 질환에서 나타납니다. 많은 경우 호전반응이 피부반응으로 나타납니다. 피부는 또 다른 내장이라고 하지요.

자연미네랄 물은 어떤 부작용도 없기 때문에 호전반응이 일어날 때는 '물이 제대로 작용하고 있구나' 하는 생각을 하시고 내심 기뻐하셔도 됩니다. 하지만 호전반응이 심하면, 특히 어린아이의 경우 물의 양을 줄이시면 됩니다.

사람마다 나타나는 반응이 다양하다고 하겠습니다. 분명한 것은 끊임없이 좋은 물을 마시면 누구든지 언젠가는 좋아진다는 점입니다. 자연미네랄은 그 자체를 먹어도 해가 없을 정도로 안전하기 때문에 어떤 반응이든 물을 마시고 나타나는 반응에 대해서는 '이제 물의 효과가 나타나는구나' 하고 기뻐해야 할 일입니다.

호전반응이 오래 계속될 경우 어떤 분들은 물을 마시는 것을 포기하기도 합니다. 다음의 경우도 그동안 호전반응이 심해서 포기하려는 것을 곧 좋아질 것이라고 제 아내가 계속 격려했다고 합니다.

> "사모님께 글을 남길려구요.
> 건강하시죠. 전화받으실 때마다 친절히 설명해주시고 상담해주셔서 늘 감사히 생각하고 있어요.
> 친정엄마를 어제 뵈었는데 4번 정도의 피부발진이 있고 나서 3일 전부터 이제 괜찮은 것 같아 물을 드시기 시작하셨다는데 더 이상 명현 반응이 일어나지 않고 있다고 해요.

정월 대보름날 뵙고 어제 뵈었는데, 전 엄마가 피부클리닉 하셨는 줄 알았어요. 피부에 윤기가 흐르고 탄력이 생기셨더군요. 기미가 있었는데 아주 많이 희미해졌구요. 엄마가 아주 많이 밝아지셨더라구요. 명현 반응이 있을 땐 짜증도 내시고 얼굴도 붓고 힘드셨는데 석 달가량 힘들어하시고 난 후 정말 깜짝 놀랄 만큼 피부가 좋아지셨어요. 그래서 이제 더 많이 열심히 물을 드시겠다고 하시더군요. 감사드려요. 엄마가 포기하지 않고 끝까지 버틸 수 있게 도와주셔서 감사드려요.”

석 달이나 지속되는 힘든 호전반응(명현 반응) 중에서도 어머니는 본인도 모르게 계속 좋아지신 것입니다. 호전반응 자체가 단순한 부작용이 아니라 자연치유력이 나타나는 것임을 증명해 주고 있다고 하겠습니다.

실제로 자연미네랄 물의 자연치유력에 의해서 예전에 앓았던 질병의 증세가 나타나는 경우도 있습니다.

“생명의 물을 마신 지 5주쯤 되었습니다. 최근 2~3일 사이에 좀 심한 증상이 있어서 이것이 호전반응이 아닌가 상의 드립니다. 전에 병력이 있었던 증상인데, 위와 자율신경에 관한 심한 반응이 있어 어제는 많이 고통스러웠습니다. 10년 전쯤 위 기능이 떨어져 전혀 맵고 짠 음식을 못 먹었고 설사나 묽은 변이 빈번하고 체중은 제 일생에 최저로 떨어진 일이 있었습니다. 물론 위통도 있었구요. 지금 다시 위의 통증이 약간 불쾌할 정도로 나타나고 있습니다. 또 팔과 손 그리고 온몸에 약간의 경련이 일어납니다.”

며칠 후에 온 답변입니다.

"박사님 말씀대로 제게 찾아왔던 호전반응(위통과 자율신경 문제)이 2~3일 경과 후에 사라졌습니다."

호전반응은 사람마다 다르다고 할 정도로 다양하게 나타납니다. 물을 마시고 어떤 변화가 있다면 거의 호전반응이라고 볼 수 있습니다. 자연미네랄 자체는 먹어도 될 정도로 안전하기 때문에 물질로서의 부작용은 없습니다.

약을 많이 사용하신 분일수록 호전반응은 더 심합니다. 실제로 평생 피부질환으로 고생하셨던 미국의 어떤 분은 물을 하루만 마셔도 가려워서 잠을 못 잘 정도라고 합니다. 그래서 결국 자연미네랄 물 마시는 것을 포기하셨다고 합니다. 안타까운 일입니다. 호전반응이 심할 경우는 물의 양을 많이 줄이면 도움이 될 것입니다.

알레르기성 비염과 천식

아토피성 피부염, 알레르기성 비염, 그리고 천식은 면역기능의 이상으로부터 오는 질병입니다. 자연의학의 관점에서는 같은 질환으로 볼 수 있습니다. 살펴보았듯이 자연미네랄 환원수는 면역기능을 정상화시킵니다. 아토피성 피부염뿐 아니라 당연히 알레르기성 비염과 천식에 대해서도 효과를 보일 것으로 기대됩니다.

L씨는 평생 알레르기성 비염으로 고생하였습니다. 코가 막힐 뿐 아니라, 잘 때 콧물이 하도 흘러서 가제를 코 밑에 붙이고 잘 수밖에 없었습니다. 양파가 효과가 있다고 해서 코에 양파조각을 꽂

고 자기도 해 보았지만 별 효과를 볼 수 없었습니다. 어릴 때부터 그러한 모습만 보아온 L씨의 아들은 양파는 더럽다고 절대로 먹지 않는다고 합니다.

특히 가을에 더 심해서 이번 가을에도 각오를 하고 있었는데, 심해지기는커녕 오히려 항상 흐르던 콧물이 사라져 버린 것입니다. 그때야 보름 전부터 필자의 물을 마시기 시작한 것이 생각났다고 합니다. 막히던 코도 뚫렸고, 수십 번을 해도 기침을 멈출 수 없었던 천식 증세까지 사라져서 이제는 밤에도 깊이 잘 수 있게 되었다고 합니다.

L씨는 물만 마시고 이런 일이 일어난 것이 하도 신기해서 꿈인가 생시인가 할 정도라고 합니다.

제약회사에 다니던 L씨의 처남 역시 알레르기성 비염으로 고생하고 있었습니다. 온갖 약을 다 써 보았지만 소용이 없었는데 물이 무슨 병을 고치느냐고 대수롭지 않게 생각했던 그는 매형이 물을 마시는지 매일 전화로 확인하는 바람에 할 수 없이 물을 마실 수밖에 없었습니다. 그런데 그에게도 역시 물을 마시고 보름 정도부터 항상 흐르던 콧물이 멈추었다고 합니다.

아토피성 피부염뿐 아니라 알레르기성 비염, 천식, 모두 면역기능의 이상으로 비롯되는 현대의학이 쉽게 해결하지 못하는 난치병입니다. L씨나 L씨의 처남, 그리고 수많은 아토피성 피부염 환자들, 모두 자연미네랄 환원수가 활성산소를 제거할 뿐 아니라, 인체의 면역기능을 조화롭게 해 준다는 것을 입증해 주는 산 증인이라고 할 수 있습니다.

동종요법과 자연치유력,
그리고 자연미네랄의 호전반응

내 딸을 치유했던 호르몬 정보수는 물에 자연치유력을 기억시키는 동종요법의 원리를 이용해서 만들었습니다. 예를 들어서 손을 따뜻하게 하기 위해서 난로의 열을 직접 쬘 수도 있지만 반대로 찬 물을 이용할 수도 있습니다. 손을 찬물에 담그고 있다 빼면 초기에는 손이 창백한 빛을 띠며 차가워지지만 나중에는 오히려 더 붉어지고 열이 나게 됩니다. 동종요법은 이러한 이한치한(以寒治寒)과 같은 외부자극에 대한 인체의 '반작용'을 치료에 이용합니다. 현대의학과 같이 원래 병의 증상과 '반대되는 증상을 일으키는 물질'을 치료에 사용하는 이종요법(allopathy)원리와는 달리 '같은 증상을 유발하는 물질'을 사용하고 있기 때문에 동종요법(homeopathy)이라고 합니다.

동종요법은 외부에서 적절한 자극을 주어서 인체에서 '반작용'을 유발합니다. 환자가 앓는 질환의 상태를 유발할 수 있는 물질로 환자를 자극할 때, 인체는 곧 그 '반작용'의 상태를 유발하게 되어 병의 상태가 치유되는 방향으로 나아가는 것입니다. 다시 말하면 동종요법은 약으로 병의 상태를 직접 제거하려는 것이 아니라, 인체의 '반작용', 다시 말하면 '자연치유력'을 유발해서 스스로 병이 치료되게 하는 것입니다.

자연미네랄에는 동종요법의 원리를 이용해서 자연치유력을 담았기 때문에 질병이 치유되면서 일시적으로 증상이 오히려 악화 되는 듯한 호전반응이 나타날 수 있습니다. 졸립거나, 머리가 아프거나, 속이 쓰리거나, 설사를 하거나, 피부가 거칠어지거나 가렵거나 발진이 나타나거나… 경우에 따라서 과거에 나타났던 질병들의 증상이 순서대로 나타나는 경우도 있습니다.

대부분 며칠 지나면 사라지지만 증상이 심하면 물의 양을 줄이시면 됩니다. 자연미네랄의 성분들은 직접 먹어도 상관없을 정도로 안전합니다. 이러한 호전반응이 나타나면 오히려 기뻐하셔야 할 것입니다.

"비염은 이제 완전히 나은 것 같습니다. 외출하고 돌아와도 다음 날 아침에 코가 별로 나오지 않습니다. 그 외에 자연미네랄 물을 마시고 변한 것은 소변이 자주 마려웠었는데 소변보는 횟수가 줄었고 밤에 잠을 잘 자게 되었습니다. 교수님께 감사합니다."

크론병

다음은 매우 희귀한 자가면역질환인 크론병 환자로부터 온 편지입니다.

"안녕하세요. 크론 환자 P입니다. 지난달 게시판을 통해 인사드린 적이 있는데 기억하실는지요. 먼저 제 질환에 대해 간단히 설명 드리겠습니다.
발병한지 20여 년, 당시만 해도 한국에는 크론병에 대해 아는 의사가 별로 없었습니다. 그래서 고생 많이 했습니다. 엉뚱한 약도 많이 먹었구요.
현재까지 약 6차례의 크고 작은 수술과 온갖 합병증으로 정말 살고 싶지 않은 삶을 살고 있습니다. 복통, 잦은 설사, 변비, 구토, 복부팽만은 기본이고, 협착, 천공, 누공, 장출혈, 두통, 불면증, 혈압저하, 관절염, 백혈구감소, 혈소판감소, 귀울림, 부종, 탈모, 피부질환, 냉증, 등등 몸이 전체적으로 뭔가 제대로 돌아가고 있지 않다는 생각이 듭니다. 크론과 치료에 따른 약물 부작용이 원인이라고 생각합니다. 저뿐만 아니라, 많은 크론 환우들이 있기에 서로 위안을 주기도 받기도 하지만 이젠 정말 지시네요. 현대의학에 대한 실망과 불신으로 다른 방법을 찾아봐야겠다고 생각하고 있을 때, 마침 교수님의 자연미네랄을 알게 되었습니다. 약 20일 정도 자연미랄물을 음용하면서 경험한 것들에 대해 간단히 적어보겠습니다.

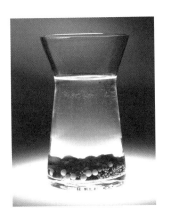
희귀한 자가면역질환자인 크론병 환자가 20일 정도 자연미네랄 물을 마신 뒤 체험을 보내기도 했습니다.

1일째 : 3리터의 물을 마심. 기적과 같았다. 태어나서 이렇게 많은 물을 마실 수 있었던 건 처음. 크론 탓인지 물이 싫어서 많이 마실 수도 없었는데, 이번 물은 확실히 달랐다. 부드럽고, 흡수가 빨라서인지 출렁거림도 훨씬 덜 했다. 그러나 첫날부터 무리한 것 같아 약간 줄이기로 함.

2일째 : 과욕은 금물. 2리터를 마시기로 함. 여전히 물맛이 좋고 즐거운 마음으로 마실 수 있었다.

3일째 : 기적이 일어났다고 생각했다. 최근에 가장 고민하고 괴로웠던 직장 누공이 좋아졌음을 확실히 알 수 있었다. 직장과 생식기 쪽으로 터널이 생겨 3개월간의 입원, 완전금식과 항생제 치료 및 꿈의 신약이라고 하는 고가의 레미케이드를 투여해 보았지만 부작용과 만족할 만한 결과를 얻을 수가 없었다. 퇴원 후, 음식을 섭취하자 재발, 더 악화 시에는 인공항문을 설치해야 한다는 무서운 얘기도 들었다. 더 이상의 치료방법이 없었던 나에게 교수님의 물은 기적과 같았다.

4일째 : 여전히 자연미네랄 물을 2리터 맛있게 마심. 누공부위가 확실히 좋아짐. 부은 것도 가라앉고 직장으로부터의 분비물도 거의 없어짐. 누공이 완전히 폐쇄된 것은 아니지만 너무 기쁘고 행복했다. 그리고 왠지 몸도 가볍고 무릎과 손가락 관절염이 사라졌다. 피부도 매끄러운 것 같다.

5일째 : 물 2리터를 감사히 마심. 오늘도 컨디션이 좋고 밥맛도 좋았다. 20여 년 만에 느껴보는 상쾌함. 일반사람들은 매일같이 이렇게 '상쾌할까?'라고 생각하니 너무 부러웠다.

6일째 : 여전히 컨디션 좋음. 너무 감사하고 기쁜 나머지 주위 사람들과 환우들에게 자연미네랄 소개.

이렇게 기적과 같이 회복되던 P씨는 소장 쪽에서 장 출혈이 생기면서 다시 컨디션이 나빠졌고 자연미네랄 물 마시는 것을 일시적으로 멈출 수밖에 없었습니다. 호전반응이었을 가능성도 있지만 몸이 워낙 약한 P씨는 그 후 물을 많이 마시지는 못합니다.

"걱정해 주셔서 정말 감사합니다.

벌써 자연미네랄을 알게 된 지 5개월이 되어 갑니다. 제 소개로 자연미네랄 물을 마시고 있는 사람들은 몸이 가벼워지고 여러 증상들이 개선이 되었다고 기뻐들 합니다. 그런 얘기를 들을 때마다 저 또한 무척 기쁘구요. 저는 지금도 마찬가지로 배가 항상 가스가 차서 물을 많이 마실 수 없고 무리해서 많이 마시게 되면 쓰림과 설사를 합니다. 크론의 합병증과 장기적인 투병생활로 인해 여러 장기들의 기능 저하로 피부병 및 천식증상, 두통, 귀울림 등이 나타나고 있습니다. 그러나 교수님 물을 마시고부터 손 관절염이나 직장 누공으로 인한 증상은 거의 없어진 것 같아 너무 다행스럽고 항상 고맙게 생각하고 있습니다. 제가 좀 더 부작용 없이 물을 많이 마실 수 있다면 반드시 나을 수 있을 것 같다는 생각이 드는데, 문제는 아무리 노력해도 많이 마실 수가 없어 너무도 아쉽습니다. 교수님, 정말 뭔가 방법이 없을까요? 교수님이시라면 뭔가 좋은 방법을 찾아 주실 것도 같습니다."

많이 좋아졌다고 하지만 아직도 P씨는 완쾌되지는 않았습니다. 제 능력의 한계를 느끼기도 하지만 더 좋은 물을 만들기 위해서 최선을 다 하고 있습니다.

많은 신장 질환이 면역기능의 이상으로 인한 자가면역질환으로 알려져 있습니다. 만성 사구체염으로 6년째 고생하고 있는 현재 중 1학년인 C는 면역억제제와 스테로이드를 항상 복용합니다. 스테로이드를 조금만 줄여도 어김없이 사구체염이 재발하기 때문에 나쁜 줄 알면서도 어쩔 수 없었습니다. 하지만 자연미네랄 물을 마시면서부터 스테로이드의 양을 점차로 줄여나갈 수 있었습니다. C의 어머니는 이제 6개월이 지났는데도 재발하지 않고 있다고 연락해 왔습니다. 역시 자연미네랄 물이 면역기능을 적절하게 조절해 주고 있다는 것을 보여주고 있습니다.

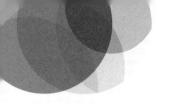

특히, **여성**을 **건강**하게 하는 **물**

여성이 꼭 필요로 하는 물,
하지만 남성도 마셔야 하는 물!

여성분들이 특히 물을 잘 안 마시는 경향이 있습니다. 보니까 내 아내도 화장실 가기 싫다고 물을 잘 안 마시니 할 말이 없습니다. 그래서인지 많은 여성분들이 변비에 시달리고 있습니다. 자연미네랄 환원수는 무엇보다 변비에 매우 효과적입니다. 평생 변비가 물을 며칠 마시는 것만으로 해결되었다는 분들이 많이 있습니다.

뿐만 아니라 자연미네랄 환원수는 특히 생리통에 효과적입니다. 생리통에 시달리던 대부분의 여성들이 물을 마시고 다음 생리 기간에 생리통이 없어서 처음에는 '이번 달에는 웬일이지?' 하고 의아했다 합니다.

어떤 분은 물을 마시고 한 달 만에 뱃살이 많이 줄었다고 하고, 어떤 분은 골다공증이 해결되었다고 하고, 어떤 분은 피부가 너무 좋아졌다고 '마시는 화장품'이라고 자연미네랄 물을 표현하기도 합니다. 어떤 분은 심한 갱년기증상이 없어졌다고 합니다.

생리통, 변비, 비만, 골다공증, 피부미용, 심한 갱년기 증상. 모두 여성들과 특별히 관련이 더 많지요? 그래서 자연미네랄 환원수는 특히 여성들에게 꼭 필요합니다. 더구나 임신 중에 양수를 깨끗하게 해 주어서 엄마와 아기의 건강을 지켜줍니다.

그렇다고 여성만 마시는 물로 오해하지는 마세요. 성인병에 시달리는 남성들에게 더 큰 도움이 됩니다. 물론 건강한 사람들에게도 무병장수의 꿈을 이루어주는 꼭 필요한 생명의 물이라고 할 수 있겠습니다.

골다공증을 해결하는 물

혈액이 산성화되면 혈액은 가능하면 pH를 높게 유지하기 위해 뼈나 치아의 칼슘이 빠져나와 칼슘이온($Ca2+$)이 되어 혈액 중에 떠돌게 됩니다. 그렇게 되면 사람의 뼈와 치아가 약하게 되는데, 이것이 나이 든 사람들이 걸리는 골다공증의 원인입니다.

혈액이 산성화되면 골다공증을 예방하기 위해서 먹는 칼슘제제도 뼈로 가기보다는 체내에서 생성되는 산성대사물과 결합하여 뭉치기 때문에 전혀 도움이 되지 않습니다. 오히려 이렇게 형성된 딱딱한 물질들이 관절을 비롯한 다양한 기관에 염증을 일으키기도 하며, 신장이나 요관에 결석 등을 일으킵니다.

예를 들어 요산은 단백질이 분해되어 저절로 고체가 된 것인데, 관절 사이에 끼면 몹시 아픈 통증(통풍)을 유발하며, 요산이 칼슘을 끌어들여 딱딱하게 돌과 같이 된 물질들이 결석을 일으킵니다.

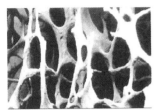
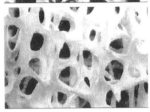
뼈엉성증(골다공증) 환자의 척추단면 사진
(위)과 정상인의 뼈 사진(아래).
알칼리 환원수를 마시면 혈액의 산성화
를 예방할 수 있어 골다공증을 치료할
수 있습니다.

그렇기 때문에 알칼리 환원수를 장기간 음용하면 요산이나 결석이 용해됩니다. 먼저 작은 결석들부터 없어지고, 큰 것들은 표면부터 녹습니다. 다시 말하면 알칼리 환원수를 음용함으로써 통풍의 증상뿐 아니라 신장이나 요관에 생긴 결석과 같은 노폐물도 서서히 없어질 수 있습니다.

그리고 알칼리 환원수를 음용하면 따로 칼슘을 섭취하지 않아도 혈액의 산성화를 방지하기 위해서 형성되었던 고체물질에 갇혀 있던 칼슘과 마그네슘과 같은 미네랄이 녹아서 나오면서 골다공증을 예방 및 치료할 수 있습니다.

예를 들어 칼슘이 모자라서 골다공증이 있는 갱년기 이후의 여자들에게 칼슘(Ca)이 아니라 칼륨(K)을 알칼리의 상태로 주었더니 골다공증이 현저히 개선되었습니다. 칼슘을 보충해주지 않았는데도 뼈에 칼슘이 많아진 것입니다. 이것은 칼륨이 칼슘보다도 산성대사물들과 결합하는 능력이 뛰어나서 결석에 붙들려 있던 칼슘을 해방시켜주기 때문입니다.

알칼리 환원수를 마실 경우 칼륨제제보다 더 효과적으로 결석을 녹일 수 있습니다.

통풍과 결석

알칼리 환원수를 마시면 골다공증과 함께 같은 원리로 통풍과 결석도 좋아집니다.

필자가 다니는 교회의 최곤 씨는 평생 약을 먹어도 해결할 수 없었던 통풍으로 고생하고 있었는데, 자연미네랄 알칼리 환원수를 몇 주일 마심으로써 찌르는 듯한 통풍이 사라졌다고 합니다.

최곤 씨는 고기를 먹기만 하면 다음날 예외 없이 참을 수 없는 통풍으로 고생하였다고 합니다. 심지어 삼겹살과 접촉한 김치를 먹고도 다음날 고생을 할 정도였습니다. 그런데 필자가 전해 준 자연미네랄 알칼리 환원수를 한 달 정도 마신 후, 용기를 내서 고기를 먹어보았는데도 아무렇지도 않았다고 합니다. 그 후 최곤 씨는 고기를 맘대로 먹을 수 있게 되었습니다.

최곤 씨의 발목은 그동안 요산이 침착되어서 흉측스럽게 변했으나, 물을 마시면서 발목이 점차적으로 제 모습을 찾고 있습니다. 통풍이 현대의학이 쉽게 해결하지 못하는 난치병 중의 하나인 것을 감안하면 나도 어이가 없을 정도입니다. 실제로 통풍이 사라진 예는 이루 헤아릴 수 없을 정도입니다.

통풍으로 고생하던 경상대 한의대의 김동일 교수의 경우는 물을 마시고 구체적으로 요산 수치의 변화를 보고해왔습니다.

"먼저 저희 쪽 팀(한의사와 교수)은 당뇨와 요산 그리고 신장결석, 고혈압 쪽으로 유효한 물(전사된 물)을 환자들에게 공급할 예정입니다. 사실 당뇨는 굉장히 오래된 당뇨 환자에게 미네랄을 공급하여 단 7일 만에 한의원에서 연락이 왔습니다. 수치가 굉장히 많이 떨어졌다고…… 그래서 좀 더 복용하라고 권장했습니다. 우리 쪽 의료팀도 의아해하고 있습니다, 그리고 한약과 함께 복용시킬 방법을 연구 중입니다. 그리고 저의 요산 수치는 9.8에서 7.8로 한 달 만에, 그리고 또 보름 정도 만에 7.2로 떨어졌습니다.^^ 정말 믿기 어려울 정도입니다."

통풍뿐 아니라 K씨의 경우 극적으로 결석이 없어졌음을 연락해 왔습니다. K씨는 결석이 하도 심해서 소변을 볼 때마다 뾰죽한 결석 덩어리들이 수도 없이 많이 피와 섞여서 나왔다고 합니다. 매일 소변을 보는 것이 공포스러울 정도였다고 합니다. 그런데 이 분이 자연미네랄 환원수를 마신 후 며칠 후부터 더 이상 피도 안 나오게 되었고, 결석 덩어리들도 거의 나오지 않았다고 합니다. 그나마 조금 나온 결석 덩어리도 크기도 작고 모양도 전처럼 뾰죽하지 않고 둥그런 형태였다고 합니다. K씨의 경우 지금은 소변을 보는데 전혀 지장이 없이 정상적인 생활을 할 수 있게 되었습니다.

비만을 해결하다

알칼리 환원수는 산성노폐물을 중화하는 능력을 갖고 있습니다. 더구나 동물성 지방을 보통 물에 씻으면 잘 안 씻어지지만, 알칼리성의 비누를 쓰면 잘 씻겨집니다. 이것은 산성의 성질을 갖고 있는 지방이 알칼리에 중화되어 물에 잘 녹게 되어 밖으로 배출될 수 있기 때문입니다. 실제로 최근 개발된 무세제 세탁기는 바로 전기분해에 의해서 알칼리수를 생성하는 장치입니다.

마찬가지로 산성의 성질을 갖고 있는 여분의 대사산물들과 지방이 몸 밖으로 나올 수 있는 유일한 방법은 지방흡입술을 하기 전에는 혈액을 통해서 배출되는 방법밖에 없습니다. 몸에 쌓여있는 지방과 산성노폐물들이 녹이는 능력이 뛰어난 알칼리성 혈액에 의해서 녹을 때에 비로소 밖으로 배출될 수 있는 것입니다.

실제로 알칼리 환원수를 음용한 분들에서 1개월 후 체지방을

많은 여성들이 물만 마셔도 살이 찐다고, 물을 가능하면 마시지 않으려고 합니다. 물을 마셔서 살이 찐다면 일종의 부종이라고 볼 수 있습니다. 이것은 인체의 기능이 저하되어서 원래 대사되어 배설되어야 할 수분이 배설되지 못하고 세포 사이에 넘쳐있는 상태입니다. 알칼리 환원수를 계속 마시면 세포가 더 이상 위기의식을 느끼고 물을 세포 사이에 담아 놓을 필요가 없기 때문에 어느 순간부터 세포 사이에 간직하고 있는 물을 다 배설하면서 부었던 몸이 날씬해집니다. 더구나 몸에 쌓아 놓고 있던 노폐물들도 배설되니 몸이 날아갈 듯 시원해질 것입니다. 좋은 물을 마시면 수분섭취량에 비례해서 소변의 양도 늘고 그만큼 신진대사가 활발하게 되어 몸 구석구석의 세포가 활성화됩니다.

측정한 결과 80%에서 체지방 감소와 함께 허리둘레가 줄어드는 것을 관찰할 수 있었습니다. 흥미 있는 점은 몸무게의 감소는 크지 않았는데도 불구하고 체지방감소가 많이 일어났다는 점입니다. 비만에 대한 임상실험 결과는 2006년 홍콩에서 열린 국제학회에서 보고한 바 있습니다.

다음은 이 책의 원고가 마무리될 무렵 온 메일입니다.

"여름이건 겨울이건 상관없이 2~3개월에 한 번씩 감기로 병원을 다녔으며 여름엔 날씬해서 44사이즈, 겨울엔 살이 쪄서(먹는 건 항상 같은데) 66사이즈 옷을 입었으며, 항상 등이 아파서 물리치료를 받으며 살아왔습니다. 어느 날, 교수님의 자연미네랄을 우연히 알게 되었습니다. 첨엔 반신반의했습니다. 그러면서도 열심히 마셨습니다. 효과는 3일 만에 나타났습니다. 늘 피곤해서 30초 간격으로 해 대던 하품이 사라졌으며 등 아픈 것도 사라졌습니다. 그리고 생각했지요. 만약 요번 겨울에 살이 안 찐다면 이건 정말 좋은 물이라고……. 드디어 겨울이 왔습니다. 제 몸매 여전히 44입니다. 물론 위에서 말씀드린 증상들도 모두 사라졌지요. 물이 내 인생을 바꾸었습니다. 감사합니다. 교수님. 건강하세요."

멕시코는 1인당 코카콜라 소비량이 세계에서 가장 많은 나라입니다. 온 국민이 비만에 시달리고 있다고 해도 과언이 아닙니다. 멕시코의 대통령이 '비만과의 전쟁'을 선포했다고 합니다. 멕시코에서 자연미네랄 환원수를 마신 많은 분들이 무게가 현저하게 감소한다고 보고해 왔습니다. 어떤 분은 한 달 사이에 10kg이 빠졌다고 병이 아닌가 고민한다고 하였습니다. 비만일수록 알칼리 환원수의 효과는 더욱 크게 나타납니다.

알칼리 환원수를 마시는 것은 체액의 산성화를 막아서 다양한 성인병을 예방하며, 특히 비만을 해결할 수 있는 매우 효과적인 방법이라고 할 수 있겠습니다.

마시는 화장품

심한 주름살을 보면 그 피부가 두껍고 혈액 순환이 불충분한 것은 분명합니다. 두껍게 쌓인 것이 산성 노폐물이고 그 노폐물 때문에 혈액 순환이 불순하게 됩니다.

혈액순환이 불순하게 되면서 활성산소는 더 많이 발생하게 돼서 다시 혈관을 파괴하게 되고, 혈액순환은 더 악화합니다. 그래서 피부가 탄력을 잃고 말라서 뻣뻣하게 되어서 주름살이 생기는 것입니다.

피부를 부드럽게 하는 특별한 화장품을 발라서 주름살이 임시로 없어질 수는 있겠지만, 근본적인 문제인 피부밑에 쌓인 노폐물은 그대로이므로 다시 주름살이 생깁니다.

우리가 마신 물은 불과 10분이면 피부에 도달해서 구체적인 영향을 줄 수 있습니다. 알칼리 환원수를 꾸준히 마시면 피부밑의 산성 노폐물을 서서히 감소시켜 줄 뿐 아니라, 활성산소를 제거해 줄 수 있기 때문에 피부가 좋아질 것입니다.

다시 말하면 약을 발라서 주름살을 감추는 것이 아니라 주름살의 근본원인인 피부밑의 산성 노폐물을 중화·제거함으로써 주름살을 없애는 것입니다.

어떤 분은 금방 피부가 좋아지기도 하지만 피부가 좋아지는데 오랜 시간이 걸리는 분들도 많습니다. 알칼리 환원수가 피부에 직접 작용해서 피부를 건강하게 하기도 하지만 좋은 물을 마심으로써 내부의 문제점이 해결된 후에 피부의 변화가 나타날 수 있기 때문입니다. 피부는 또 다른 내장이라고 표현하기도 합니다. 피부의 문제점은 많은 경우 내장의 문제점으로부터 나타나기 때문입니다. 알칼리 환원수를 마심으로써 몸이 좋아지면서 자연스럽게 피부 또한 좋아지는 것입니다.

저에게 온 다음의 메일은 '마시는 화장품'이라는 표현을 실감 나게 해 줍니다.

> "피부가 분명히 좋아졌어요.
> 주위에서 남자인데도…… 화장품 뭐 쓰냐고 물어볼 정도네요.
> 제가 봐도 피부에 윤기가 흐릅니다.^^
> 그리고 입술이 고추장 먹었을 때처럼 빨갛습니다.
> 그만큼 얼굴에 혈액순환이…… 잘 도는 거 같습니다."

생리통이여 안녕

> "이상하게도 이번 달은 생리통이 없어요. 저는 진통제를 꼭 복용할 만큼 통증을 참기 어려워했거든요.
> 그래서 항상 진통제를 소지하고 다니는데요. 이번엔 월경이 있는지 없는지도 모를 정도였어요. 그리고 꼭 허리가 아프거나 다리가 무겁거나 많이 힘들고 부대끼는데 전혀~~ 아무렇지도 않다는 거~
> 열심히 계속 먹고 언니 동생에게 알릴 작정입니다*^^*"

이렇게 게시판에 올라온 글을 보신 분이 본인의 경험담으로 다음과 같이 답변해주셨습니다.

> "자연미네랄 물 마시면 생리통 없어집니다. 제가 경험자입니다. 정말 가뿐하지요? 제 친구는 20년 이상 만성 변비로 고생하다가 자연미네랄 물 마시고 3일 만에 쾌변을 보았다고 만만세를 불렀답니다. 요즘은 매일 아침 자동으로 화장실을 가는 즐거움에 산다네요. 물론 물만 바꿔먹었고 그 외에는 바뀐 게 아무것도 없었구요.(일상생활의 변화나 기타~) 신기하네요. 그래서 더욱 물만 고집합니다. 다른 물은 먹기도 싫을 정도예요."

어느 날 내 책, 〈생명의 물, 우리 몸을 살린다〉를 읽어보고 미국의 한 회사에서 자연미네랄을 공급해 보고 싶다고 찾아왔습니다. 그러면서 자연미네랄이 어디에 좋으냐고 묻기에 나는 자연미네랄이 특정질환을 치료하는 것이 아니라 만병통치약의 원리를 갖고 있기 때문에 어디에 상관없이 좋을 것이라고 했습니다. 그랬더니 그분들은 만병통치약으로는 판매할 수가 없으니, 마케팅을 위해서는 특정고객층이 필요하다고 했습니다.

그 후 실제로 그분들이 미국의 마트에서 불특정사람들을 대상으로 판매를 시도했습니다. 그런데 80% 이상의 구매자가 여성이었다고 합니다. 그래서 우선 여성을 고객으로 해야 한다고 결정했답니다. 그리고 물을 마신 여성분들에게서 어느 부분이 가장 효과적인가 확인해 보았더니, 가장 현저하게 효과가 있었던 부분이 바로 생리통이었다고 합니다. 요즘 젊은 여성들이 진통제로도 해결되지 않는 생리통으로 많이 고생을 하고 있는데, 거의 대부분의 경우 물을 마시고 다음 생리 이전에 통증이 사라졌다고 합니다. 그래서 다음의 그림과 같이 Good Bye PMS!(Pre Menstrual Syndrome, 생리통이여 안녕!)이라는 광고카피를 만들었다고 합니다.

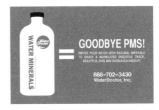

생리통 치료 효과를 강조한 자연미네랄 물의 광고 카피

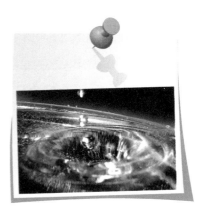

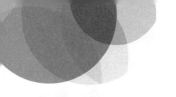

중금속과 환경 호르몬을
배출하는 물

어린아이들에 발생하는 아토피성 피부염의 정확한 원인은 알려져 있지 않고, 여러 가지 오염물질들에 의해서 면역기능이 교란되면서 일어나는 것으로 정도로만 알려져 있습니다.

MBC '생명수의 진실' 팀과 함께 부산지방의 유치원 아이들을 조사한 결과, 놀랍게도 전체 아이들 중에 약 삼분의 일 정도가 아토피성 피부염을 갖고 있었습니다. 그래서 다시 유치원 아이들의 부모들을 대상으로 설문조사를 하였습니다.

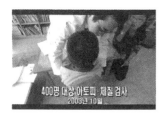

아토피 체질 검사

그 결과 임신 중에 콜라와 같은 청량음료, 혹은 커피와 같은 자극성 음료를 많이 마셨다고 밝힌 어머니에게서 태어난 아이의 경우 대부분 심한 아토피 증세를 보였습니다. 예를 들어서 탄산음료를 하루에 한 병 이상 마셨다고 밝힌 산모에게서 태어난 아이의 아토피성 피부염이 발생하는 확률은 하루 한 병 이하의 탄산음료를 마신 군의 26%에 비해서 60%로 두 배 이상 많았습니다.

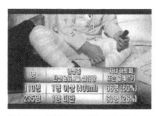

탄산음료 섭취와 아토피성 피부염은 연관 관계가 높습니다.

그리고 그중 심한 아토피성 피부염의 증상을 보인 아이들의 머리카락을 분석하였습니다. 그 결과, 거의 대부분이 수은, 카드뮴, 납, 알루미늄과 같은 중금속에 오염되어 있거나, 필수미네랄의 결핍 증세를 보이고 있는 것이 드러났습니다.

이번에는 아이들의 중금속 오염의 원인을 확인하기 위해서 산부인과의 협조를 얻어 산모 양수의 중금속 농도를 측정하였습니다. 일반적으로 양수는 오염이 없이 매우 깨끗한 것으로 생각하고 있습니다. 그런데 놀랍게도 조사한 산모의 양수에서도 중금속이 높은 농도로 관찰되었습니다.

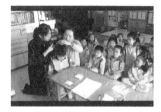

아토피성 피부염이 심한 아이들의 머리카락 분석

그리고 각각의 산모로부터 태어난 아이의 머리카락의 중금속 농도도 같이 분석해 보았더니, 갓 태어난 아이의 머리카락에서도 역시 중금속이 관찰되었습니다. 뿐 아니라 갓 태어난 아이의 중금속 오염도와 산모 양수의 중금속 오염도가 거의 같은 패턴을 보이고 있는 것이 관찰되었습니다.

이것은 아이 몸속의 중금속이 산모로부터 비롯되었다는 것을 의미한다고 하겠습니다. 중금속에 많이 오염된 산모에게서 태어난 아이는 태어날 때부터 이미 중금속을 몸에 함유하고 있다는 것을 의미합니다. 실제로 태아는 태내에서 양수와 피부로 접촉하고 있을 뿐 아니라 입으로 마시기 때문에 이것은 어떻게 보면 당연하다고 볼 수 있지만 이러한 상관관계가 한 번도 학계에서 보고된 적은 없었습니다.

그 외에도 마우스(실험용 쥐)에 납과 카드뮴과 같은 중금속을 함유한 물을 마시게 하였을 때, 면역기능의 지표라고 할 수 있는 면역글로불린A의 농도가 일반 수돗물을 마신 쥐에 비해서 약 30%

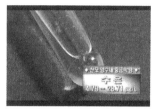

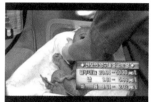

양수의 중금속 오염 검사

감소하였습니다. 다시 말하면 중금속에 오염된 양수에 노출되어 있다가 태어난 아이는 면역기능이 약화되고, 또 면역기능의 약화는 아토피성 피부염으로 연결될 수 있는 것입니다.

이 결과들은 아이들의 아토피성 피부염의 원인이 이미 태내에서 시작되고 있다는 충격적인 사실을 말해주고 있다고 하겠습니다. 임신 중 환경호르몬과의 접촉을 최소한으로 줄이고, 탄산음료의 섭취를 줄이고, 유기농 음식을 먹는 것은 매우 중요하다 하겠습니다. 무엇보다 알칼리 환원수와 같이 좋은 물을 마시는 것은 아토피성 피부염으로부터 태아를 보호하는 가장 좋은 방법이라고 할 수 있겠습니다.

임신중독증을 해결하는 알칼리 환원수

임신중독증은 임신 중에 체내에 생긴 독소에 의한 중독현상을 말합니다. 임신중독증의 증상으로는 말초혈관이 수축되어 고혈압이 발생하고, 신장혈관 수축에 의해 단백뇨가 생기고 이차적으로 그것이 부종을 초래합니다. 임신중독증은 간단하게 말해서 몸속에 발생한 독소를 적절하게 대사시켜서 체외로 내 보낼 수 없기 때문에 일어나는 혈액병이라고 볼 수 있습니다.

일본 쇼와 대학에서 만난 노다께 교수는 산모 30명의 양수를 분석한 결과, 임신중독증에 걸린 산모 양수의 젖산 농도가 정상 분만한 산모의 젖산 농도에 비해 30% 정도 높은 것을 발견하였습니다. 뿐 아니라 사산한 산모의 경우 젖산 농도는 정상 분만한 경우에 비해서 3배 이상 높은 것을 확인하였다고 합니다.

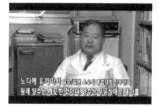

임신중독증에 걸린 산모의 젖산 농도를 분석한 노다께 교수

일반적으로 체내 대사가 원활하지 않을 때 젖산 농도가 높아집니다. 노다께 교수는 산모의 대사가 원활하지 않을 때 양수의 젖산 농도가 높아지고, 또 태아의 대사도 원활하지 않게 되는 것을 보여주었다고 볼 수 있습니다.

임신중독증은 임산부와 태아의 생명을 위협하는 전체 임산부 5~8% 사이에서 발생하는 매우 심각한 질환이지만 아직 그 정확한 원인이 규명되지 않았습니다. 하지만 최근 임신중독증의 원인이 활성산소에 의한 것이라는 견해가 학계에서 대두되고 있습니다. 실제로 임신중독증 예방과 치료에 비타민C와 같은 항산화제가 효과적이라는 보고도 최근 발표되었습니다. 활성산소를 없앨 수 있는 알칼리 환원수가 임신중독증에 매우 효과가 있을 것으로 기대됩니다.

실제로 나는 한국의 산부인과 교수들에게 임신중독증 환자들에게 알칼리 환원수나 비타민C를 사용해 보라고 권하였으나, 아무도 관심을 기울이지 않았습니다. 그런데 최근 일본 방문에서 만난 시즈오까현의 미시마 산부인과 원장인 나까무라 박사는 오래 전부터 임신중독증 환자들에게 알칼리 환원수를 마시게 하였는데, 대부분의 환자에서 부종이 없어지며 증상이 매우 완화되었다고 구체적으로 밝히고 있습니다.

나까무라 박사는 알칼리 환원수가 활성산소를 없애는 능력을 갖고 있을 뿐 아니라, 몸 조직으로 침투하는 능력이 뛰어나서 체내의 독소를 효율적으로 씻어내어 혈액으로 용해시키고, 또 혈액에 용해된 산성 독소를 효과적으로 소변을 통해서 체외로 배출하기

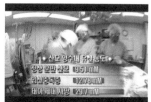

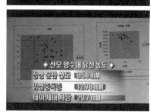

정상 분만한 산모와 임신중독증에 걸린 산모, 그리고 사산한 산모의 양수 내 유산 농도

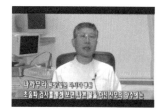

알칼리 환원수를 마시게 해서 임신중독 환자를 증상을 완화시킨 나카무라 박사

때문일 것으로, 알칼리 환원수의 효과를 설명하였습니다.

태아를 건강하게 지켜주는 알칼리 환원수

임산부의 경우 알칼리성 미네랄이 부족하게 됩니다. 태내의 아기가 만드는 산성대사물을 중화하기 위해서 알칼리성 미네랄을 빼앗기기 때문에 임산부의 혈액은 산성화되기 쉽습니다.

골다공증의 경우와 마찬가지 이유로 혈액이 산성화된 상태를 개선하지 않고는 칼슘제제를 먹어도 큰 효과를 기대할 수 없습니다. 먼저 혈액이 산성화되는 문제를 해결해야 하기 때문입니다. 입덧의 원인이 다 밝혀지지 않았지만 혈액이 산성화됨에 따라 입덧이 생긴다는 견해도 있습니다. 실제로 입덧이 심한 임산부가 아침에 알칼리 환원수를 마시면 바로 증상이 완화되었다는 얘기를 많이 합니다.

최근 나의 실험실에서 임신한 토끼에 중금속 성분이 들어있는 물을 준 후 양수를 검사한 결과, 양수에서도 중금속이 관찰되는 것을 확인할 수 있었습니다. 예를 들어서 카드뮴을 물에 섞어서 준 토끼의 양수에서 일반 물을 마신 토끼에 비해 40배 이상의 카드뮴이 관찰되었습니다. 그리고 탄산음료를 물 대신 마시게 한 토끼의 양수에서는 카페인이 다량 관찰되었습니다.

이러한 결과는 당연하다고 볼 수 있는데도, 구체적으로 실험에 의해서 확인된 적이 한 번도 없었다는 것이 더 놀라운 일입니다. 일반적으로 양수는 깨끗하다고만 여겨지고 있고, 산부인과 의사들은 임신 중 양수의 양의 변화에만 관심을 기울이기 때문입니다.

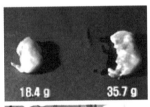

18.4 g   35.7 g

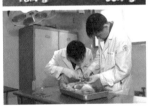

카드뮴이 함유된 물을 마신 토끼의 태아(위) 산모가 섭취한 물이나 음식은 태아에게 곧 바로 영향을 줍니다.

나의 실험은 양수의 성분이 산모가 섭취하는 음식이나 마시는 물에 직접적인 영향을 받고, 또 양수의 성분은 태아에 그대로 영향을 미칠 것이라는 것을 증명하였다고 할 수 있겠습니다. 실제로 좋은 물을 마신 토끼의 경우는 양수에 부유물도 없이 깨끗했던 반면에, 중금속이 함유된 물과 탄산음료를 일반물 대신 마시게 한 토끼의 양수는 상대적으로 혼탁했습니다. 그리고 좋은 물을 마신 토끼의 양수에서는 대사가 활발히 진행되어 젖산과 같은 산성대사물이 상대적으로 적은 것을 확인할 수 있었습니다.

앞에서도 밝혔지만 임신 중에 콜라를 비롯한 탄산음료나 커피와 같은 자극성 음료를 많이 마신 산모에게서 태어난 아이는 매우 높은 비율로 아토피성 피부염을 보이고 있음을 확인할 수 있었습니다. 이 결과들은 우리가 마시는 물이 양수에 직접적인 영향을 주고 또 태아에 매우 구체적인 영향을 주고 있다는 것을 증명해 주고 있습니다.

태아는 태내에서 양수와 피부로 접촉하고 있을 뿐 아니라 입으로 양수를 '마셨다 내뱉었다'를 반복하기 때문에 이것은 어떻게 보면 일반인들에게도 당연하게 여겨질 수 있는 사실이나, 구체적인 실험을 통해서 실증된 적은 없었습니다.

실제로 1991년 두산전자가 낙동강에 페놀을 무단 방류한 사건 이후로, 대구대학에서 낙동강 유역에 위치한 대구와 낙동강에서 떨어진 가창을 대상으로 월별로 행한 역학조사는 놀라운 사실을 밝히고 있습니다. 가창지역에 비해서 대구지역의 유산이 월별로 최고 11배, 사산은 15배, 그리고 기형아의 출산 역시 10배나 증가

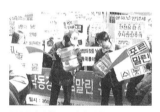

2008년 3월 타다시 낙동강에 페놀이 유입되는 사건이 벌어지자 분노한 시민들이 시위를 하는 모습

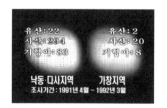

페놀 방류 지역은 유산과 사산율이 높아졌습니다.

했던 것으로 나왔기 때문입니다. 이것은 마시는 물을 통해서 양수가 오염되고, 또 태아가 구체적인 영향을 받았다는 것을 증명하는 실증 자료라고 하겠습니다.

이제 마시는 물의 중요성을 구체적으로 실감하였을 것입니다. 단지 좋은 물을 마심으로써 산모와 태아를 건강하게 할 수 있다면 이보다 더 좋은 일은 없을 것입니다.

자연미네랄 환원수가 환경호르몬과 중금속을 배출한다?

최근 한국의 TV 다큐 프로그램에서도 생리통으로 너무나 고생하는 젊은 여성들에 관한 얘기들이 방송되었습니다. 어떤 진통제로도 조절이 되지 않아서 매번 생리 때마다 고생하는 여성들을 볼 때 안타까움을 금할 수 없었습니다. 그런데 TV 프로그램은 놀랍게도 어떤 진통제로도 해결될 수 없었던 생리통이 주위의 환경호르몬을 차단하고 유기농을 차단하는 것만으로 모두 사라지는 모습을 보여주었습니다. 나도 깜짝 놀랐습니다.

생리통이 환경호르몬에 의해 유발되는 것이라면 자연미네랄 환원수가 생리통을 해결하는 원인도 환경호르몬을 비롯한 유해물질을 배출하기 때문이 아닐까 하는 생각을 해 보았습니다.

최근 국립환경과학원에 따르면 한국 초등학생의 혈중 및 소변의 수은 농도가 미국이나 독일에 비해서 최고 10배까지 높은 것으로 나타나서 충격을 주었습니다. 아이들에서 가뜩이나 심해진 아토피성 피부염의 원인도 중금속을 비롯한 유해물질이라고 생각할 수밖에 없습니다.

태교의 근본은 좋은 물을 마시는 것에 있다

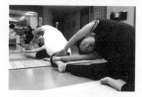

태교를 위해 요가를 하는 임산부들

태교는 뱃속의 아이를 교육한다는 뜻입니다. 임신 중 엄마와 아이는 마음을 공유합니다. 엄마가 나쁜 생각을 하면 아이도 엄마의 마음을 함께 할 수밖에 없습니다. 그렇기 때문에 엄마가 임신 중에는 특별히 몸과 마음을 가다듬어야 하는 것입니다.

9개월간의 임신기간 태아는 엄마가 먹는 음식에 의존해서만 생활합니다. 엄마가 카페인 음료를 마시면 태아도 카페인에 의해서 흥분하게 되고, 엄마가 술을 마시고 취하면 태아도 알콜의 영향을 받습니다. 엄마가 중금속이나 환경호르몬에 오염되면 태아도 같이 오염됩니다.

옛날에는 흔치 않은 질병이었던 아토피성 피부염은 지금은 매우 흔한 병이 되었습니다. 현재 도시지역에서 태어난 아이의 세 명 중 하나가 아토피성 피부염에 시달리고 있습니다. 뱃속의 아이가 특별히 잘못한 일이 없을 테니 엄마가 먹는 음식 탓일 수밖에 없습니다.

좋은 물을 마시면 양수가 깨끗해지고, 엄마를 힘들게 하는 입덧이 사라지고, 엄마의 몸속에 축적되어 있는 환경호르몬과 중금속을 배출시켜줄 수 있습니다. 더구나 좋은 물을 마시고 엄마의 마음이 위로받을 수 있다면 그것보다 더 좋은 것은 없을 것입니다.

모차르트의 음악을 아무리 들어도 마시는 물을 무시하면 아무런 소용이 없습니다.

좋은 물을 마시는 것이 태교의 근본이라 할 수 있겠습니다.

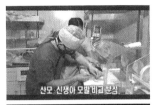

산모와 신생아 모발 비교 분석.
아토피성 피부염의 원인이 중금속 등 유해물질임을 보여줍니다.

실제로 아토피성 피부염이 매우 심한 환자가 저와 공동연구를 하면서 자연미네랄을 사용하는 병원을 찾아왔습니다. 모발검사를 해 보니 납중독인 상태였습니다. 그런데 내가 전해준 자연미네랄을 주고 미네랄 환원수를 마시라고 하였답니다. 한 달 만에 아토피 환자의 피부는 말짱하게 되었고, 두 달 후에 다시 모발검사를 해 본 결과 납 수치는 완전히 정상이었습니다. 납이 모두 몸 밖으로 배출된 것입니다.

북아프리카에서 선교하시는 홍 목사님께도 자연미네랄이 전달되었습니다. 홍 목사님께서 다음의 편지를 보내오셨습니다.

"김 교수님, 평안하신지요? 연구하시는 일들에는 좋은 진보가 있으신지요?

이곳 사하라에도 봄과 여름이 엎치락뒤치락 정신없는 날씨의 연속입니다. 어느 해 같으면 엄청 더워서 견디기 어려웠으련만……. 저희도 아이들을 위해 받은 성장용 정보미네랄이 변색되어 케이스를 부수고 알맹이만 꺼내서 사용하고 있네요.^^

이곳에 사는 저와 신분이 비슷한 일꾼들이 우리 집에서 사용하는 이상한 물건에 관심들이 많네요. 저의 지식이 부족해 일일이 다 설명은 못하고, 그저 교수님 홈피를 잘 숙독하도록 했는데, 제법 많은 흥미를 보이면서 적극적으로 사용 의지를 보이네요.^^

저의 아내는 키가 160cm 중간쯤하고, 저는 조금 더 땅에 가까운지라 아들딸 두 녀석에게 항시 미안함이 있죠. 그래서인가, 15살이 되어 오는 딸아이가 근 2년간 변화 없이 멈춘 듯 지냈는데, 글쎄 성장호르몬 정보미네랄 물 마시면서부터인가? 몇 달 새에 근 3cm 정도가 쭉 자라버렸네요.^^ 그래서 이 동네에서 화제가 되고 있습니다. 놀랍고 감사한 일입니다.

198

프랑스 국적의 치과 의사 친구가 있습니다. 지난해에 아말감 등을 사용하는 일로 자신이 중금속에 심각하게 중독되었다는 검사결과가 이곳 튀니지와 프랑스 두 곳 모두에서 나왔다고 어찌해야 하느냐고 자문을 구해왔습니다.

목사인 제가 할 일이 무엇이겠습니까. 기도하다가 문득 교수님과 자연미네랄 생각이 겹치면서 지난해 말에 선물로 전해주고 음용에 주의하도록 했습니다. 그런데 놀랍게도 올봄 부활절 휴가 기간에 역시 두 곳에서 동일한 검사를 했는데 모두 '정상'이라고 판정받았답니다. 그 친구가 얼마나 놀라워하던지요!!!

동시에 갑상선 실조 현상이 있었는데(저에게 도움을 청해 와서 침 치료를 한 적이 있어서 저도 잘 알고 있는 문제였죠), 그것도 없어졌다고 합니다.

프랑스에서 약학을 공부하는 그 친구의 딸아이가, 그저 그렇게 살다 보니 절로 좋아진 것 아니냐고 시비를 걸다시피 해서 자신이 전에 먹던 약과 증상들을 다시 기억시키면서 자세히 설명해도 반신반의하더라며 어이없어하며 얼마나 웃던지요. 그만큼 자신 스스로도 놀랍고 감사하는 모습이었습니다.

다시 한 번 감사한 인사와 고마움을 전해드리고 싶었습니다. 힘내십시오! 애쓰시는 모든 연구에서 세상을 놀래킬 일들이 있으리라 기대하고 소망하면서…….

북아프리카에서."

이 편지에 대한 제 답장입니다.

"홍 목사님, 실제로 납중독에 걸려있던 아이가 자연미네랄 물을 마신 지 2달 만에 정상으로 돌아온 적도 있답니다. 중금속은 체내에 축적되면 배출되지 않는 것으로 알고 있었는데 참 신기합니다.

자연미네랄 물을 마시고 생리통이 없어집니다. 최근 생리통의 가장 큰
원인이 환경호르몬으로 밝혀진 바 있습니다. 자연미네랄 물이 중금속뿐
아니라 환경호르몬도 배출하는 것이 아닌가 생각합니다.

저도 제가 예측하지 못한 일이 일어나는 것을 보고 항상 놀랍니다. 하나
님께서 저도 깨닫지 못했던 지혜를 주셨나 봅니다. 하나님께서 저를 도
구로 사용하시는구나 하는 생각에 다시 감동합니다. 앞으로도 계속 지
혜를 주시기를 기도합니다.”

　원래 수은이나 납과 같은 중금속은 몸에 축적되면 배출되지 않
는 것이 의학적 상식입니다. 그런데 자연미네랄 물을 마시고 믿을
수 없는 일이 일어난 것입니다. 자연미네랄 환원수가 중금속과 환
경호르몬을 배출시키는 것이라고 생각할 수밖에 없습니다.

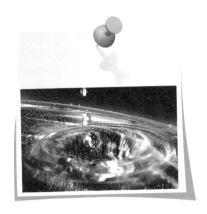

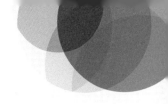

삶을 풍요롭게 하는 자연미네랄

물이 잠을 잘 오게 한다?

다음과 같은 편지를 소개합니다.

"조금이나마 도움이 됐으면 하는 심정에서 이글을 올립니다.

저는 시중에 나와 있는 알칼리 환원수 제품이 생긴 모양이 같다고 모두가 똑같은 것이 아니라는 것을 알게 되었습니다.

2년 전 당시 저는 병원과 약으로 힘겹게 살아가고 있을 때였죠. 변비가 심하고 불면증에 시달리고 지방간 수치가 높고 신장염이 자주 생기고 관절염이 심해서 집안일은 엄두도 못 낼 상황이고 알러지가 심해서 공기가 나쁜 곳은 잘 가지도 못하는 등, 건강 상태는 최악이었죠. 그때 교수님을 만나게 되었고, 교수님께서 주신 자연미네랄 물질로 물을 만들어 마셨어요.

교수님의 물을 마신 결과 지난해 말에는 저는 병원도 안 가고 약도 전혀 안 먹고 지낼 수 있을 정도로 몸이 좋아졌지요. 저를 알고 계신 주변분 모두가 좋아졌다는 것을 확인할 수 있을 정도였으니까요. 얼굴을 보면 건강한 사람처럼 정말 색이 환하게 밝아지고 건강해 보이거든요.

그렇게 물을 마시던 중 올 3월경 시중에 판매되고 있는 알칼리 환원수를 만든다는 제품을 선물 받았어요. 저는 그 제품이 교수님이 개발하신 물질과 똑같은 물질이라고 하니까 평상시대로 열심히 마셨죠. 그러나 결과는 너무도 많이 차이가 나더군요. 정말 믿기 어려울 정도였어요. 불과 3~4개월 만에 변비가 다시 생기고 불면증이 심해서 새벽 5~6시까지 꼬박 밤을 새우는 날이 점점 늘어나고 신장염이 심해져서 병원을 밥 먹듯이 드나들고 점점 건강이 악화되기 시작했어요.

저는 아무래도 물이 문제인 것 같아서 교수님께 전화 드렸더니 다시 자연미네랄 물질을 보내 주셨어요. 다시 물을 마시자마자 바로 잠을 잘 잘 수 있게 되었고, 이틀 만에 변비도 사라지고, 이제는 신장염도 멎은 것 같아요. 나머지 부분도 조금씩 조금씩 좋아지고 있어요.

교수님 제 건강을 다시 찾게 해 주셔서 정말 감사합니다. 다시 한 번 생각해 봐도 정말 물은 중요한 것 같아요. 우리가 매일 마시는 물이지만 물에 따라서 얼마나 큰 변화가 일어나는지 저는 직접 느꼈으니까요. 다른 분들은 저 같은 실수 안 하셨으면 하는 마음에서 이 글을 올립니다. 조금이나마 도움이 되길 바라는 마음에서…… 절대 무늬만 같다고 똑같은 것은 아니란 것을……."

"지난 9월 4일 학교로 찾아뵈었던 L입니다. 대화 중 제가 심한 불면증에 시달리고 있다는 말씀에 선뜻 내어주신 자연미네랄로 물을 만들어 1주일간 음용하였습니다.

내심 효과에 대한 믿음이 있어서라기보다 더 나빠지기야 하겠는가라는 생각에 받아와서 음용을 시작했는데 3~4일 후부터 수면 중에 자주 깨는 일이 줄어들더니 어제는 정말 쾌적한 수면을 할 수 있었습니다. 얼마 만인지도 모르겠군요.

그저 스트레스가 많고 원래 푹 자지 못하는 체질이라고 생각하고 잠이 안 오면 술이나 약의 도움을 받곤 했는데 이제는 교수님의 자연미네랄 덕분에 잘 잘 수 있게 된 것 같습니다. 정말 감사합니다. 좀 더 많은 사람들이 도움을 받을 수 있도록 열심히 홍보하겠습니다. L 드림."

알칼리 환원수는 분명히 치유능력이 있는 뛰어난 물입니다. 전기분해 알칼리 환원수도 병을 치료하는 뛰어난 능력이 있습니다. 시중의 미네랄을 이용한 알칼리 환원수도 마찬가지입니다. 하지만 불면증을 치료하지는 않습니다.

자연미네랄은 알칼리 환원수를 만들기도 하지만 동시에 자연치유력과 인체에 이로운 정보를 담았습니다. 그렇기 때문에 물을 마시고 불면증마저도 사라질 수 있는 것입니다.

마음을 위로하는 자연미네랄

"지난 토요일 오후 보도블록 파인데 빠져 발목을 크게 접질려 그 자리에서 주저앉았다가 겨우 집에 왔지요. 병원에도 못 가고 얼음찜질에다 고약을 파스처럼 부쳐놓고 자연미네랄 물을 따뜻이 데워 약처럼 계속 마셨지요. 자고 일어나서 살짝 걸어보니 신기하게도 부기는 약간 있는데 걷는 데 지장이 없더군요. 병원도 한의원도 가지 않고 나았답니다. 피가 맑아지니 면역력이 생기나 봅니다. 그리고 숙변이 그렇게 빠지더군요. 저는 하루 8잔 이상 마시면서 몸 상태가 호전되는 체험을 했고, 너무 기쁩니다. 그리고 항상 당이 올라가면 어떻게 하나 걱정을 했는데 물을 마시고 나서는 마음이 편해져서 쓸데없는 걱정에서 놓여났답니다."

"선생님 자연미네랄 물을 마신 지 일 년이 되어갑니다. 아내의 몸이 약해서 물을 마시기 시작했지만 지금은 제가 가장 큰 수혜자라고 생각합니다. 저도 물을 마시면서 서서히 건강해져 갔고 마음도 밝아지는 것을 느꼈습니다. 작년에 신경을 쓸 일이 많아서 온갖 스트레스에 시달리다가 밤이 되면 목이 말라서 잠을 이룰 수 없는 지경이 되었습니다. 한의사인 친구는 큰 병은 아닌 것 같으니까 좀 쉬라고 하더군요. 그래서 특별한 치료 없이 물만 열심히 마시다가 자연스레 건강을 찾게 되었습니다. 정확한 원인은 모르지만 스트레스로 인해 간이 나빠진 것 같습니다. 물 한잔을 마실 때마다 소중히 생각했는데 그런 하루하루 가운데 제 마음도 더불어 밝아진 것 같습니다. 올해는 20여 년간 마셨던 술을 그만두었고 가족들과 더 많이 웃으면서 삽니다. 빛은 어둠을 밝힌다고 하였는데 물을 통해 그런 고마운 마음을 얻었습니다. 선생님 새해에도 항상 건강하시고 선생님의 바램이 널리 환하게 비추기를 바랍니다."

"지금까지 3개월 20여 일째 물을 하루에 3리터 이상씩 마시는데 그래서 그런지 종전과는 달리 마음이 밝고 상쾌하고 명랑해졌다는 것입니다. 노인이란 원래 노인성 우울증이 있게 마련이고 그래서 뭘 봐도 신나지 않는 시큰둥한 것이 일반적입니다. 게다가 나는 젊은 시절에도 사물을 밝게 보지 않는 성격이어서 많이 우울한 편이었습니다. 그러던 것이 요즈음 새로운 변화를 체험하고 있는 것이지요.
어떤 기전으로 나 같은 노인에게도 우울증 대신 명랑함으로 변화하는지 궁금합니다."

불면증뿐 아니라 많은 분들이 마음이 편해지고 명랑해지고 쓸데없는 걱정을 하지 않게 되었다고 합니다. 몸과 마음이 따로 있는 것이 아닙니다. 건강한 몸에 건강한 마음이 깃들고, 건강한 마음이 건강한 몸을 만듭니다. 자연미네랄은 마음과 몸을 모두 건강하게 해 줍니다.

자연치유력이 담겨있는 자연미네랄

초기에 개발한 자연미네랄은 마인큐(MINEQ:Minerals with Information and Natural Energy with Quantum)라고 이름 지었습니다. 자연의 에너지

와 인체에 이로운 정보를 담은 미네랄이라는 뜻입니다. Q는 연속적인 변화가 아니라 큰 도약을 의미합니다. 기존과학의 연장선에 서 있지 않고 새로운 과학을 연다는 의미를 담은 셈이지요. 그후 새롭게 발전시킨 자연미네랄은 유(癒)엠(UM: Healing Mineral, 혹은 Ultimate Mineral)라고 이름 지었습니다. 치유의 미네랄, 궁극의 미네랄이라는 뜻입니다.

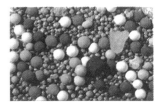
알칼리 환원수를 만들어주는 자연미네랄

유엠과 마인큐 모두 물에 녹아서 미네랄이 풍부한 알칼리성의 환원력을 갖는 물을 형성할 뿐 아니라, 인체에 이로운 정보 파동을 담고 있습니다. 그리고 자연미네랄에 담겨있는 정보 파동에 의해서 물은 6각수가 풍부한 구조로 변합니다. 그동안 자연미네랄은 계속 진화해왔으며, 앞으로도 계속 진화할 것입니다.

물은 기억을 합니다. 그 부분은 물 연구에서 가장 어려운 부분이지만 나는 딸의 특별한 질환을 통해서 물이 기억한다는 것부터 체험하게 되었습니다. 처음 내가 접한 물은 전기분해 알칼리수였지만 물은 전자파도 기억하고 전기분해의 과정도 기억하기 때문에 전기분해 방식 대신에 자연미네랄로 알칼리 환원수를 만드는 방법들을 개발했던 것입니다. 하지만 자연계의 미네랄도 모두 인체에 이로운 정보만을 갖고 있지는 않습니다. 유엠과 마인큐에는 인체에 이로운 자연의 에너지를 담고 있는 미네랄들을 선별하였고, 자연치유력을 증가시키는 정보 파동을 담았습니다. 그렇기 때문에 마음에도 영향을 줄 수 있는 것입니다.

O링 테스트나 펜듈럼, L-로드 등을 사용하실 수 있는 분들은 자연미네랄에 담겨있는 에너지를 직접 확인하실 수 있을 것입니다.

자연미네랄에 담겨있는 에너지는 단지 강할 뿐 아니라 인체와 조화를 이루고 있습니다.

자연미네랄의 다양한 용도

자연미네랄은 마시는 용도 외에도 다양하게 사용되고 있습니다. 다음 글은 자발적으로 만들어진 김현원 교수 서포트 카페 (http://cafe.daum.net/khwsupport)에 올라온 글입니다.

제가 마인큐 신봉자(?)가 되다 보니 이런저런 실험하는 재미에 빠졌더랬습니다. 지금은 좀 바빠서 못하고 있는데요.

1. 밥을 맛있게 해줍니다. 국물이 빠르게 진하게 우러나오고 야채가 파랗게 삶아집니다. 그리고 고기의 기름기가 쉽게 제거됩니다. 고기 핏물 빼는데 너무 좋아요. 소고기든 돼지고기든 잘 빠지고 요리했을 때 냄새도 안 나요.
2. 차 마실 때 물을 뜨겁게 안 데워도 찻물이 잘 우러나와서 좋아요. 2리터 물병에 녹차팩을 한 개만 넣어도 녹차가 충분히 우러나옵니다. 그리고 차나 커피의 맛을 깊이 있게 해 줍니다.
3. 책에선가 게시판에선가 읽었는데 잔류농약을 제거해준다고 했던 거 같아서 아이 먹일 과일, 특히 딸기는 수돗물로 씻었다가 마인큐 물에 한 10분 정도 담갔다가 줘요. 근데 약 냄새가 안 나고, 향이 좀 진해지는 듯…… 했어요. (요건 개인차도 있고, 딸기마다 다르겠죠?)
4. 광택 잃은 목걸이를 물에 담가놨더니 치약으로 닦을 때처럼 반짝거려요.
5. 우리 집에 수경 재배하는 개운죽이 있는데 보기는 좋아도 매일 물 갈아줄 일이 귀찮았거든요. 근데 먹고 남은 마인큐 물을 넣어줬더니 병

에 물때도 안 끼고 일주일은 거뜬하더군요. 더 넘겨도 될 거 같지만, 그래도 새 물을 넣어 줘야겠기에 일주일에 한 번은 갈아줘요

6. 동치미국은 시간이 지나면 좀 짜지면서 쉬어지는데 특히 반찬통에 담긴 건 이틀을 못 가죠. 쉰내 나서……. 근데 새로 썰어놓은 동치미 국물에 마인큐 물을 반 정도 넣으면 먹으면서 쉬지 않고 싱싱함이 오래 가더군요.

잘 쓰고 있죠? ^^ 그리고 참…… 술 해독에 짱이더군요. 숙취로 골 때리는 게 확 줄고, 속도 안 아프고 빨리 깨는 거 같아요. 요건 애 아빠랑 동감 ^^

다음은 게시판에 올라온 글입니다.

"마인큐를 사용한 지 1년 7개월 정도 되는 것 같네요. 사실 특별히 증상은 없었기 때문에 뭐가 좋아졌다는 말은 할 수 없지만 항상 마인큐 물을 마시는 게 당연하고 자연스럽답니다. 마인큐 물로 식수, 조리 모든 용도로 사용하고 있어요.
1년 지난 마인큐를 버리기 아까워 다른 물통에 모두 모아 화분에 물주기, 어항 물 갈아주기, 가습기 물 채우기(지금은 가습기용 마인큐를 따로 쓰고 있음), 채소 헹굼 물로 쓰고 있어요.
어항 물로 괜찮은지도 궁금합니다. 물고기한테 좋은 건지(사람한테 좋은 거니 물고기한테 부어주고 있긴 한데……) 궁금합니다. *^^*"

다른 회원의 답변입니다.

"열대어를 기르고 있답니다. (지가 이름에 약함)
예전에 수돗물로 기를 때는 물갈이할 때 중화제를 항상 넣어야 하는 번거로움도 있었고 특히, 날짜가 지날수록 고기들의 분비물과 더불어 물

에서도 화장실 냄새(?)가 나곤 했죠.

마인큐 물로 바꾸고 난 후 일단 중화제를 넣어줄 필요가 없게 되었고, 희한하게도 물고기 분비물도 청록색에서 갈색에 가깝게 변하고 잘 보이지도 않게 되었구요.(고기나 사람이나 마인큐 물을 먹어야 함을 반증!!) 게다가 역한 냄새도 사라졌답니다.

마인큐~ 사용처의 끝은 어드메일런지 ^^"

역시 열대어 관련 다른 회원분의 글입니다.

"저는 열대어 항아리로 확신을 했습지요. 지금 일 년이 넘어가고 있습니다. 청소도 필요 없고 물갈이도 필요 없고 그저 증발하는 양만큼 보충수만 넣어줍니다. 다 먹고 난 유엠 알갱이[6개월 지난 것들]로 밑바닥이 꽉 차서 이젠 흙은 아예 보이지도 않지요. 아들이 관리하던 열대어 항아리를 아들 군대 가면서 제가 물려받았는데 휴가 나온 아들이 반신반의 신기해하면서도 정말인가 싶은가봅니다. 대게의 물고기들은 길게 살아야 이년인데 이년이 훨씬 넘은 것들도 아직 많이 살아있고 새우들의 숫자가 눈에 띠게 불어난 것을 보면서 엄마도 물 생활 실력 좋다고 칭찬받았어요. ㅎㅎ."

행복한 장미

다음 글 역시 서포트 카페(http://cafe.daum.net/khwsupport)에 올라온 글입니다.

"초등가족들에게 유엠의 효과를 입증해보이기 위해 일주일동안 장미꽃 실험을 했는데요. 왼쪽이 유엠을 넣은 물병입니다. 첫날에서 3일째까지

는 별 차이가 없지만 애초에 유엠물의 장미꽃이 더 오래 갈 줄은 알았지
만 막상 확인해보니 차이가 많이 나더군요.
유엠 효과 확실합니다. 감사히 잘 마시겠습니다. ^-^"

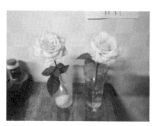

3일

다음에서 위 글에 달린 여러 개의 댓글 중 하나를 소개합니다.

꽃병속의 활짝 핀 나리꽃의 곁가지에 난 봉우리는 보통 말라서 시들어
버립니다. 꽃이 지고난 후 봉우리를 잘라서 작은 컵에 꽂아 놓았었습니
다. 물론 유엠 물에…… 봉우리가 커지더니 활짝 피어났습니다. 예쁘
게…… 제 남편이 지켜보았죠. 혼자 맹물 마시던 남편이 유엠 물 마시
기 시작했습니다. 카드도 거부하지 않고요. 챙겨서 가슴에 넣고 나갔습니
다. ㅎㅎㅎ 애들 아토피도 많이 좋아졌습니다. 교수님 감사합니다.

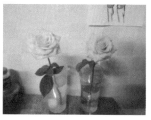

4일

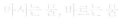
마시는 물, 바르는 물

자연미네랄 물을 목욕용으로 사용하시는 분도 있습니다.

"초등학교 1학년인 아들이 있습니다. 여름만 되면 아토피로 인하여 매
년 약을 바르고 있습니다. 요료법이 효과가 있다고 하여 2년 전 여름에
는 효과를 보았습니다.

아들의 오줌을 받아서 7일간 숙성시킨 다음 무릎 뒤 환부에 매일 저녁
자기 전에 소량을 적셔서 마를 때까지 제가 직접 마사지해 주었습니다.
3일 만에 상처가 났고 5일이 지나니 환부가 없어졌습니다. 그러나 매 여
름만 되면 다시 아토피로 인하여 밤에 잠을 못 자고 긁적긁적합니다.
올 여름도 마찬가지입니다. 작년까지는 요료법으로 치료하였으나 이제
는 아들이 오줌냄새가 싫다면서 요료법을 거부합니다. 얼마 전 구성애

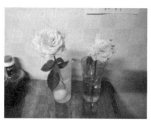

5일

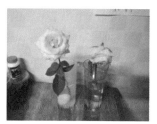

6일

선생님께서 선물로 마인큐를 주셨습니다. 제가 피곤에 쩔어 있는 모습이 안타까워 보이셨나 봅니다.

저의 간 수치(r-GPT)가 꼭 음주하는 사람처럼 95 이상이었습니다(전 술을 못 마십니다). 자연미네랄을 사용한 지는 3주가 되어갑니다. 물맛이 좋아서 계속 마시는데 어려움이 없었습니다.

일단 제 몸은 활기를 찾았습니다. 저 혼자 먹기 아까워서 500㎖ 병에 자연미네랄을 항상 가지고 출퇴근합니다. 낮에는 회사에 나와서 마시고 퇴근해서는 집에서 낮 동안 아이들이 마실 물을 계속 만들어 놓습니다. 일요일 오후 아이들이 신나게 놀고 나서 땀을 많이 흘렸기에 목욕을 하라고 했습니다. 아이들이 밖에 나가기 전에 욕조에 자연미네랄을 넣고 욕조의 1/4가량 찬물을 채워두었습니다. 그리고 아이들이 욕조에 들어가기 전에 자연미네랄을 빼서 제 물병에 옮겨 놓고 뜨거운 물을 욕조에 채웠습니다.

아이들은 미지근한 물에서 엄청 신나게 놀았습니다. 약 30분 정도 목욕을 하고 나온 아이들의 피부는 매끄러웠습니다. 물론 일부러 비누칠은 하지 않았습니다. 그냥 물에서 놀다가 나와 수건으로 닦아 주기만 했습니다. 바디크린저도 욕조에서 사용하지 않았으며 바디크림도 바르지 않았습니다.

아이들이 나온 후 온기가 남아 있는 욕탕에 저희 부부도 같이 목욕을 하고 나왔습니다. 물론 저희 부부도 바디크린저도 욕조에서 사용하지 않았으며 바디크림도 바르지 않았습니다. 그런데 좀 까칠하던 저희 부부의 피부가 온천에 갔다 온 것처럼 너무 매끄러웠습니다. 제 고향이 부산 해운대라서 온천욕이 어떤 것인지 조금 알거든요. 거기다가 밤에 한 시간 간격으로 깨서 간지럽다고 무릎 뒤를 긁던 아들이 한 번도 깨지 않고 편안하게 잠을 잘 수가 있었습니다.

설마 하고 다음 날은 하지 않았더니 여지없이 밤에 잠을 깨서는 긁적긁적…… 자연미네랄 물로 목욕을 하고 나면 그날은 잠을 잘 자고 피부도 매끄럽다는 것을 느낍니다. 지금은 아들이 어쩌다가 자연미네랄 물로

수돗물의 잔류 염소를 제거하는 자연미네랄

우리가 마시고 있는 수돗물은 하천의 물을 정수한 것입니다. 오염된 하천물을 정수해서 수돗물로 사용하기 위해서 수도국에서는 물속에 있는 각종 이물질, 부유물질 등을 침전시킨 후 다량의 염소 물질(차아염소산, HOCl)을 투입해서 물속의 각종 세균들을 제거합니다. 이 염소 물질이 바로 수돗물에서 나는 약품냄새의 원인입니다 하지만 이렇게 투입된 염소 물질과 물속에 녹아있는 유지물질들이 반응해 트리할로메탄과 같은 발암성 물질을 형성하기도 합니다. 수돗물의 트리할로메탄은 뚜껑을 열고 물을 5분 이상 끓여야 제거될 수 있습니다.

더구나 수돗물에 투입된 염소 물질은 역할을 다한 후에도 제거되지 않은 상태로 가정까지 옵니다. 실제로 수돗물이 돌연변이를 유발하는 능력을 측정해본 결과, 대도시의 수돗물에서 특히 높은 수치가 나왔습니다. 이것은 오염이 심한 물일수록 염소를 많이 투입함으로써 오염물질과 염소 물질 사이에 일어나는 상승작용이라고 볼 수 있습니다.

수돗물의 잔류염소는 물맛을 쓰게 하며, 체내에 들어와서는 인체와 공생하는 장내 미생물의 생존을 위협할 뿐 아니라, 산화력으로 장내 미생물을 이상 발효하도록 합니다.

잔류염소의 산화력은 비타민C를 순식간에 파괴하며, 녹차의 성분들을 파괴하고, 세균을 죽이기까지 할 뿐 아니라, 인체 내 효소의 활성을 저하시킵니다. 잔류염소는 피부에 닿으면 피부세포를 파괴하기도 합니다. 더구나 따뜻한 물은 피부의 모공을 넓히기 때문에 잔류염소는 샤워하는 동안 민감한 피부를 통해서도 흡수될 것입니다.

자연미네랄은 샤워용 필터로도 개발할 수 있습니다. 자연미네랄의 환원력은 샤워하거나 목욕하는 동안에도 잔류염소의 피해를 줄일 수 있을 것입니다.

목욕을 하지만 피부가 많이 좋아졌습니다."

카페의 또 다른 회원 분은 정보미네랄로 샤워를 할 때 정보파동의 효과가 피부를 통해서 나타난다고 보고해왔습니다.

> "두뇌활성용 유엠 물로 샤워를 하고 나면, 술 마신 후에 해독이 굉장히 빨라지고, 피로할 때 피로회복 속도 증진에도 매우 좋습니다.
> 오늘의 제 경우는 5.5시간 자고 한 시간 운동하고 8시간 연속으로 수업 듣고 그 중에서 두 시간은 골프 수업이라 계속 공 치고…… 택배 부치느라 여기저기 돌아다니고 기진한 상태(이전이면 한 시간 자야하는 상태)에서 샤워하니, 확 회복 됩니다.
> 유엠 물 샤워를 하지 않으면, 저녁때 술을 마시고 나서 다음 날 점심까지 갈 술 섭취의 해악이, 유엠물 샤워 이후 2~3시간 안으로 사라짐. 유엠 물 경구 복용으로는 유엠물 샤워의 효과를 따라가기가 불가능 함"

역삼투압 물과 자연미네랄

우리나라 정수기의 90%가 역삼투압 방식을 택하고 있습니다. 역삼투압 방식은 인체에 해로운 중금속과 오염물질을 제거하는 데는 탁월한 능력을 발휘합니다. 하지만 동시에 역삼투압 정수기는 인체에 필요한 미네랄들마저 제거하기 때문에, 인체는 미네랄 결핍 상태에 쉽게 빠질 수 있습니다. 그렇지 않아도 현대인은 화학비료로 인하여 미네랄의 순환이 차단된 농산물을 먹는 환경 속에서 미네랄 부족이 초래될 수 있습니다. 미네랄 부족은 다양한 당뇨와 고혈압을 비롯한 다양한 만성적인 질환들의 원인이 됩니다. 하지만 역삼투압 물도 자연미네랄과 만나면 생명의 물로 변합니다. 자연미네랄과 접촉한 역삼투압 물은 미네랄이 풍부한 알칼리성의 환원수로 변할 뿐 아니라, 인체를 이롭게 하는 정보를 담고 있습니다.

항암 효과와 항당뇨 효과를 보여주었던 나의 동물실험결과도 역삼투압 물을 사용한 결과입니다.

실제로 많은 사람들이 역삼투압 정수기를 사용하고 있지만 자연미네랄을 함께 사용하기 시작하면서 기능성을 체험합니다. 역삼투압 물도 자연미네랄을 만나면 생명의 물로 변한다는 것을 보여줍니다.

가축을 건강하게 하는 물

자연미네랄은 동물을 건강하게 하는데도 사용됩니다. 자연미네랄을 축산농가에 사용해 보았습니다. 충남 당진의 양계장에서 미네랄 알칼리 환원수를 이용해서 십만 마리 정도의 닭을 사육한 결과, 폐사율이 현저하게 떨어지고(94.5%→99.3%), 닭의 무게가 증가하며 육질이 향상하는 것이 관찰되었습니다.(평균 1400그램→1720그램) 가슴근육과 다리 부위의 근육을 채취하여 성분을 분석한 결과 단백질의 양은 약 10% 증가하였으나 지방성분(6.6g→4.6g/100g)과 콜레스테롤(74.1g→68.4g/100g)의 양은 감소하였습니다. 하지만 인체에 유익한 이중결합이 많은 다가불포화 지방산은 오히려 증가하였습니다. 뿐만 아니라 미네랄 환원수를 산란계에 마시게 한 결과, 껍질이 두꺼워지고 노른자의 무게가 감소되는 것이 관찰되

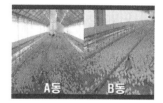
알칼리 환원수를 이용한 닭의 사육 실험

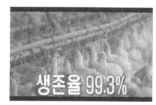

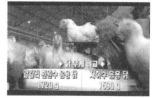
알칼리 환원수로 사육한 닭은 생존율과 무게가 월등히 높습니다.

좋은 물과 좋은 사료,
그리고 노블러드(no blood)

백금식 씨는 노블러드 방식이라는 매우 독특한 도축방법을 개발했습니다.

이스라엘에서는 일 년에 수백만 명의 성인 남자들이 예루살렘의 성전을 찾아와서 양을 제물로 바칩니다. 말이 성전이지 수백만 마리의 양을 도축하는 장면은 생각만 해도 끔찍합니다. 구약에는 동물의 피를 먹는 것을 금했습니다. 그래서 성전에서 동물을 고통 없이 죽이면서 혈액이 모두 빠져나오는 방법을 개발되었다고 합니다. 이스라엘 사람들이 로마에 저항하던 마사다에서 마지막 항전 후 모두 자살할 때도 같은 방법을 사용했다고 합니다.

백금식 씨는 소에게 빨리 삶의 의지를 포기하게 하는 독특한 방식을 사용합니다. 그런데 그렇게 할 때 소의 말초혈관에 있는 혈액을 포함해서 모든 혈액이 불과 5초 안에 모두 다 빠져나옵니다. 이스라엘의 방법과도 비교할 수 없이 빠르다고 합니다. 그런데 혈액이 모두 빠져나온 고기의 무게가 오히려 더 많이 나가는 이해하기 어려운 일이 일어났습니다. 동물이 죽을 때 받는 스트레스에 의해서 세포 내의 독성물질들이 혈액으로 빠져나가기 때문이라고 백금식 씨는 설명합니다. 스트레스를 받지 않고 죽은 동물의 경우는 세포가 전혀 파괴되지 않는다고 합니다.

노블러드 방식으로 도축한 고기는 오래 보관해도 상하지도 않았고, 불판에서 구울 때 그을음도 생기지 않았습니다. 맛도 기존의 방식으로 도축한 고기와 비교할 수 없을 정도로 맛있었습니다.

백금식 씨와 절친한 친구인 박종식 씨는 사람이 아니라 소에 유기농 사료를 공급합니다. 박종식 씨는 유기농 사료 외에 소에 좋은 물을 먹이는 것이 매우 중요하다고 생각해서 백금식 씨와 함께 나를 찾아왔습니다. 자연미네랄 환원수와 유기농 사료를 먹고 자란 소, 그리고 스트레스 없이 노블러드 방식으로 도축한 독소가 전혀 없는 소, 생각만 해도 대단할 것 같습니다.

백금식 씨와 박종식 씨 모두 대단한 분들입니다. 한국의 축산이 나아가야 할 방향을 제시하고 있습니다.

었습니다. 그 외에도 자연미네랄 알칼리 환원수를 마신 젖소의 경우는 우유의 체세포의 수치가 감소하고 단백질의 양이 증가해서 우유의 등급이 상승될 수 있었습니다.

정보마늘

책이 마무리되어 편집하고 있을 때 다음과 같은 편지가 일본으로부터 왔습니다.

"김현원 교수님께
처음 뵙겠습니다. 이창환이라고 합니다. 다시 한 번 간략하게 경위를 설명 드리도록 하겠습니다.
제 여동생이 일본 후쿠오카시의 이마즈라는 곳에서 한국 식품을 취급하고 있습니다.
그냥 식당이 아니라 주식회사 체제로 종래에 없던 맛과 건강식품을 개발하자는 취지에서 이런저런 시행착오를 하고 있던 중에 냄새 없는 마늘 개발에 착수하게 되었습니다. 저는 컴퓨터 관련 업종에 종사하고 있어 음식이나 농산물에 관해서는 문외한입니다.
일본 사람들은 마늘이 몸에 좋은 줄은 알지만 먹는 데는 냄새와 강한 맛이 가장 문제가 됩니다. 그래서 먼저 해 본 실험이 수경재배입니다만 보통 물은 싹도 제대로 안 나고 썩어버린다고 합니다.
다음에 해 본 실험이 전해환원수입니다. 이 경우에는 마늘이 냄새가 없어지고 잘 자라기는 하나 마늘의 맛이 없었습니다. 그래서 제 동생이 이런저런 효소와 영양소를 첨가해서 냄새도 안 나고 마늘의 맛과 성분은 남아있는 야채형 마늘의 개발에 성공했습니다.
그러나 재배하는데 너무나 손이 많이 가서 상품화하기가 곤란하다는 난관에 부닥쳤습니다. 제가 우연히 그 이야기를 듣고 교수님의 물이야기를 했습니다.

저도 물을 마셔 봐서 효과를 알고 있습니다. 무엇보다도 변에서 냄새가 안 나고 소화가 잘 되어서 속이 편하다는 사실에 착목했습니다.

일단 당뇨와 비만방지용의 정보유엠을 가지고 바로 실험에 착수했는데 결과는 대성공이었습니다.

보통 싹이 나는데 일주일 이상 걸리는데 3일 정도 만에 싹이 났습니다. 냄새가 없고 그러면서 이전 이상으로 건강한 마늘이 되었습니다. 어떤 성분이 마늘을 그렇게 만들었는지는 사실 모르고 있습니다.

특징적인 것은 마늘이 어떤 성분을 흡수하는가에 따라 금방 인체에 반응이 온다는 것입니다. 식물이 어떤 형태로인가 흡수해서 축적하고 있는 것을 사람이 한꺼번에 섭취해서 그런 것으로 추측하고 있습니다만 그 부분도 정확하게 어떤 성분인지는 모르고 있습니다.

현재 제 동생이 운영하고 있는 키무치마마 주식회사에서 주문생산과 흑마늘 쨈 등의 인터넷판매 등에 대비한 대량생산 준비를 하고 있습니다. 교수님의 물이 확보되면 당장에 착수할 작정으로 있습니다.

저희들의 구상은 두 가지 형태입니다.

다양한 기능성을 갖는 마늘제품을 만들 수 있을 것으로 생각합니다. 첫 번째 전체적으로 비만개선과 피로회복 효과를 볼 수 있도록 한다는 것을 컨셉으로 하고 있습니다. 그리고 두 번째는 가게에서 직접 대면하는 사람들을 상대로 하는 컨셉들입니다. 가량 당뇨가 있는 분들에게 이런 혈당을 낮추는 마늘제품, 수험생에게는 두뇌를 활성화시키는 마늘제품이라는 식의 컨셉입니다."

이창환님은 정보미네랄을 사용했을 때 정보미네랄의 기능성이 정보미네랄 물로 키운 마늘에서도 나타나는 것을 확인하고, 정보미네랄의 어떤 성분이 그런 역할을 하는지 궁금해 하고 있습니다. 하지만 이것은 정보미네랄의 물질로서의 성분이 아니라 정보미네랄에 담긴 정보파동이 마늘에까지 전달되어 정보마늘의 효과를 나타낸다는 것을 의미하는 것입니다. 더 자세하게 효과를 살펴봐야겠지만 농축산물에 정보로서 필요한 기능성을 담을 수 있다면 농업계의 가히 혁명이라고 할 수 있을 것입니다.

건물의 물탱크를 변화시키다

자연미네랄은 다양하게 사용될 수 있습니다. 예를 들어서 건물 옥상의 물탱크는 매우 더럽다고 합니다. 제가 사는 아파트도 일 년에 한 번 매년 보일러를 청소하는 동안 열흘 정도 온수를 사용하지 못합니다. 올해도 불편을 감수하다 온수가 다시 나오기 시작하면서 어떤 화학처리를 했는지 화학약품 냄새로 머리가 아픕니다.

자연미네랄을 아파트의 물탱크에 사용하면 물때가 생기지 않기 때문에 물탱크의 청소가 필요 없을 것입니다. 파이프의 수명도 더 오래갈 것입니다. 아파트나 산업현장에서 녹슨 파이프라인을 교체하는 것은 말할 것 없고, 녹을 제거하는 것도 많은 시간과 비용이 들 뿐 아니라, 건물의 수명이 파이프라인의 수명에 오히려 더 의존한다고 합니다.

하지만 자연미네랄 필터를 통과한 아파트의 전체 물이 사람을 건강하게 해 주는 기능성 물로 바뀌니 일석이조라고 하겠습니다.

음료에 사용되는 자연미네랄

최근 다양한 기능성 음료가 시장에 선을 보이고 있습니다. 음료에서 물이 차지하는 비중은 아무리 강조해도 지나치지 않을 것입니다. 살펴보았듯이 물 자체가 기능성을 보여줄 수 있기 때문입니다. 안타깝게도 음료회사에서는 물의 중요성을 간과하고 있습니다. 많은 음료회사가 물을 역삼투압 방식으로 정제한 후 다시 음료를 만들기도 합니다.

콜라나 사이다와 같은 청량음료는 물론 말할 것 없고 기능성 음료의 경우도 예외 없이 매우 낮은 산성을 띠고 있습니다. 콜라의 pH는 2.5, 사이다의 pH는 2.9, 심지어 미네랄이 풍부한 알칼리 음료라고 주장하는 스포츠음료도 실제로는 pH 4 이하의 산성입니다. 알칼리성 음료가 아니라 오히려 산성 음료라고 해야 할 것입니다.

자연미네랄을 이용한 알칼리 환원수를 음료에 사용한다면 음료의 기능성이 한층 더 강화될 것은 더 말한 나위 없습니다. 더구나 자연미네랄은 식물이나 한약재의 성분을 추출하는 뛰어난 효과를 보입니다. 예를 들어서 녹차를 우릴 때 자연미네랄을 사용하면 상온에서도 녹차를 잘 우릴 수 있습니다.

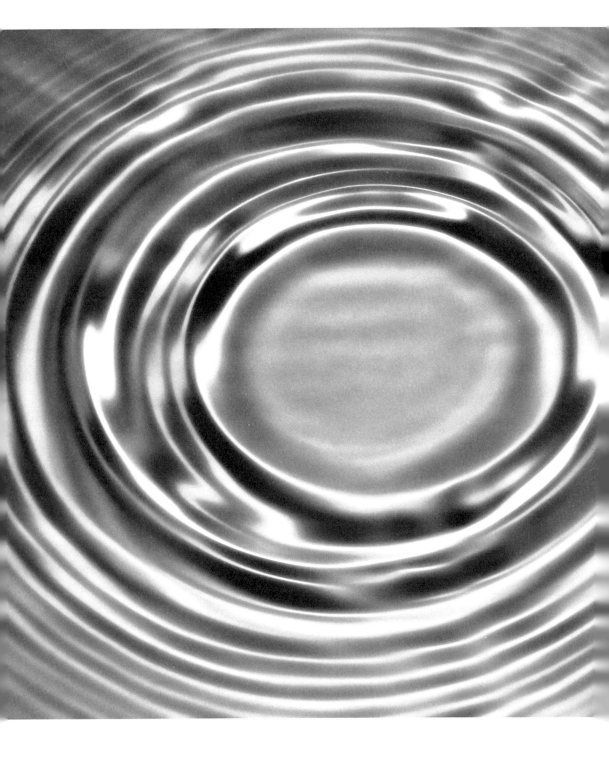

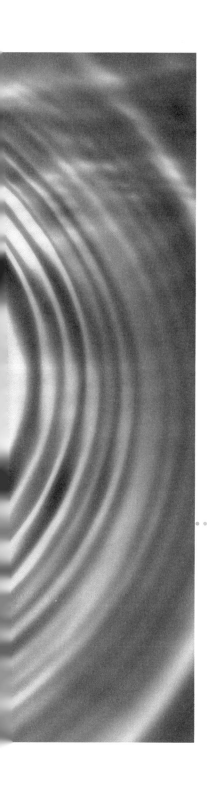

5부
좋은 정보를
담은 물

자정에 떠 놓은 정화수가 손바닥을 비비는 어머니의 마음을 담고 우주 저 멀리 단숨에 날아간다고 합니다. 나는 수호천사가 나를 찾아온 특별한 인연, 바로 내 딸을 통해서 기억하는 물의 위력을 세상의 누구보다 많이 체험했습니다. '기억하는 물'은 벽에 부딪힌 듯한 현대의학에 새로운 돌파구를 열 것으로 생각됩니다.

물의 기억력

동의보감의 33가지 다른 물

동의보감은 물을 기운에 따라 33가지로 구분하고 있습니다. 예를 들어 새벽에 제일 먼저 길은 우물물을 뜻하는 정화수(井華水)에는 하늘의 정기가 모여 있으며 성질은 평하고 맛은 달며 독은 없다고 표현합니다. 그 외에도 한천수, 국화수, 납설수, 춘우수, 추로수, 동상, 박, 하빙, 지장수, 방제수, 매우수, 반천하수, 옥유수, 모옥누수, 옥정수, 벽해수, 천리수, 감란수, 역류수, 순류수, 온천수, 냉천수, 장수, 지장수, 요수, 생숙탕, 열탕, 마비탕, 조사탕, 증기수, 동기상한, 취탕 등, 물을 과연 이렇게 다양하게 구별하는 것이 가능한가 할 정도로 우리 조상들은 물을 기운에 따라 분류하였습니다. 물에서 오염물질을 제거하는 것을 궁극적인 목표로 삼고 있는 현대인들은 물에 기운이 담긴다는 사실을 이해할 수 없었고 무시했습니다. 하지만 다음에 살펴보듯이 최근 많은 과학자들에 의해 물에 구체적인 정보가 담길 수 있다는 사실들이 객관적으로 밝혀지고 있습니다.

생숙탕과 지장수, 그리고 정화수

현대에도 쉽게 응용할 수 있는 동의보감의 물을 소개합니다.

생숙탕(음양탕)은 끓인 물과 찬물을 절반씩 섞은 물입니다. 생숙탕은 위장장애를 고쳐주며, 독이 들어있는 음식을 토해내고, 곽란을 다스릴 수 있다고 합니다. 도처에 냉온수기가 있는 요즈음 생숙탕은 만들기도 쉽습니다. 내장을 차게 해서 몸에 해로운 찬물 대신에 생숙탕을 권합니다.

지장수는 황토를 가라앉히고 위에 뜨는 물입니다. 지장수는 근심, 걱정에 시달리는 병과 여러 가지 독을 풀어준다고 합니다. 동의보감은 각종 독극물이나 독버섯, 복어 알을 먹고 죽어가는 사람에게 지장수 한 말 정도를 복용시키면 생명을 구할 수 있다고 기록하고 있습니다. 지장수의 기능성 역시, 현대에서도 다양하게 이용될 수 있을 것입니다. 자연미네랄에는 황토를 포함해서 다양한 인체에 이로운 자연계의 물질을 세라믹 볼의 형태로 만들어져 있습니다. 현대의 지장수라고 할 수 있겠습니다.

무엇보다도 가장 중요한 물은 바로 정화수일 것입니다. 자정에 떠 놓은 정화수가 손바닥을 비비는 어머니의 마음을 담고 우주 저 멀리까지 단숨에 날아간다고 하지요.

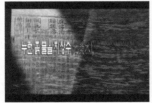 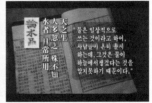

물을 33가지로 구분한 ≪동의보감≫

벵베니스트의 세상을 뒤바꾸는 실험

1988년 세계에서 가장 권위 있는 것으로 인정받고 있는 영국의 과학잡지 〈네이처〉지에 프랑스의 자크 벵베니스트 박사에 의해서 「IgE(면역글로불린E)에 대한 항원을 극도로 묽힌 희석액으로 유도한 항원·항체 반응」이라는 제목의 논문이 실리면서 과학계가 발칵 뒤집습니다. 현재 물리 법칙으로는 도저히 설명할 수 없는 내용을 담고 있었기 때문이었습니다. 대부분의 독자들께는 약간 어렵게 느껴지시겠지만, 그 내용의 일부를 다음에 간추려서 소개합니다.

바소필(염기성 과립구, 면역글로불린E를 함유하는 백혈구의 일종) 내부에는 알레르기를 유발하는 히스타민을 담고 있는 작은 입자들이 있다. 항원이 바소필의 표면에 결합하면 반응이 일어나 히스타민을 담고 있는 작은 입자가 부서져서 히스타민이 방출된다(탈과립). 바소필은 염색용 시약인 톨루이딘블루로 염색이 되지만, 히스타민이 방출될 때 그 입자는 색을 잃어버리게 된다. 놀라운 일은 항원을 점점 희석시켜서 10^{120}배까지 희석시켰을 때도 항원에 의해 나타나는 항원·항체 반응이 일어나서(히스타민이 방출되어) 색의 변화가 계속 일어난 것이다. 실제로 10^{120}배까지 희석한 용액에 항원은 한 개의 분자도 있을 수 없다. 즉, 항원분자가 한 개도 없는데도 불구하고 항원·항체 반응이 일어난 것이다. 그리고 신기하게도 이 항원·항체 반응은 희석할 때마다 흔들어 줄 경우에만 일어났다. 그것은 이 반응이 물질적인 것보다는 에너지적이라는 것을 말해준다.

벵베니스트의 논문에서 물질을 10^{120}배까지 희석하였다는 말은 태평양의 물 전체에 녹차 한 잔을 희석한 것보다도 더 묽혔다는 것을 의미합니다. 다시 말하면 물속에 분자가 하나도 없는데도 물이 분자의 구조를 기억해서 항원·항체 반응을 일으켰다는 것과 마찬가지입니다. 벵베니스트 박사는 이 결과를 항원의 구조가 물에 각인되어(imprinting) 물이 항원의 역할을 한다고 설명하였습니다.

다음은 벵베니스트의 실험에서 항원이 희석됨에 따라 나타나는 항체반응(탈과립)을 표시한 그래프입니다.

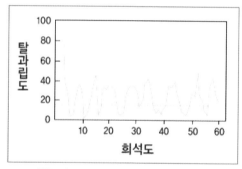

항원이 희석됨에 따라 나타나는 항체반응(탈과립)

그래프에서 물질이 없을 정도로 항원을 희석하여도 (100배 희석을 60번 반복=10^{120}) 항체반응이 나타나는 것을 볼 수 있습니다. 그리고 특이한 것은 항체반응의 효과가 항원의 희석 정도에 따라서 상승과 하락이 반복적으로 지속된다는 점입니다. 이것은 마치 파동과 같은 모습을 보여준다 할 수 있겠습니다. 다시 말하면, 희석이 진행됨에 따라, 특정 희석 농도에서는 효과가 강하게 나타나고, 또 어떤 농도에서는 효과가 거의 나타나지 않는 것입니다.

비타민C 없이 나타나는 비타민C의 성질

나도 생체정보 분석 방법을 이용하여 유사한 실험을 실시하였습니다. 비타민C를 계속 희석한 후, 비타민C의 생체정보 수치를 측정한 것입니다. 비타민C를 희석할 때는 전통적인 동종요법의 방법대로 격렬하게 흔들어주었습니다.

다음의 표는 비타민C의 희석 농도에 따른 물질로서의 비타민C의 양뿐 아니라 비타민C의 성질을 표현하는 생체정보를 함께 측정하여 비교하였습니다.

비타민C (물질)	비타민C (생체정보)
1 (타블렛)	3
10^{-3}	3
10^{-5}	5
10^{-7}	6
10^{-9}	1
10^{-11}	0
10^{-13}	4
10^{-15}	2
10^{-17}	1

비타민C 희석배수에 따른 생체정보 수치의 변화

물질로서의 비타민C의 농도가 희석되는 데도 비타민C의 생체

정보는 줄어들지 않고 오히려 늘어나다가 최대치에 이른 후 다시 최소치로 감소한 후, 다시 증가하는 모습을 보입니다. 이것은 벵베니스트 박사의 실험결과와도 일치합니다. 그의 논문에서 항원을 10^{120}배까지 희석하는 동안에 항체반응은 증가하여 최대치에 이르렀다가 다시 감소하여 최소치에 갔다가, 다시 증가와 감소를 반복하는 패턴을 보였습니다. 물질의 농도가 감소하면 그에 따른 반응은 감소하여야 하는 것이 과학의 상식입니다. 하지만 벵베니스트 박사와 나의 실험은 물질의 농도와 무관하게 측정되는 성질이 있음을 보여줍니다.

논문 이후의 논란

논문발표 이후 〈네이처〉에서는 유명한 마술사인 제임스 렌디가 포함된 조사단까지 파견하여 벵베니스트의 연구실을 방문, 재실험을 하였습니다. 총 7회의 실험 중 처음 4회에서는 같은 결과를 얻었지만, 그 후 실험 조건을 조사단이 바꾼 뒤에는 실험이 재현되지 않았기 때문에, 실험의 통계 처리에 문제가 있다는 결론을 내렸습니다. 그렇게 되자 벵베니스트는 연구비가 다 끊기고 1993년 국립의학연구소에서 면역의학부 책임자의 자리를 박탈당하였습니다.

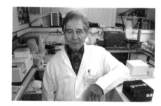

물이 특정 분자의 성질을 기억할 수 있다는 선구적인 연구를 했던 고 벵베니스트 박사

그 후 여러 다른 기관에서도 벵베니스트의 실험을 재현해 보았습니다. 1993년 런던의 유니버시티 칼리지(University College)에서 행한 실험에서는 벵베니스트와 같은 결과를 얻을 수 없었다고 발표하였습니다. 가장 최근, 2001년 3월 영국의 가디언 지는 벨기에

의 로버프로이드 교수 주도하에 프랑스, 이태리, 벨기에, 네덜란드의 독자적인 연구팀에서 벵베니스트와 유사한 실험을 재현한 결과 모두 벵베니스트와 동일한 결과를 얻을 수 있었음을 보도하고 있습니다. 연구팀 중 벨파스트의 퀸스 대학의 에니스(Ennis)는 이 실험이 틀렸음을 입증하기 위해서 이 실험에 참가하였습니다. 하지만 그녀의 실험실에서마저도 동일한 결과를 얻었습니다.

영국의 신문 '가디언(The Guardian)'은 이를 두고 벵베니스트가 틀렸다는 것을 증명하려고 하였다가 덫에 걸린 꼴이 되었다고 보도하였습니다.("Thanks for the memory: experiments have backed scientific "heresy", The Guardian 2001, 3.15) '가디언'은 또한 벵베니스트와 에니스의 실험결과가 옳다면 이것은 화학반응이나 생화학, 약학의 작용기전을 설명하는 데 있어서 지각변동과 같은 일이며 모든 교과서를 다시 써야 하는 일이라고 하였습니다. 이 결과를 전해 들은 벵베니스트 박사는 '이제야 그들은 12년 전 우리가 도달했던 지점에 도착했을 뿐'이라고 말하였습니다.

이 실험결과는 애초에 의도하지 않은 결과였기 때문에 떠들썩했던 출발과는 달리 2004년 뒤늦게 조용하게 〈네이처〉가 아니라 〈Inflammation Research(염증 연구)〉라는 유럽의 의학잡지에 발표되는 것으로 마무리되었습니다.

물에 물질의 정보가 담길 수 있다는 것은 더 이상 논쟁의 여지가 없을 정도로 이중맹검 방법에 의해서 명확하게 증명된 것입니다. '가디언'의 표현대로 물에 정보가 담긴다면 가히 의학계의 혁명이라고 할 수 있으며, 과학과 의학의 새로운 지평을 열 수 있을 것입니다. 하지만 아직도 의학계는 전혀 관심을 갖고 있지 않습니다.

벵베니스트는 독자적으로 물이 특정분자의 성질을 기억할 수 있다는 연구를 계속 진행 중, 2004년 10월 지병으로 사망하였습니다. 호르몬 질환으로 고생하는 딸을 둔 특별한 인연이 있어서 같은 연구를 뒤늦게 하면서 같은 어려움을 겪기도 했던 후배과학자로서 나는 벵베니스트 박사의 진실을 향한 열정과 용기에 존경과 찬사를 보냅니다.

독으로 병을 치료한다(以毒制毒), 동종요법(homeopathy)

사실 벵베니스트의 연구가 전혀 근거 없이 하늘에서 떨어진 것은 아닙니다. 서양에서는 18세기부터 전통적으로 '동종요법'이라는 치료법을 사용해 왔는데, 벵베니스트의 논문은 최초로 동종요법을 과학적으로 접근했다고 볼 수 있습니다.

예를 들어서 손을 따뜻하게 하기 위해서 난로의 열을 직접 쬘 수도 있지만 반대로 찬물을 이용할 수도 있습니다. 손을 찬물에 담그고 있다 빼면 초기에는 손이 창백한 빛을 띠며 차가워지지만 나중에는 오히려 더 붉어지고 열이 나게 됩니다. 동종요법은 이러한 이한치한(以寒治寒)과 같은 외부자극에 대한 인체의 '반작용'을 치료에 이용합니다. 현대의학과 같이 원래 병의 증상과 '반대되는 증상을 일으키는 물질'을 치료에 사용하는 이종요법(allopathy)원리와는 달리 '같은 증상을 유발하는 물질'을 사용하고 있기 때문에 동종요법(homeopathy)이라고 명명한 것입니다.

동종요법은 외부에서 적절한 자극을 주어서 인체에서 '반작용'

을 유발합니다. 환자가 앓는 질환의 상태를 유발할 수 있는 물질로 환자를 자극할 때, 인체는 곧 그 '반작용'의 상태를 유발하게 되어 병의 상태가 치유되는 방향으로 나아가는 것입니다. 다시 말하면 동종요법은 약으로 병의 상태를 직접 제거하려는 것이 아니라, 인체의 '반작용', 다시 말하면 '자연치유력'을 유발해서 스스로 병이 치료되게 하는 것입니다. 여기까지는 이해가 가지요? 어떻게 보면 한의학의 기본 개념과도 비슷한 것 같습니다.

물질 없이도 물질의 효과를 나타낸다?

그런데 인체에 소량으로 질병의 증세를 유발하는 물질('반작용'으로도 표현되는 '자연치유력'을 유발할 수 있는 물질)이 대부분 독극물이기 때문에, 비록 병을 치료할 수 있게 되더라도 그 독극물에 의한 피해가 더 클 수 있다면 사용할 수 없습니다. 그래서 동종요법은 독극물을 물리적으로 자극을 주면서(두드리거나 흔들어주면서) 희석하는 방법을 사용합니다.

그런데 놀랍게도 독극물을 여러 단계로 희석해서 독극물의 분자가 용액에 한 개도 남아 있지 않을 정도까지 희석해도 그 '반작용'을 유발하는 효과는 사라지지 않았고, 오히려 희석을 하면 할수록 증가하기까지 하는 것이 관찰됩니다.

물질의 양에 비해서 효과도 비례한다는 것은 현대과학의 상식입니다. 물질이 없는데도 물이 물질의 효과를 나타낸다는 동종요법의 원리는 현대 과학의 이론으로는 전혀 설명할 수가 없었기 때문에 정통 의학계에서는 그동안 무시될 수밖에 없었습니다.

230

벵베니스트의 논문은 바로 이러한 비과학적인 것으로만 알려져 왔던 동종요법의 근거를 제공한다는 점에서 큰 논란을 일으킨 것입니다.

디지털 바이올로지

벵베니스트는 파리 국립의학연구소에서 축출당한 후 계속 자신의 이론을 디지털 바이올로지(digital Biology)라는 이름으로 발전시켰습니다.

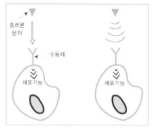

기존 이론(왼쪽)과 벵베니스트의 디지털 바이올로지 이론(오른쪽) 비교

다음 그림에서 볼 수 있는 것처럼 기존의 생각은 호르몬 분자가 세포막에 있는 수용체(receptor) 분자와 기하학적 형태가 짝이 맞아서 직접 물리적으로 접촉해야 세포 내로 신호가 전달된다고 생각한 반면에, 벵베니스트는 호르몬 분자가 독특한 진동을 하며 내는 파동이 물을 통해서 수용체에 전달되어 공진현상(resonance)을 일으키면 수용체에 구조적인 변형이 일어나서 신호가 전달된다고 생각하였습니다.

실제로 벵베니스트는 분자가 녹아 있는 수용액에서 나오는 특정 분자의 주파수가 있다고 가정하여 20-20000Hz의 음파를 기록할 수 있는 컴퓨터의 사운드블라스터 카드에 분자의 파동을 담고, 다시 그 파동을 컴퓨터에서 재현해서 물에 기록하였을 때, 물이 분자의 역할을 하는 것을 여러 가지 방법으로 보여주었습니다.

벵베니스트는 이러한 분자의 고유 파동이 디지털화해서 저장될 수 있기 때문에 이러한 개념의 새로운 학문이 태동해야 할 것으로 생각하고 디지털 바이올로지라고 명명하였습니다.

평균적으로 한 개의 단백질 분자 주위에 10만 개의 물 분자가 붙어 있습니다. 세포 내에서 단백질 분자들은 수영장에 떠다니는 몇 개의 테니스공처럼 이리저리 흘러다닙니다. 공끼리 만나기에는 시간이 많이 걸릴 것입니다. 만약 각 분자가 고유한 진동수의 파동을 갖고 있다면 서로 멀리 떨어져 있더라도 라디오가 특정 방송국의 주파수에 공조하듯 신호를 주고받을 수 있을 것입니다. 더구나 이 신호는 서로 공명하면서 쉽게 증폭될 수 있을 것입니다.

최근 2008년 HIV바이러스를 발견한 공로로 노벨의생리학상을 수상한 프랑스의 몽타니에 박사는 DNA의 파동이 물에 기억이 되며 물에 기억된 DNA의 파동은 전자기적으로도 측정이 가능한 실체이며, 실제 PCR(특정 DNA를 증폭하기 위한 일반적인 방법)에 의해서 물에 기억된 HIV DNA 파동으로부터 실제 HIV DNA을 만들 수 있었습니다. 이 실험에서 DNA를 전사하기 위해서 필자의 전사장치와 같이 지구공명주파수 7.8Hz을 이용했습니다. 몽타니에 박사는 '사이언스'와의 인터뷰에서 벵베니스트를 현대의 갈릴레이라고 표현하였으며, 프랑스에서는 더 이상 물의 기억력에 관한 연구비를 받을 수 없으며 이런 결과를 제대로 출간할 수 없는 프랑스를 비롯한 유럽의 상황을 지적테러(intellectual terror)라고 표현하였으며 앞으로 중국 상하이에서 연구를 진행하였을 예정임을 밝혔습니다.

디지털 바이올로지는 결국 물이 가장 중심에 있습니다. 각각의 단백질을 약 10만 개의 물 분자가 에워싸고 있기 때문에 어떤 신호 전달도, 어떤 반응도 물을 매개로 일어날 수밖에 없습니다. 호르몬이나 약품의 분자가 없음에도 불구하고 물은 그 물질을 기억하여 수용체에 그 물질의 정보를 전달해서 마치 분자가 있는 것과 같은 현상을 일으키는 것입니다.

기존의 동종요법이 자연치유력을 강화시키는 데만 초점을 맞추었던 것에 비해서 디지털 바이올로지는 물에 다양한 물질의 기능성을 담을 수 있다는 것을 시사해 줍니다.

전사장치가 동종요법을 대신하다

최근 나도 벵베니스트 박사와 같이 호르몬 정보수를 쉽게 만들기 위해서 전통적인 동종요법의 흔들어주고 두드려주는 방식 대신 전자기적인 방식을 이용해서 동종요법을 대신할 수 있는 기계를 개발했습니다.

그 원리를 간단하게 설명하면 다음과 같습니다. 먼저 정보를 전달하는 물질과 정보를 전달받을 물을 담은 물병을 모두 코일로 감쌉니다. 그 후 정보를 전달하는 물질 쪽에 아주 약한 전류를 흘려주어 코일 가운데에 약 5~50밀리 가우스 정도의 아주 약한 자기가 형성되도록 하면 물질의 정보가 증폭되는 현상이 일어납니다. 이번에는 반대로 물병 쪽으로 전류를 흘려주어 역시 코일 가운데 약한 자기가 형성되도록 합니다. 이렇게 전기의 방향을 바꾸어 볼 때 증폭되어 있던 물질의 정보가 물로 옮겨집니다.

그 후 단순한 약한 전기를 흘려주는 것보다는 지구의 공명 주파수인 슈만 공명 주파수 7.8Hz를 이용해서 전사하면 훨씬 더 효과적인 것도 알게 되어서, 전사의 효율을 더 높일 수 있게 되었습니다.

그리고 정보를 전달받는 부분을 아주 크게 해서 대량으로도 필요한 정보를 전사할 뿐 아니라, 사람이 그 안에 들어가서 직접 필요한 정보를 전달받을 수도 있도록 만들어서 사용하고 있습니다.

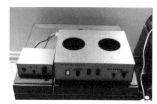

전자기적 방식으로 호르몬 정보수를 만드는 전사장치

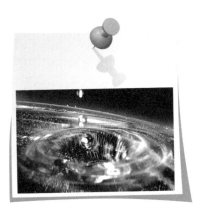

오줌요법

오줌요법은 자신의 오줌을 마심으로써 건강을 유지한다는 방법입니다. 오줌은 몸에서 배설한 일종의 쓰레기인데 이것을 어떻게 약으로 사용할 수 있을까요?

오줌은 단순히 버려지는 물이 아니라 우리 몸에 필요한 물질들이 많이 들어 있다고 주장되기도 하지만 오줌요법의 원리는 아직 제대로 밝혀지지 않고 있습니다. 필자는 오줌요법을 동종요법의 원리로 설명할 수 있다고 봅니다.

동종요법에 의하면 병의 증상은 자연치유력이 발현되는 모습이라고 할 수 있습니다. 그런 면에서 오줌이야말로 자연치유력을 증강시켜 줄 수 있는 최상의 물질일 수 있습니다. 오줌은 인체를 순환하면서 인체가 가지고 있는 자연치유력의 정보를 그대로 담아오기 때문입니다.

하지만 오줌은 냄새가 나는 것은 물론이고, 선뜻 복용이 내켜지지 않습니다. 오줌요법의 원리가 오줌에 있는 물질이 아니라 오줌에 담겨있는 자연치유력을 이용하는 것이라면, 오줌요법에서도 동종요법의 원리를 사용할 수 있을 것입니다.

오줌의 정보를 일반적인 동종요법의 방법으로도 물에 옮길 수 있습니다. 예를 들어서 오줌을 100배 희석하는 일을 5번 반복하고(매번 희석할 때마다 격렬하게 흔들어야 합니다),6번째 희석은 희석 용액 15ml 정도를 1.5리터 정도의 페트병에 넣고 격렬하게 흔들어서 그 물을 마신다면 일반적인 오줌요법과 동일한 효과를 낼 수 있을 것입니다.

전사장치를 이용하면 오줌의 자연치유력을 물에 쉽게 옮길 수 있습니다. 오줌뿐 아니라 내 몸의 일부분이 동일한 정보를 담고 있습니다. 내 손, 내 머리카락을 사용해도 오줌요법과 같은 효과를 볼 수 있을 것입니다.

정보미네랄의 놀라운 세계

정보미네랄, 자연미네랄에 정보를 담다

정보는 그릇에 담기는 음식이라고 할 수 있습니다. 음식을 공중에 던져서 전해 줄 수는 없습니다. 반드시 그릇에 담아서 주어야 합니다. 많은 그릇이 있지만 이왕이면 좋은 그릇에 음식을 담아서 내놓을 때 그 음식이 더욱 가치 있어 보일 것입니다.

물은 정보를 담는 아주 좋은 그릇입니다. 하지만 물뿐 아니라 다른 그릇도 있을 수 있습니다. 나는 자연미네랄도 정보를 담는, 좋은 그릇이 될 수 있다는 것을 발견하게 되었는데, 역시 내 딸에 의해서입니다.

앞에서도 설명했지만 내 딸이 유학을 가게 되면서 딸이 필요로 하는 바소프레신 물을 외국에 공급하는 것이 매우 불편하고 힘들었습니다. 그래서 전사장치를 이용해서 자연미네랄에도 호르몬의 정보를 담는 방법을 개발하게 되었습니다. 자연미네랄에 정보를 담을 수 있게 됨으로써(정보미네랄) 내 딸이 항상 불편하게 물을 갖고 다니지 않고 자연미네랄만 갖고 다녀도 세계 어디서든지 바소프레신 물을 만들 수 있게 되었습니다.

물론 바소프레신 정보뿐 아니라 상상할 수 있는 모든 정보를 자연 미네랄에 담을 수 있습니다. 암을 억제하는 정보부터 갱년기 여성과 남성을 위한 정보, 성장호르몬 정보, 갑상선 호르몬 정보, 인슐린 정보, 두뇌를 활성화시키는 정보, 우울증을 치료하는 정보. 심지어 최근에는 담배를 끊는 데 도움이 되는 정보, 알콜중독증을 치유할 수 있는 정보까지 가능합니다. 그 외에 희귀질환들을 위한 정보를 담은 정보미네랄도 필요에 따라 얼마든지 개발할 수 있게 되었습니다.

암을 억제하는 p53 정보미네랄의 위력

실제로 정보미네랄을 이용해서 실험을 진행해보았습니다. p53은 암을 억제하는 단백질입니다. p53에 돌연변이가 생겼을 때, 그래서 p53 단백질이 결핍될 때 암이 발생합니다. 거의 대부분의 암에서 p53 단백질의 결핍이 발견됩니다.

아주 죽이기 어려운 악성 피부암 세포주를 일반물, 자연미네랄 환원수, 그리고 p53 정보를 담은 자연미네랄 환원수를 이용해서 암세포의 성장을 비교했습니다.

실험에서 대조군인 일반 물과 동일하게 하기 위해서 pH를 완충용액(Buffer, pH를 일정하게 유지시켜주는 용액)을 이용해서 중성으로 맞추었습니다.

일반 물에서는 암세포가 잘 자랍니다. 하지만 자연미네랄 환원수의 경우는 암세포의 성장이 많이 억제됩니다. 앞에서 살펴본 동물실험 결과와 거의 유사한 실험 결과입니다. 이 결과는 알칼리

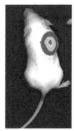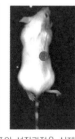

최근 과학은 암세포의 성장과정을 실제 칼라로 나타나게 할 수 있다. 위 사진은 암세포의 성장이 p53정보미네랄을 마신 쥐에서 억제된 상태를 보여주고 있다.

성보다는 환원력이 더 중요하다는 것을 보여준다고 하겠습니다.

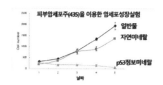

그런데 이번에는 암을 억제하는 단백질로 알려진 p53의 정보를 담은 미네랄 환원수의 결과를 보겠습니다. p53 정보를 담은 미네랄 환원수의 경우 암세포는 완전히 사멸합니다. 여기서 자연미네랄 환원수와 p53 정보를 담은 미네랄 환원수의 경우 물리적으로 화학적으로 완전히 성질이 동일하지만 암의 성장을 억제하는 능력은 큰 차이가 납니다. 바로 p53 정보에 의한 효과라고밖에 설명할 수 없습니다.

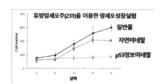

이번에는 역시 죽이기 어려운 유방암 세포주를 이용해서 실험했는데 마찬가지 결과를 보여주고 있습니다. 피부암세포주와 유방암세포주에서 모두 일반 물을 사용했을 때는 암세포가 잘 자라고, 자연미네랄 환원수에서는 암세포의 성장이 적절하게 억제되었으나 p53 정보를 담은 미네랄 환원수는 암세포의 성장이 아예 자라지 못할 정도로 억제되는 것을 볼 수 있습니다.

자연미네랄 환원수와 같은 물이 암세포의 성장을 억제하는 것도 현대의학의 입장에서는 쉽게 받아들이기 어렵습니다. 더구나 암을 억제하는 정보를 담은 환원수의 경우는 더 말할 나위가 없을 것입니다. 하지만 현대의학이 이해를 하건 못하건 p53의 정보가 암을 억제하는 것은 사실입니다. 앞으로 정보과학이 과학과 의학의 새로운 지평을 열어갈 수 있을 것으로 기대합니다.

세포사멸을 유도하다

세포는 위기의식을 느끼면 망가진 상태를 유지하기보다는 스

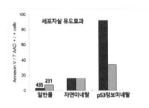

스로 자살의 길을 선택합니다. 이것을 세포사멸(Apoptosis)라고 하며 우리 몸의 세포는 이미 그렇게 프로그램되어 있습니다. 다음 그래프는 이렇게 자살을 유도하는 효과가 p53 정보가 담기면 상승하는 것을 보여줍니다.

암 전이의 억제

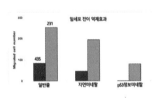

p53 정보를 담은 물의 경우 암 전이도 억제합니다. 동물실험 결과에서도 자연미네랄 환원수가 암 전이를 억제하는 것을 볼 수 있었는데, 세포실험에서도 자연미네랄 환원수는 암 전이를 억제합니다. 하지만 p53 정보가 담기게 되면 전이가 훨씬 많이 억제됩니다.

텔로미라제 실험과 p53 정보

나는 몇 년 동안 징크핑거라는 단백질을 이용해서 암에만 있는 텔로미라제라는 효소를 억제해서 암을 제어하는 실험을 했고 권위 있는 외국잡지에 논문으로 출간했습니다. 그렇게 해서 약 30~40% 정도 암을 억제할 수 있었습니다. 새로운 단백질 항암제의 가능성을 제시한 것으로 평가받고 있으나, 현실적으로 사용하게 되려면 시간이 얼마나 걸릴지 모르고 사용이 과연 가능할지도 모르겠습니다.

그런데 살펴보았듯이 암을 억제하는 p53 정보가 담긴 물은 탁월한 항암 효과를 보입니다. 제가 오랫동안 진행한 첨단연구에서 암세포 성장을 조금 저지했는데, p53 정보를 담은 물은 바로 암세포의 성장을 억제했습니다. 이 사실은 정보과학이 얼마나 효율적이고 뛰어난 과학인가를 보여준다 하겠습니다.

p53 정보가 암을 억제하는 결과는 'New Approach Controlling Cancer: Water Memory(암을 조절하는 새로운 접근: 물의 기억력)'라는 제목으로 Journal of Vortex Science and Technology라는 미국의 과학잡지에 2013년 출간되었습니다.

매우 안전한 정보미네랄

p53 정보미네랄은 물질이 아니라 정보를 담은 물을 만드니까 비교할 수 없이 안전합니다. 바로 정보미네랄을 필요로 하는 분들이 사용할 수 있습니다.

세포배양에서는 p53 정보만 사용했지만 실제로는 암이 자라는 데 필요한 영양분을 공급하기 위해서 필요한 신생혈관 형성을 억제하는 엔도스타틴이라는 단백질과 면역능력을 향상시키는 물질들의 정보를 p53 정보와 함께 담아서 사용합니다.

실제로 많은 암 환자들이 정보미네랄을 사용해보고 도움이 되었다는 메일을 보내왔습니다. 하지만 대부분의 암 환자는 병원에서 암 치료를 병행합니다. 항암치료를 받는 분들께도 정보를 담은 물이 도움이 될 수 있을 것입니다. 다른 정보미네랄들도 마찬가지이지만 정식 임상시험이 진행될 수 있으면 더 많은 얘기를 할 수 있을 것으로 생각됩니다. 다행히 최근 중국의 병원에서 예비실험을 거쳐서 몇몇 암 환자들이 치유되는 경험을 한 후, 정식 임상실험을 제안하고 있습니다.

많은 사람들이 정보를 담은 물의 위력을 체험하다

내 딸 덕에 디지털 바이올로지의 위력을 체험하다

이미 소개한 바 있었지만 내 딸은 몸에 필요한 호르몬의 대부분을 생산하는 뇌하수체를 절제했기 때문에 매일 호르몬을 외부에서 투여해야 했습니다. 아이는 항상 힘들어했지만 현대의학이 할 수 있는 일은 아무것도 없었습니다. 그런데 어느 날 동종요법을 접하고 만약 동종요법이 사실이라면 '자연치유력'을 유발하는 독성물질 대신에 딸이 필요로 하는 호르몬의 성질을 물에 옮겨 마셔도 효과가 있을 것이라는 생각을 하게 되었습니다. 밑져야 본전이라는 심정으로 만들어 본 호르몬 물은 내 딸에게 매우 뛰어난 효과를 나타냈습니다.

책을 쓰게 된 후, 내 딸과 같은 뇌하수체 질환으로 고생하는 아이들을 주로 도와주게 되었습니다. 100미터도 걷기 힘들어서 휴학을 할 수밖에 없었던 아람이는 바소프레신 정보수를 마시고 다시 학교에 복귀해서 어려움 없이 학교를 마치고 지금은 대학생이 되었습니다. 하루에 4차례 바소프레신 약을 먹어도, 항상 목이 마르

240

고, 밤사이에 6~7번이나 목이 타서 깨야 했던 A는 사흘에 한 번만 약을 넣어도 될 정도로 좋아졌습니다. 그 외에도 수많은 아이들이 정보수로 정상적인 생활을 할 수 있게 되었습니다.

그 후 뇌하수체 질환뿐 아니라 다양한 호르몬 질환으로 고생하던 많은 사람들에게 호르몬 물을 만들어주게 되었습니다. 모두들 병원치료를 받고 있었지만, 현대의학이 해결하지 못하는 그분들만의 고통들이 있었습니다. 대부분이 내가 만들어준 호르몬 물을 통해서 생활에 불편함이 없을 정도로 증세가 완화되었습니다. 그분들을 통해서 호르몬의 정보를 물에 담는 것이 일반적으로 적용될 수 있는 방법이라는 것을 확인할 수 있었습니다. 더구나 단순히 호르몬을 대체하는 것뿐 아니라 약이나 호르몬에 의해서 나타나는 부작용들이 호르몬 정보를 담은 물을 마시면서 많이 사라지는 것을 확인할 수 있었습니다.

나는 수호천사가 나를 찾아온 특별한 인연, 바로 내 딸을 통해서 디지털 바이올로지의 위력을 세상의 누구보다도 많이 체험하게 된 것이지요.

갱년기 증세를 해결하다

호르몬 정보의 위력을 체험한 분들은 너무 많아서, 사례를 다 기록하기 힘들 정도입니다.

많은 여성분들의 부탁으로 여성호르몬 정보수를 만들어 주었습니다. 대부분의 여성분들이 심한 갱년기증상들이 없어졌다고 합니다.

어떤 여성분들은 여성호르몬 정보미네랄을 사용하면서 생리를 다시 시작한다고까지 합니다. 심지어 어떤 여성분은 갱년기 이후에 남편과의 관계가 고통스러워서 남편을 피해 다녔는데 여성호르몬 물을 마시면서 이번에는 상황이 바뀌어서 남편이 자기를 피해 다닌다고 내 아내에게 털어놓기도 했답니다. 그런데 단순히 얼굴이 화끈거리는 갱년기 증상을 없애달라고 부탁했던 어떤 여성은 물을 마시고 갱년기 증상뿐 아니라 우울증 증상이 없어졌다고 뒤늦게 얘기합니다.

다음은 '암 환자 가족을 사랑하는 시민연대(암시민연대)의 대표로 활동하던 전희철 목사님이 보내온 글입니다. 전희철 목사의 사모님은 심한 갱년기 증세로 고생하고 있었습니다.

"우리 집은 가족들의 건강상 이유로 수년 전부터 다양한 종류의 물을 사용해 왔습니다. 여기저기 인터넷 사이트나 모임을 통해서 공부하는 도중에 정말 많은 종류의 물이 있다는 것도 알게 되었습니다. 그전에는 수돗물과 생수와 정수기 물이 있다는 정도의 상식만 가지고 있었으나 자세히 살펴보니 정수기의 종류도 그 기능별로 무척 다양한 종류가 있었으며 자연에서 용출되는 샘물 역시 모두 같은 것은 아니었습니다. 뿐만 아니라 여러 가지 방법으로 인위적인 수단을 가하여 다양한 성질의 물로 변환시킨 물들도 있었습니다. 그리고 이와 같이 수많은 종류의 물들이 대체로 어떤 테두리 안에서 각각의 특징별로 분류될 수 있다는 것도 알게 되었습니다.
저는 암 환자를 중심으로 모이는 '암 환자 가족을 사랑하는 시민연대(암시민연대)'라는 단체에서 일하게 된 적이 있었습니다. 그 모임에서 일하는 가운데 다양한 종류의 물들이 인체의 건강에 실제 미치는 영향력과 특히 질병치료에 있어서 물이 차지하는 비중과 그 역할에 대해서 매우 실감 있게 체득하게 되었습니다.

일반적으로 대개의 암 환자는 병원치료를 받는 중 항암치료나 방사선 치료를 거치게 됩니다. 여기에는 필연적으로 그에 따르는 부작용이 동반됩니다. 병원에서 항암치료를 받는 중에는 일반적으로 골수세포가 파괴되고 이로 인해서 혈액 내에 적혈구와 백혈구의 수치가 현저히 떨어지는 부작용을 겪게 됩니다. 그러나 어떤 환자들은 부작용을 겪는 정도가 약하거나 다른 사람에 비해서 항암치료를 쉽게 마치는 경우를 볼 수 있습니다. 이들을 유심히 살펴보면 대개는 병원치료 외에 다른 무언가를 행하고 있는 경우가 많습니다.

그중에서 가끔 보면 일반인들에게 잘 알려지지 않은 다른 종류의 물을 먹는 환자들도 있습니다. 저는 그런 분들이 어떤 물을 먹는지 그때마다 유심히 살펴보았습니다. 대개는 어떤 특수한 종류의 미네랄이 들어있는 광천수를 마신다든가 소위 세간에서 강한 6각수라고 불리는 물 종류들, 또는 어떤 파동이 들어있다는 물, 이런 종류가 대부분이었습니다. 그런 종류의 물들이 정말 효능이 있는지 정확히 확인할 수단은 없었지만 대체로 일반적인 보통 물을 먹는 사람들보다는 어딘지 나아 보인다는 느낌이 시간이 지날수록 강한 심증으로 자리 잡게 되었습니다.

이런 생각이 들자 저는 곧 시내에서 물에 관한 서적을 사다 읽기 시작하였습니다. 이 책들에는 매우 다양한 의견이 있는 반면 그러나 기실 스스로 연구해서 결과를 발표한 책은 매우 드물었습니다. 대개는 다른 사람의 주장을 아무 비판 없이 그대로 옮겨와서 그것을 교과서적인 원칙인 양 기록하고 있는 경우가 많았습니다.

그런데 김현원 교수님의 책은 물의 다양한 측면에 대해 어느 한 쪽으로 치우치지 않고 매우 정확한 정보를 건달하고 있었습니다. 그래서 김 교수님을 암시민연대로 초청해 물에 관한 강의를 부탁하게 되었고, 저도 물에 관해 관심이 많았기 때문에 종종 뵙게 되었습니다.

세경내과의 김수경 원장은 자연미네랄 뿐 아니라 호르몬정보를 담은 다양한 물에 대해서도 환자들에게 테스트해 보고 있습니다. 책이 마무리될 무렵 김수경 원장이 연락해 왔습니다. 여성호르몬정보를 담은 자연미네랄 물이 갱년기장애에 효과가 있을 뿐 아니라, 물을 마신 여성의 혈액검사를 해 보니까 혈전 형성이 잘 되지 않는 것을 발견했다고 합니다. 원래 여성호르몬이 부족하면 혈전 형성이 잘 되어서 갱년기 여성들이 심혈관계 질환에 걸리기 쉽습니다. 여성호르몬 정보를 담은 자연미네랄은 갱년기여성의 다양한 복합증상에 호르몬과 동일한 효과를 나타내지만, 물질로서의 독성이 없는 장점이 있습니다.

제 아내는 올해(2004년) 나이가 오십 세로 두 해 전인 48세 되던 해부터 경수가 끊어지고 그 후로 이런 저런 갱년기 증세가 점점 눈에 띄게 나타나고 있었습니다. 계단을 오르내리면 전에 없이 숨이 찬다며 한참 동안 가슴을 쓸어내리질 않나, 어깨가 짓눌려 목이 자라목 같다며 연일 고통스런 모양을 하고 다니질 않나, 주변 사람들 보기에 이해가 잘되지 않는 여러 가지 증세가 갑자기 많아지고 있었습니다. 그러나 당시에는 제 부친께서 암 판정을 받으신 직후에다 어머니도 불편하신 상태여서 아내까지 돌아볼 여유를 갖지 못하고 있었습니다. 더구나 아내는 어린이집을 운영하면서 이런저런 일들로 극심한 스트레스 가운데 빠지기 일쑤였습니다.

그러다 산부인과에서 처방을 받아 여성 호르몬 제제를 복용하기 시작했습니다. 그 당시 아내는 일상 중에도 갑자기 무슨 심한 운동을 하던 사람처럼 열을 내며 땀을 뻘뻘 흘리고 그러다가 몇 분 지나면 언제 그랬냐는 듯이 원상태로 돌아오는 증상이 매일 여러 차례 계속되곤 했었습니다. 한동안은 병원 처방에 따라 화학적 여성호르몬제를 복용하면서 어느 정도 증세를 완화시키고 있었으나 여성호르몬제가 유방암 발생을 유발할 수 있다는 뉴스 보도를 본 이후에 이것을 중단하였습니다. 그러다 증세가 아주 심해져서 다시 여성 호르몬제를 사다 복용하였지만 이런저런 이유로 약을 먹다가 끊다가 하는 중 이제는 약의 용량을 늘여 몇 달씩 복용하여도 도무지 증세가 가라앉지 않았습니다.

아내 옆에서 자다 보면 취침 중에도 몇 번씩 열이 오르고 땀을 쏟고 하여서 아침에는 침대 시트가 땀으로 축축하게 젖어 있곤 하였습니다. 이런 증세가 멈추지 않고 계속되었지만 아무래도 부작용이 염려되어 화학적 호르몬제는 더 이상 사용할 수 없었습니다.

그러던 어느 날 예전에 읽었던 김현원 교수님의 저서에 딸의 호르몬 장애를 파동수로 다스린다는 내용이 언뜻 떠올라서 혹시 갱년기 여성 호르몬 장애에도 효과가 있을까 하여 부탁하였더니 흔쾌히 만들어 주셨습니다. 그냥 물이라면 아내가 안 먹을까 봐 호르몬제를 섞은 물이라고 하면서 의과대학에서 만들었으니 좋을 거라고 하며 주었습니다.

속으로 상당한 기대를 가지고 복용을 시작하였으나 며칠이 지났는데도 아무 효험이 나타나지 않았습니다. '증세가 너무 심하니 이런 경우에는 효과가 없나 보다'하고 사실은 그냥 아무것도 안 섞인 평범한 물이었다고 사실대로 말해 주었습니다. 실망하고 나서 한 일주일쯤 지난 어느 날 아내가 말했습니다.

"그 약물이 좀 효과가 있나 봐요."

"무슨 약물?"

"그 교수님이 만든 파동물인가 뭔가 하는 게 효과가 있는 것 같아요."

"효과 없다고 하지 않았어요?"

"효과 없었는데 요새 좀 나아진 거 같아요. 땀도 안 흘리고 그전보다 열도 훨씬 안 나고⋯⋯."

"그래요?"

"예, 요새 확실히 나아졌어요. 일단 열 오르는 일이 없어진 거 같아요. 열나는 걸 못 느끼고 아침에 침대 시트도 젖어있지 않고⋯⋯."

제 아내는 계속 물을 마시고 있고, 이전보다는 현저히 나아진 상태를 유지해 나가고 있습니다. 저는 이러한 연구가 더욱 다양하게 발전되고 아울러 물에 관한 깊은 연구와 임상이 여러 분야의 학자들에 의해 체계 있게 진행되어서 물을 사용하는 우리의 지혜와 안목이 더욱 넓어지고 이 지식들이 더욱 유익하게 활용되어지기를 바라는 마음입니다."

비만에 도움이 되는 물-갑상선 호르몬 정보수

어느 날 고등학교 은사님께서 전화하셨습니다. 생물을 가르치시던 가장 인기 있는 선생님이셨고, 후에 대학에 가서서 총장까지 역임하시고 이제는 정년퇴임을 하셨습니다. 선생님께서는 내가 출연했던 TV 프로그램에서 딸의 어려움을 호르몬 물로 해결했다는 이야기를 감동 깊게 보셨다며 격려의 말씀과 함께, 사모님께서 갑상선 기능 저하증으로 약을 드시고 있는데 매우 힘들다고 하시며 갑상선호르몬 물도 만들 수 있느냐고 조심스럽게 말씀하셨습니다. 그때까지 갑상선 호르몬 정보를 물에 담는 일은 시도해 보지 않았지만 원리는 같으니까 만들어서 보내드렸습니다.

사모님께 호르몬 물을 보내드린 지 약 한 달 후 다시 선생님께서 연락하셨습니다.

"김 교수, 지난번 호르몬 물이 효과가 꽤 있는 것 같아. 집사람을 바꾸어줄 테니까 직접 통화해봐."

사모님께서는 우선 피곤함이 없어졌을 뿐 아니라, 그전에는 아무리 적게 먹어도 살이 쪘는데, 물을 마신 후부터는 입맛이 좋아서 많이 먹는데도 오히려 살이 빠지기 시작했다고 하셨습니다.

원래 갑상선 호르몬 결핍은 쉽게 변비를 유발합니다. 사모님께서도 항상 변비로 고생하셨는데 호르몬 물을 마시고부터는 변비가 거의 없어졌다고 합니다.

자연미네랄 물을 마시고 거의 예외 없이 변비가 해소되며, 살이 빠지는 분들도 있습니다. 하지만 호르몬 정보를 담은 물만 마셨는데도 이런 변화가 일어났다는 것은 호르몬 물이 생체 내에서 구체적으로 갑상선 호르몬으로서의 생리적인 역할을 한다는 것을 보여주고 있습니다.

갑상선 호르몬이 부족하면 대사 작용이 원활하지 않아서 살이 찌게 됩니다. 사모님과 같이 의학적으로 갑상선 호르몬 결핍 상태가 아니라도 정상범위가 매우 넓기 때문에 사람에 따라서 갑상선 호르몬 부족 상태일 수도 있습니다. 이러한 경우 병원에서 호르몬을 처방해 줄 정도는 아니지만, 실제로는 갑상선 호르몬 부족 상태로 음식을 많이 먹지 않아도 살이 찌기 쉽습니다.

다음 편지는 대표적인 경우라고 할 수 있습니다.

"수현이의 경우는 특별한 병명은 없었지만 고2 때부터 손발이 노랗게 되고 머리카락이 잘 빠지고, 많이 먹지 않는데도 살이 계속 쪘습니다. 병원에 가서 여러 가지 검사를 해도 별 이상이 없어서 단지 체질의 문제이거나 스트레스가 심해서 그런가 싶어서 신경 쓰지 않았습니다. 그 후 정밀검사 결과 갑상선호르몬이 정상범위이긴 하지만 낮은 수치임을 알게 되었습니다. 병원에서는 그렇다고 약을 먹을 정도는 아니라고 했지만 증세는 항상 수현이를 힘들게 했습니다.
그러던 중 김 교수님이 전해 준 물을 마시게 되었습니다. 그런데 물을 마시고 머리카락이 빠지지 않게 되었습니다. 더 놀라운 것은 그렇게 운동을 하고 다이어트를 해도 잘 빠지지 않던 살이 차츰 빠지면서 날씬해졌습니다. 손발이 노란 증세도 차츰 좋아졌고, 무엇보다 공부하는 데 피로감이 없어졌고, 또 우울증 증세에 시달리던 마음도 가벼워진 것 같습니다. 그동안 안타깝게 바라만 보던 엄마의 마음이 한결 가벼워졌습니다."

비록 의학적으로 결핍상태는 아니어서 약을 먹을 정도는 아니지만, 호르몬 부족으로 인해서 고통을 겪는 사람들이 많이 있는 것 같습니다. 호르몬 정보를 담은 물은 물질의 부작용이 없기 때문에 그런 분들에게 특히 도움이 될 것으로 생각됩니다.

사이클릭지엠피(cGMP)는 혈관을 이완시켜서 혈액이 일시에 들어오도록 해서 발기를 도와주는 물질입니다. cGMP를 분해하는 인체의 효소 작용을 억제하는 억제제가 바로 비아그라의 성분입니다. 다시 말하면 cGMP의 생산을 조절하는 것이 아니라 cGMP의 분해를 억제해서 cGMP의 농도를 일정이상으로 유지하는 것입니다. 하지만 정보의 세계에서는 부작용이 많은 cGMP를 분해하는 효소의 억제제를 사용할 필요 없이 바로 cGMP의 정보를 사용할 수 있습니다.

프로작이라는 우울증 치료제가 있습니다. 1987년 개발된 이래로 미국에서만 매년 2천만 건 이상 처방되고 있습니다. 프로작은 행복호르몬이라고 알려져 있는 세로토닌이라는 사람을 밝게 해주는 물질이 다시 두뇌의 신경세포에 흡수되는 것을 억제해서, 세로토닌의 농도를 유지해 줍니다. 상대적으로 안전한 약으로 알려져 있지만 호전성을 증가시키고 자살 충동을 일으키는 부작용이 있습니다. 우울증으로 인해서 나타나는 가장 두려운 증상이 사실은 우울증을 치료하기 위한 약에 의한 부작용이라면 믿기 어려운 얘기입니다.

역시 정보의 세계에서는 복잡하게 세로토닌의 흡수를 억제하는 부작용이 많은 프로작과 같은 억제제 대신, 우리 몸에 있는 세로토닌의 정보를 바로 사용하면 됩니다. 당연히 프로작과 같은 부작용이 없습니다.

정보의 세계에서는 비아그라나 프로작과 같이 어떤 중간 없이 바로 조절하려고 하는 cGMP와 세로토닌을 타겟으로 하면 됩니다. 다시 말하면 인체에 아무 소용도 없는, 그래서 부작용이 많을 수밖에 없는 인공적인 억제 물질(비아그라나 프로작)을 사용할 필요도 없습니다.

우울증이 항암제보다 더 큰 시장이라고 합니다. 평생 우울하지 않은 사람이 있다면 오히려 비정상이라 할 수 있을 것입니다. 물로 우울증을 고칠 수 있다면 믿기 어려운 일일 것입니다.

정보의 세계에서는 돌아가지 않고 바로 필요한 호르몬의 정보를 사용할 수 있는 것입니다. 갱년기 여성에게는 부족한 여성호르몬의 정보, 갱년기 남성에게는 cGMP의 정보, 키가 작은 아이에게는 성장호르몬의 정보, 갑상선호르몬 결핍증에는 갑상선호르몬의 정보, 당뇨 환자에게는 인슐린의 정보, 우울증 환자에게는 세로토닌의 정보, 암 환자에게는 종양을 억제하는 정보, 담배를 끊기를 원하는 분에게는 니코틴 패치 대신에 니코틴 정보를, 알콜중독증 환자에게는 알콜의 정보를 바로 물이나 자연미네랄에 담아서 사용할 수 있습니다.

한국의 화타, 장병두 할아버지

    한국의 화타로 알려져 있는 장병두 할아버지는 올해 102살이십니다. 나는 장병두 할아버지를 뵙고 '의통(醫通)'이라는 단어를 이해할 수 있었습니다. 장 할아버지는 암 외에도 당뇨, 간질, 백혈병, 중풍, 뇌출혈, 베체트병, 백반증 등 3만 명이 넘는 온갖 난치 환자를 고치신 것으로 알려졌으나, 최근 불법 의료행위로 고발되었습니다.

    전주의 재판정에는 제도권 의료기관에서 포기한 말기 암을 비롯한 불치병을 할아버지의 약으로 치료한 130명의 사람들이 피켓을 들고 "할아버지 덕분에 새 삶을 살게 되었다"며 재판부의 선처를 호소했습니다.

    하지만 전주지법은 2007년 10월 무면허 의료행위를 한 혐의로 장병두 할아버지에게 징역 2년 6월에 집행유예 4년, 벌금 1천만 원을 선고했습니다.

    다음은 판결문 중 일부입니다.

    "피고인이 불치병 환자를 고친 사례가 있기는 하지만…… 진정 말기 암이나 불치병 환자의 생명을 구할 자신이 있고, 구하고 싶다면 식약 성분이나 조제법을 공개하고 검증을 통해 사회 공론화하는 게 바람직할 것이다. 아무리 천하 명의라 하더라도 음지에서 행해지는 의료행위는 명백한 불법이다. 처방이 부작용을 일으킬 수 있는데도 모든 실험을 거부하고 공개하지 않는 점 등은 묵과할 수 없다."

    장 할아버지는 "환자를 상대로 공개검증을 할 수도 있다."라고 하지만 현 의료법은 공개검증을 위한 진료행위도 원칙적으로 차단하고 있습니다. 재판정을 나오면서 장 할아버지는 "이런 상황에서 성분을 공개할 이유가 없다."고 했습니다.

    나는 장 할아버지를 개인적으로 만나 뵙고 얘기를 나누는 가운데 약의 성분 못지않게 약에 담겨 있는 정보가 중요할 수도 있다는 생각이 들었습니다. 그래서 할아버지께 약을 주시면 물로 만들어 보겠다고 했습니다.

    할아버지께서는 체할 때 먹으면 불과 1분 안에 체증이 사라진다는 약을 주셨습니다. 며칠 후 만든 물과 함께 찾아뵈었을 때, 마침 할아버지는 아침부터 체증이 있어서 아무것도 드시지 못하는 상태였습니다. 당신의 약을 드실까 하다가 나를 기다리셨다고 했습니다. 내 물을 드시고 잠깐 후 장 할아버지께서는 마치 약을 먹은 것과 같이 체증이 내린 다고 하셨습니다. 장 할아버지께서는 물을 체한 분들에게 시험해 보겠다고 하셨습니다.

장 할아버지의 신비로운 약의 정보도 안전한 물에 담아서 공급할 수 있다면 많은 환자 들에게 도움이 되지 않을까 생각해 봅니다.

여성호르몬 외에도 특별히 우울증의 정보를 꼭 필요로 하는 여성분들이 많이 있습니다. 최근 TV 뉴스에서 여성분들 중 반 이상이 치료를 필요로 하는 우울증의 증세를 갖고 있다는 보도를 보았습니다. 특히 많은 갱년기 여성분들이 우울증 증세를 보인다고 합니다.

우울증 환자의 수가 워낙 많아서 항암제보다 우울증의 시장이 더 크다고 합니다. 현재 우울증 약의 시장은 세계 제약시장의 약 30%를 차지할 정도로 큽니다. 하지만 프로작을 포함하는 기존의 우울증 약은 부작용이 많습니다. 만약 물만으로 우울증을 치료할 수 있다면 그보다 더 좋은 일은 없을 것입니다.

몇 년 전 유명한 영화배우 이은주 씨가 우울증으로 자살해서 큰 충격을 주었고, 그 이후 연예인들의 자살은 계속 이어져서 역시 내가 좋아하는 최진실 씨까지 자살로 목숨을 끊었습니다.

그즈음 내가 사람들이 모인 가운데 '자살할 수 있는 용기로 무엇을 못할까?'하고 쉽게 얘기를 하였습니다. 그러자 그 자리에 있던 실제로 우울증을 겪었던 분이 정색을 하면서 '끝없는 터널을 생각해보라'고 하였습니다. '끝이 없는 터널 속에서 죽는 일 말고 무엇을 할 수 있겠는가?'

그 얘기를 듣고 큰 반성을 했습니다. 그리고 어떻게 해서든지 우울증 문제를 해결해야 하겠다고 생각했습니다.

실제로 나도 내 딸을 통해서 성장호르몬이 결핍될 때 마음이 우울해지는 것을 체험했습니다. 이것은 물질이 사람의 마음을 지배할 수 있다는 것을 의미합니다.

자연미네랄에 들어있는 정보만으로 많은 사람들이 불면증이 없어지고 마음이 편해졌다고 합니다. 하지만 적절한 정보를 담으면, 그 힘은 더 강해져서 우울증에 큰 도움을 줍니다. 엔돌핀, 세로토닌, 도파민의 정보를 담은 물이 실제로 그런 역할을 합니다.

우울증이여 안녕!

다음은 어느 우울증 환자의 어머니가 보내온 편지입니다.

"저희 아이가 중2인데 병원에 가보니 우울증으로 인한 강박 증상을 보인다고 합니다. 인터넷 검색을 하다 교수님에 대해서 알게 되어 문의를 드립니다. 물을 먹으면 효과가 있을는지, 궁금합니다. 지금 학교도 못 가고 있는 상태입니다. 도와주시면 정말 감사하겠습니다."

편지를 받고 마음을 편안하게 해주는 것으로 알려진 엔돌핀의 정보를 담은 물을 보내주었습니다. 2주 정도 후 다음의 메일을 받았습니다.

"교수님 안녕하십니까?
9월 초에 딸아이의 심한 우울증으로 인한 강박증 때문에 메일을 보낸 후 교수님께서 보내주신 물을 보내주셔서 먹이고 있는 사람입니다. 그동안의 경과를 말씀드리고 다시 한 번 도움을 청하고자 글을 올립니다. 보내주신 물을 먹인지 1주일 정도 후에 항상 분노를 느끼고 있는 듯한 아이의 볼 주위가 붉어지는 증세가 나타나더니 가족들과 대화를 하지 않던 아이가 말을 하면서 서서히 이야기를 하기 시작했습니다.

물을 먹기 시작한 지 2주가 된 지금은 아이의 인상이 먹기 전보다 훨씬 많이 밝아지고 부드러워지면서 초기에는 말도 하지 않으려던 동생과 장난도 치고 어울리는 모습을 볼 수가 있습니다.

교수님, 저희 아이에게 물의 효능이 분명 나타나는 것 같습니다. 그리고 무엇보다도 권하는 것이면 무엇이든 거부하던 아이가 교수님의 물은 너무 잘 마시는 것도 하나의 위안이 됩니다. 적어도 하루에 2리터를 먹일 수 있을까 걱정을 했는데 챙겨주지 않아도 스스로 물을 찾고 있습니다. 어느 날은 4리터 정도까지도 먹는답니다. 그래서 계속해서 물을 더 먹이고 싶은데 어떻게 하면 되는지 방법을 알려주시면 감사하겠습니다.

마지막으로 교수님 염치없지만 한 가지만 더 여쭈어보겠습니다. 아이의 기분과 표정은 많이 밝아 졌지만 아직까지 더러운 것이 자신에게 묻을까 두려워 혼자서는 밖에 나가지 않으려고 합니다. 물론 학교도 보내지 못하고 있고요. 계속해서 1주일에 2번 심리치료만 받고 있는데 이러한 강박증 때문에 아이가 너무 힘들어하고 있습니다. 그러면서 약은 먹지 않으려고 하고요. 그래서 제가 알아보니 강박증은 세로토닌이라는 신경 전달물질의 문제라고 하는데 혹시 엔돌핀 정보를 담은 물처럼 교수님께 특별한 물을 만들어 주실 수는 없는지요?

너무 염치없는 말씀을 드러 대단히 죄송합니다. 아이의 앞날이 너무나 걱정스러워 이렇게 무례한 부탁을 드립니다. 죄송합니다.”

처음에는 단순히 엔돌핀의 정보만을 담은 물을 담아서 주었다가 편지를 받고, 실제로 우울증의 타겟이라고 할 수 있는 세로토닌의 정보를 추가로 물에 담아 주었습니다.

그랬더니 이번에는 아이가 머리가 아프다고 합니다. 물을 마시고 머리가 아플 수는 없을 것입니다. 실제로 세로토닌이 많이 분비되면 혈관이 확장되면서 편두통이 유발되기도 합니다. 이것은 정보수가 세로토닌의 역할을 한다는 간접적인 증거라고도 할 수 있을 것입니다. 아이에게 주는 정보수의 양을 줄이라고 조언해주었습니다.

다시 아이의 어머니로부터 온 편지입니다.

"교수님 안녕하십니까?

물을 꾸준히 먹이고 있는 요즈음 상태를 말씀드리려고 합니다. 지난번 교수님과의 통화 이후 1주일가량 지난 후부터는 머리가 아프다는 말은 전혀 하지 않으면서 비교적 안정적인 생활을 해 오고 있습니다.

얼굴 표정도 많이 밝아지고 순간순간 밀려드는 강박적인 생각 때도 물을 먹기 전보다 불안의 시간이 조금 줄어드는 것 같다고 아이가 얘기를 하는군요. 그리고 제가 보기에도 조금씩 조금씩 증세가 완화되고 있다는 생각이 듭니다.

예를 들면 예전에는 밖에 다닐 때 팔짱을 끼지 않으면 불안해하고 고개를 들지 못하고 바닥만 쳐다보고 다녔는데 요즘은 팔짱을 끼지 않고 고개를 들고 다니고 있답니다. 뿐만 아니라 전체적으로 몸의 기운이 예전보다는 많이 좋아졌다는 것을 옆에서 느낄 수가 있습니다. 그러기에 희망을 갖고 물을 열심히 먹이고 있습니다.

지난번 교수님께서 보내주신 원액은 3분의 1 정도 남았습니다. 계속해서 물을 먹일 수 있도록 선처해 주시기를 바라며 다음에 또 연락드리겠습니다."

그 후 아이는 더욱 상태가 좋아졌으며, 그전에는 상상도 할 수 없었던 공부를 하겠다는 열의마저 보이고 있다고 합니다.

"교수님 안녕하십니까?

아주 오랜만에 그동안의 경과를 글로 적어 봅니다. 지금 저의 아이는 계속하여 교수님께서 보내주신 물을 마시고 있습니다. 시간이 지남에 따라 조금씩 증세가 좋아진다는 느낌을 갖고 희망을 잃지 않고 생활하고 있습니다.

우울한 기분이 드는 횟수도 조금 줄어드는 것 같고 우울한 기분이 들었을 때 느끼는 고통스러움도 정도가 나아지면서 지속되는 시간도 줄어드는 것 같습니다.

그리고 더러운 것이 묻을 것 같은 생각에 물건을 제대로 만지지도 못했었는데 이제는 집안에 있는 어떤 물건도 다 만질 수 있게 되었습니다. 그리고 마트와 백화점의 쇼핑도 가능하게 되었고 심지어는 동네에 책 대여점에서 만화책도 빌려 볼 수 있게 되었습니다.

물론 아직까지도 이 모든 행동들이 엄마와 함께 있을 때만 가능하다는 것이 걱정스럽고 힘들지만 그래도 예전에 비하면 많이 나아졌다는 생각에 위안을 삼고 교수님의 물을 꾸준히 먹으면 언젠가는 완치되리라는 믿음을 갖고 물을 열심히 먹이고 있습니다."

그 후 많은 우울증이나 불면증 환자가 물을 마시고 증세가 사라지는 경험을 하게 되었습니다. 책을 쓰면서 이런 글들을 다시 읽어보면서 말로 표현할 수 없는 감동을 받습니다. 그래서 모든 것의 시작인 아픈 내 딸을 수호천사로 보내주신 것에 대해서 한없이 감사하게 됩니다.

물을 마시고 의욕이 생기다

다음은 내 딸과 같이 뇌하수체종양으로 뇌하수체를 절제한 후, 호르몬 조절의 어려움뿐 아니라 우울증 증세로 고생하던 환자의 어머니가 보내온 편지입니다.

"1년 전 중학생이던 아들이 병원에서 뇌하수체종양 진단을 받고 호르몬 치료를 시작했습니다. 조직검사 결과 악성이라서 6개월간의 항암 치료를 끝내고 집에서 요양을 시작했습니다.

건강식과 운동을 열심히 했지만 회복이 쉽지 않았습니다. 조금만 움직여도 숨이 찼고 미니린(바소프레신제제) 복용으로 소변을 조절해야 하는 어려움 때문에 복학을 포기해야 했습니다.

의욕을 상실하고 무기력해지며 입맛을 잃어갔습니다. 지푸라기라도 잡는 심정으로 책이며 인터넷을 뒤졌습니다. 그리고 김현원 교수님의 〈생명의 물〉을 알게 되었습니다. 사모님과 통화한 후 미니린을 전사한 물을 마시기 시작했습니다. 물을 마시면서 변화가 오기 시작했습니다. 미니린의 양을 서서히 줄일 수 있게 되었고, 일상생활에 큰 어려움이 없게 되었습니다. 2시간 정도의 가벼운 산행을 힘들이지 않고 할 수 있게 되었습니다.

그런데 아직도 아들이 항상 우울한 상태로 있었기 때문에 다시 사모님께 부탁했더니 이번에는 우울증에 도움이 될 것이라며 세로토닌의 정보를 담은 자연미네랄을 보내주셨습니다. 그런데 정말 놀라운 일이 일어났습니다. 항상 우울해서 아무런 의욕이 없던 아들이 의욕을 갖기 시작했습니다. 고등학교 검정고시를 준비하며 취미생활로 드럼을 배우고 교회에서 피아노 반주도 맡게 되었습니다. 할 수 있다는 자신감을 갖게 된 것입니다. 물로 이런 일이 일어날 수 있다는 것이 아직도 믿기지 않습니다. 아직 길은 멀고 험하지만 '생명의 물'과 함께 희망을 갖고 또 다른 삶을 꿈꾸며 살아갈 것을 기대합니다."

그 외에도 수면제가 없으면 잠을 잘 수 없었다는 여러분들이 물을 마시고 잠을 잘 수 있게 되었다는 감사의 메일을 보내오기도 했으며, 심지어 물을 마시고 부부가 대화를 하기 시작했고 부부 사이가 좋아졌다는 황당한 메일마저 받게 되었습니다.

단지 물을 마심으로 우울한 사람이 명랑하게 되고 불면증 환자들이 잘 수 있게 되고 부부 사이가 좋아질 수 있다는 사실이 나도 아직 제대로 믿기지가 않습니다.

최근 우울증으로 고생하고 있는 분들과 가족분들이 주체가 되어서 '희망의 이름'이라는 모임을 결성하고 있는 안성일 씨를 비롯한 몇 분들이 나를 찾아온 적이 있습니다. 앞으로 '희망의 이름'에 우울증에 도움이 되는 물로 도와드리겠다고 약속했습니다. 단지 물을 마심으로써 우울증에 시달리는 분들이 끝없는 절망의 터널에서 벗어날 수 있다면 얼마나 좋을까요?

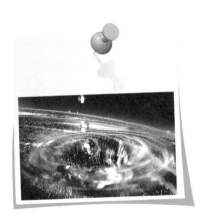

웃으면 복이 와요!

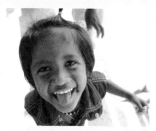

웃으면 엔돌핀과 세로토닌이라는 행복
호르몬이 나옵니다

　언젠가 TV 다큐 프로그램에서 웃음의 위력을 보여준 적이 있습니다. 시작할 때 아토
피성 피부염이 매우 심한 아이를 보여줍니다. 부모는 아이와 함께 전국의 좋은 물을 찾아
다니면서 실가닥 같은 희망을 갖는데, 아이의 상태가 너무 심해서 보기가 안쓰러울 정도
였습니다. '그런데 저 아이가 고쳐졌다는 말이야? 설마?'하는 기대감과 우려감으로 프로
그램을 보았습니다.

　그런데 이 집 식구들은 전혀 웃지 않았습니다. 누구나 깔깔대고 웃는 개그프로그램
을 보면서도 전혀 웃지 않았습니다. 그래서 웃음치료사가 등장합니다. 거실 바닥에 선
을 긋고, 그 선을 넘어갈 때마다 웃어야 하는 규칙을 정했습니다. 서로 그 선을 넘지 않
으려고 바둥대면서 드디어 웃기 시작합니다. 부모는 특별히 웃음을 위한 프로그램에 참
여시켰습니다.

　그런데 정말 기적이 일어났습니다. 그렇게 매일매일 온 가족이 억지로 웃는 삶을 살기
시작하였더니 아이의 피부가 좋아지기 시작했습니다. 놀랍게도 불과 2달 만에 아이의 피
부는 약간 붉은 반점만이 남아 있을 뿐 얼핏 보아서는 정상인과 같이 변했습니다. 정말 깜
짝 놀랄 수밖에 없었습니다.

　웃으면 행복호르몬이라고 부르는 엔돌핀과 세로토닌이 나옵니다. 기분이 좋으면 자연
스럽게 웃음이 나오겠지만, 기분이 나쁠 때도 찡그리지 않고 웃는 표정만 지어도 엔돌핀
과 세로토닌이 나와서 웃음의 효과를 그대로 체험할 수 있답니다. 웃으면 부교감신경이
우위가 되어서 면역기능도 상승합니다. 웃음이 바로 만병통치약인 것입니다. '웃으면 복
이 와요!'라는 옛말을 실감케 해줍니다.

"교수님께서 보내주신 물을 이제 거의 다 마셔가고 있습니다. 이러한 우울증이나 강박증이 일종의 뇌질환이라고도 하는데 뇌기능을 강화시키는 물도 함께 먹이는 것도 가능할까요? 답답한 마음에 자꾸 욕심을 부려봅니다. 항상 감사하는 마음 잊지 않고 열심히 생활하겠습니다. 감사합니다."

메일을 받고 실제로 뇌세포를 보호하고 활성 시키는 BDNF(Brain Derived Neurotropic Factor)라는 물질을 구해서 BDNF와 두뇌를 활성화시키는 파킨슨씨병의 원인물질이기도 한 도파민의 정보를 물에 담았습니다.

다음은 파킨슨씨병 환자의 따님이 보내준 메일입니다. BDNF와 도파민의 정보를 사용한 결과입니다.

"어머니께서 두뇌 활성 정보미네랄을 드신 후 현저하게 기분이 좋아지셨어요. 파킨슨씨병에 따르는 우울한 증상(수시로 우시고, 무표정하고, 아무것도 하기 싫은 무기력증 등) 때문에 모두 심각하게 걱정했었거든요. 2주 전과 전혀 다른 힘이 들어간 목소리와 훨씬 밝아지신 표정에 온 가족이 놀라고 있습니다. 물의 중요성을 실감하고 있습니다."

"저의 아버지가 교통사고로 뇌를 다치셔서 기억을 잃으셨는데, 두뇌 활성 정보미네랄을 2달 정도 마시고 있습니다. 처음에 비해 기억이 많이 돌아와 저는 물론이고 가족 모두를 알아보시고, 완벽하지는 않지만 생활하는 데 지장이 없을 정도로 많이 회복하셨습니다. 병원에서는 나이가 많아(79세) 회복 가능성이 없다고 퇴원시켰었습니다. 두뇌 활성용 정보미네랄의 파워 덕분이라고 생각합니다."

물론 아직도 갈 길이 멉니다. 이러한 사례들은 수없이 많지만 무엇보다도 실제 임상실험을 통해서 효과를 입증하는 것이 시급한 것 같습니다.

정보과학이 자폐치료의 대안이다

어느 자폐아의 부모가 아이보다 더 오래 사는 것이 소원이라고 합니다. 자폐는 현대의학에서 치료방법이 없습니다. 최근 보도에 의하면 한국에서 30명에 한 명이 자폐성향을 갖고 있다고 합니다. 최근 물을 마시고도 자폐아가 좋아지는 경험들을 많이 하고 있습니다. 자폐는 두뇌의 종합적인 치료가 필요한데, 정보과학만이 그러한 치료를 할 수 있습니다. 저에게 보내온 자폐아 부모님들의 글을 소개해드리겠습니다.

"우리 아들이 자폐로 인한 발달장애인데 이제 고등학생이 됩니다. 그동안의 세월이 얼마나 힘들었는지 겪어보지 않으면 짐작도 안 될 겁니다. 사춘기가 시작된 중학교 시절은 절정에 달했었지요. 말로 스트레스를 풀어내지 못하니까 몸으로 화를 표현하는 것 같습니다.
특히 3학년 1년 동안은 일주일을 편하게 보낸 적이 없었네요. 오죽하면 누가 대신 좀 키워줬으면…… 하는 생각을 다 했을라구요.
학교 유리창을 깨기도 하고 동생이 무슨 말만 해도 싸우려 들고 엄마인 저를 때리기까지 하는 아들을 그 순간은 정말 사랑하기가 쉽지 않았답니다. 자폐를 가진 아이들 가정에서 흔히 볼 수 있는 광경이지요.
자폐정보 미네랄워터를 마신 지 한 달이 되었는데 정말 많이 안정되었습니다. 한약과 침으로 다스려 왔었는데 침을 매일 맞을 수는 없으니까 미네랄 물을 마시는 쪽이 여러모로 도움이 될 것 같아 후기를 올립니다.

이웃에 저와 같은 형편에 있는 사람이 있다면 알려주시라구요.
 우선 얼굴 표정이 달라졌어요. 전엔 화가 가득했었는데 제법 여유가 느껴집니다. 다른 사람들이 알아볼 정도로…… 그리고 스킨쉽이 많아졌어요. 웃음도 많아졌고. 다른 사람이 야단을 쳐도 그대로 받아들입니다. 그리고 공부하는 것을 좋아하게 되었어요. 공부를 가르치려면 언제 분노가 폭발할지 불안했는데 이젠 하루에 한 시간 반씩 꼬박꼬박 잘하고 있습니다. 언어치료를 받고 있는데 그곳 선생님도 좋아지는 기울기가 수직에 가까울 정도라고 더 열심히 가르쳐 주시고 계시지요. 배드민턴을 가르칠 때 무척 오랜 시간이 걸렸었는데 지금 탁구를 가르치는데 금방 배우는 것이 신기할 따름입니다.
이런 귀한 선물을 주신 교수님께 감사와 사랑의 에너지를 보냅니다."

"교수님 그동안 평안하셨는지요?
저는 교수님 덕분에 요즘 홀가분한 기분으로 하루하루를 살아가고 있답니다.
자폐미네랄로 한결 좋아졌었는데 성질을 부리는 건 여전해서 자폐+마음 위로용 정보미네랄로 바꾸어 마신 지 일주일 되었는데 놀라울 정도로 차분해지고 콧노래를 흥얼거릴 정도로 좋아지고 있습니다. 더 많은 사람들이 교수님의 물로 행복한 삶을 살아가길 바랍니다. 교수님도 건강하시고 행복하세요~."

  이렇게 많은 분들의 피드백에 의해서 자폐미네랄에도 세로토닌과 BDNF와 같은 두뇌를 활성화하는 물질들을 포함하는 것이 더 좋다는 것을 알게 되어서 지금은 전체적으로 두뇌를 활성화시키는 다양한 정보를 함께 사용하고 있습니다.

  "2008년 12월에 자연미네랄을 마시다가 2009년 2월 13일부터 자폐정보미네랄을 마셨습니다. 아이가 원래 자주 뛰는 편이었는데 그 물을 마시고부터는 경중경중 뛰어다니고 뻗치는 힘을 주체하지 못하는 고삐 풀린 망아지 같았어요. 혼자서 어디를 자꾸 돌아다니고…… 집에 돌아와야 하는 건 알고 있지만 어디가 가고 싶다는 생각이 들면 실컷 다니고 나중에 혼나면 되지 하고 생각하는 건지…… 어릴 땐 놀이터에서 놀고 있으니 쉽게 찾을 수 있었지만 버스를 타고 다니니까 찾는 게 쉽지가 않았습니다. 파출소에 실종신고도 두 번이나 하고 핸드폰도 사줘 봤는데 어디 있느냐고 자꾸 물으니까 핸드폰을 하수구에 버려서 아이가 판단력이 좋아지길 기다리는 수밖에 없었지요. 그래도 미네랄을 안 마실 때보다는 좋아진 점이 많아서 계속 마시다가 아무래도 흥분을 하면 자제를 못 하는 것 같아서(물건을 던지는 일) 6월 5일부터는 교수님께서 새롭게 개발하신 정보를 마시게 했습니다. 서서히 다른 변화가 보이더군요. 이번 자폐 미네랄에는 어떤 정보가 들어있는지 궁금합니다. 그래야 제가 행동의 변화를 살펴볼 수 있으니까요. 그동안 했던 어떤 치료보다 이 물이 가장 효과적이라서 계속 발전하고 더 많은 아이들이 마시고 건강을 회복했으면 하는 바람입니다. 충동조절을 할 수 있는 정보가 추가되면 더 좋겠습니다. 8개월의 변화를 요약해보겠습니다.

1.타인의 말을 받아들입니다.
 그전에는 자기 말만 했었는데 듣고 대답할 수 있게 됐습니다.
2.이해력이 늘었습니다.
요즘은 관용어를 배우는데 '등을 돌리다', '눈코 뜰 새 없다', '간에 기별도 안 간다' 등을 이해하고 예를 만들 줄 압니다.
3.짧은 문장을 만들 수 있습니다.
아이와 새우 사진을 놓고 '문상을 만들어봐' 그리면 '이이기 새우를 머습니다, 아이가 새우를 넣어 짬뽕을 만듭니다, 안경 낀 동생이 새우를 많이 먹어서 배탈이 났습니다'라고 씁니다
4.시간을 배분해서 활용합니다.

일주일에 한 번씩 찾으러 다녔었는데 이제는 혼자서 치료실에 시간 맞춰 가고 빨리 마친 날은 집에 돌아와서 간식을 먹고 나갑니다.

5.잠을 잘 잡니다.

깊은 잠을 못 자고 새벽에 일어나서 컴퓨터로 싸우는 장면을 즐겨보곤 해서 방을 바꾸었는데 아침까지 푹 자고 휴일엔 낮잠도 잡니다.

6.표정이 부드러워졌습니다.

얼굴에 화가 가득했었는데 편안하고 부드러운 게 안정적으로 보입니다.

7.농담을 알아듣습니다.

전엔 자기가 못생겼다고 하면 막 화를 내고 짜증을 부리더니 이젠 아니에요. '이준기 닮았어요.' '구준표 닮았어요.'하며 웃음으로 대꾸합니다.

8.질문을 하기 시작했습니다.

우리 아이가 질문을 하는 날이 올 거라고는 기대할 수 없는 전형적인 자폐였는데 '희진인 언제 아빠가 돼?', '왜 내 차는 없어?', '나도 대학교 가고 싶어.', '저 애는 왜 울고 있어?', '엄마 왜 화났어?' 서서히 세상을 자기 속으로 끌어들이는 느낌을 받습니다.

9.스킨쉽이 늘었습니다.

자기 몸에 손이 닿는 걸 싫어했는데 이제는 자기가 먼저 손을 잡고 어깨동무를 하고 눈을 보며 말을 합니다.

10.혼자 놀기를 그만두려 하나 봅니다.

외갓집 가는 걸 그렇게 좋아해도 막상 가면 구석에 혼자서 종이에 한자나 쓰고 그림이나 그리고 놀았는데, 이제는 꼭 사람들 틈에 앉아서 이 사람 저 사람 번갈아 보며 웃고 동생하고 같이 씨름하자고 제안도 하고 뒤엉켜서 땀을 흘리는 게 좋았던지 '내일 또 놀자~' 그렇게 말할 때 감동을 받았습니다.

11.말투가 바뀌었습니다.

책을 읽는 듯한 억양에 부자연스러운 기계음을 많이 썼는데, 지금은 '아닌데요', '그랬거든요', '맞잖아요', '했걸랑요' 등 일상적인 말투를 많이 쓰고 있습니다.

같이 물을 마시면서 20년 생리불순이던 몸이 규칙적으로 변화되고 해마다 한 번씩은 링거를 맞을 정도로 몸살을 심하게 앓았었는데 미네랄 마시고는 아직 감기 한 번도 안 한 걸 보면 우리 가족에게는 이 물이 기적이고 선물입니다.

　　전에는 다른 아이들하고 너무 많이만 다르지 않기를 바랬는데 이제는 홀홀 털고 일어나서 조금 다른 모습으로 우리들이 하지 못하는 일을 하면서 자기만의 세상을 아름답게 살아갈 수 있겠다 희망을 갖게 됐습니다. 교수님께 다시 한번 머리 숙여 감사를 드립니다."

　　물론 아직 많이 부족합니다. 하지만 물을 마심으로써 혹은 단지 디지털화된 카드를 지님으로써 자폐아들이 좋아지는 일들이 많이 일어나고 있습니다.

　　서포트모임 카페(http://cafe.daum.net/khwsupport)에서 이 외에도 다양한 체험사례들을 나누고 있습니다.

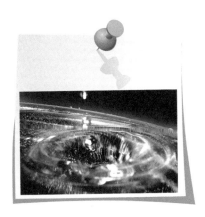

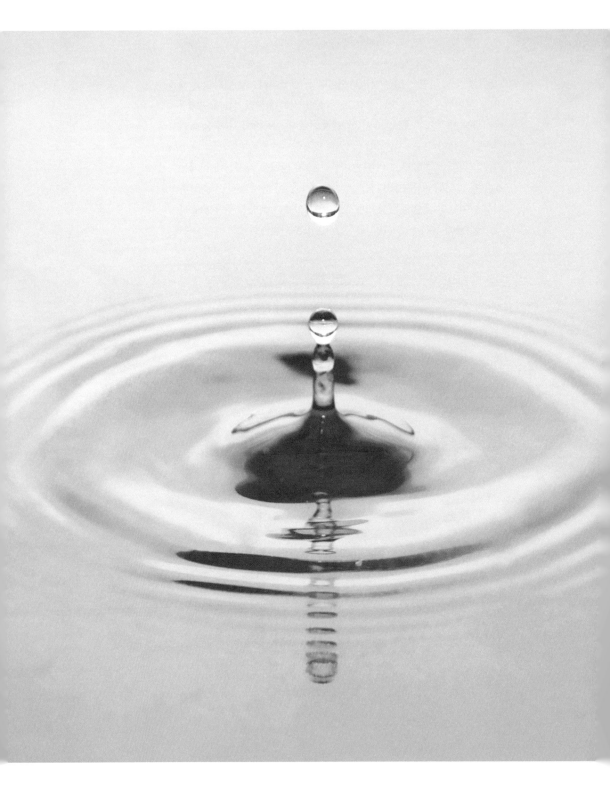

6부

물을 넘어서

물도 자연미네랄도 단지 정보라는 음식을 담는 그
릇이라고 할 수 있습니다. 디지털화된 정보는 물
을 넘어서 전기와 공간이라는 더 큰 그릇으로 확
대됩니다.

전기

정보는 물과 정보미네랄을 넘어서 전기에도 담길 수 있습니다. 물뿐 아니라 전기도 정보라는 음식을 담는 그릇이 될 수 있는 것입니다. 이것은 정보를 디지털화하는 방법을 개발하게 됨으로써 가능하게 되었습니다.

전자파가 나쁘다는 것은 이제는 상식적인 사실이 되었으나, 전자파가 왜 나쁜가 물었을 때 아무도 제대로 대답하지 못합니다. 그 이유는 전자파 자체가 나쁜 것이 아니라 전자파에 담기는 정보가 인체에 해롭기 때문입니다. 전자파도 정보라는 음식에서 볼 때 단지 그릇일 뿐입니다. 전기를 만들어내는 방식에 문제가 있어서 전기에 나쁜 정보 파동이 담기고, 따라서 전기가 만들어내는 전자파도 인체에 해로운 것입니다. 만약 전기에 좋은 정보 파동을 담을 수 있다면 인체에 이로운 전자파가 만들어질 수도 있을 것입니다.

다음의 도표는 23세의 건강한 여성이 전자파를 발생하는 제품들을 전원이 켜진 상태에서 손으로 접촉하였을 때 받는 영향을 생체정보 수

268

치로 표현했습니다. 생체정보 수치는 높을수록 인체에 이롭습니다.

	실험전	TV화면	헤어드라이어	휴대폰
면역기능	13	7	8	4
자율신경	9	2	4	0
뇌	16	8	11	5
암	12	7	7	6

생체정보 측정 결과는 모든 전자제품들이 이 여성에게 나쁜 영향을 끼치고 있으며, 휴대폰의 경우에도 손으로 접촉하는 것만으로도 매우 나쁜 영향을 보이고 있음을 보여줍니다.

이번에는 내가 개발한 전기정화기를 이용해서 전기에 좋은 정보를 담은 후, 휴대폰의 배터리를 충전했습니다. 그리고 46세의 남성이 휴대폰을 직접 귀에 대고 사용하였을 때 나타나는 영향을 생체정보 분석방법으로 측정해 보았습니다.

	평소	일반휴대폰 사용	전기정화휴대폰 사용
면역기능	18	-17	22
뇌	18	-10	19
시상하부	19	8	19
뇌하수체	19	8	19
호르몬균형	19	8	19
암	18	10	19

예상대로 휴대폰 사용 중에는 생체정보 수치가 매우 낮아졌습니다. 하지만 정화된 전기를 담은 휴대폰의 경우, 통화 중의 생체정보 수치가 놀랍게도 오히려 평소보다 더 높은 값을 보여주었습

니다. 이것은 휴대폰을 사용하는 것이 인체에 오히려 도움이 될 수도 있다는 것을 의미합니다.

30분 연속통화 후 휴대폰의 온도(i-phone4S)
일반 전기 충전   전기정화기 UL 사용 충전

그뿐이 아닙니다. 원래 내 휴대폰이 처음부터 뭐가 잘못되었는지 5분만 사용해도 열이 많이 나서 바꾸려고 생각했는데, 전기를 정화하고 나서부터는 무려 30분 이상을 통화했는데도 휴대폰에서 거의 열이 나지 않아서 깜짝 놀랐습니다. 휴대폰의 전기를 정화함으로써 물리적인 변화도 일어난다는 것을 확인할 수 있었습니다.

휴대폰의 열이 덜 난다는 것은 열로 소모되는 전기를 줄이기 때문에 휴대폰 배터리의 수명이 길어진다는 것을 의미합니다. 실제로 전기정화기를 가정에 여러 개 설치할 때 가정의 전기사용량이 줄어든다고 합니다.

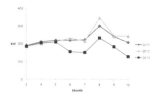

옆의 그래프는 일반 가정의 배전반에 전기정화기를 설치했을 때 전기가 절약될 수 있다는 것을 보여줍니다. 이 가정의 전기사용량은 몇 년 동안 매월 거의 일정하였으나 전기정화기를 설치한 이후로 전기사용량이 30% 가량 줄어들었습니다.

이러한 전기정화기의 원리와 기능성에 대해서는 'Digitized Information Wave Expressed In Two Dimensional Space (2차원 평면에 표현된 디지털 정보파동)' 라는 제목으로 Journal of Vortex Science and Technology라는 미국의 과학잡지에 2014년 출간될 예정입니다.

좋은 전기, 착한 전기

전기정화기에 의해 좋은 전기(어떤 분들은 전기가 착해졌다고 표현합니다)로 휴대폰의 배터리를 충전한 경우 거의 한 시간을 통화해도 열이 거의 나지 않는 것이 관찰됩니다. 그뿐 아니라 살펴보았듯이 휴대폰을 받는 사람의 생체정보가 오히려 상승합니다. 이것은 휴대폰을 사용하면서 단순히 전자파의 폐해를 막을 수 있는 수동적 차원을 넘어서 휴대폰을 사용하면서 오히려 더 건강해질 수 있다는 것을 의미합니다.

전기정화기는 단지 휴대폰뿐 아니라 전기를 사용하는 모든 제품에 적용될 수 있습니다. 예를 들어서 정화된 전기를 사용할 때 컴퓨터나 TV 화면이 더 선명해지고, 오디오의 음질이 더 부드러워지고 사람을 피곤하게 하지 않으며, TV의 화면에 정전장에 의한 먼지가 거의 생기지 않습니다. 그 외에도 컴퓨터를 보면서 피곤함이 없어지거나, 어깨결림이나 눈 충혈이, 안구건조증이 오히려 없어지고, 전기담요나 전기장판에 사용한 경우에도 몸이 개운해지고, 에어컨의 경우 자율신경이 안정되어 냉방병이 생기지 않는 것이 관찰되었습니다.

이렇게 전기정화기는 직접 인체에 영향을 줄 뿐 아니라 식품에도 영향을 줄 수 있습니다. 여름에 하루면 상하는 전기밥솥의 밥이 전기정화기를 사용할 경우, 며칠이 지나도 상하지 않으며, 냉장고에 사용하면 식품보존기간이 길어지고, 식품의 맛이 좋아집니다.

착한 전기가 전기 스트레스로부터 보호해준다

"교수님, 전기정화기 오늘 받아서 사용해봤는데, 결론부터 말씀드리면, 확실히 효과 있습니다. 몇 달 동안이나 목이 빠져라 기다린 보람이 있습니다. 제가 직업상 컴퓨터에서 장시간 일을 하는데, 일을 하고 나면 뒷목과 어깨가 심하게 아프고 눈이 빨갛게 충혈되곤 했습니다. 집에서 일하기 때문에, 남이 보면 왜 저러나 싶겠지만, 공간에너지 이불을 몸에 두르고 공간에너지 베개 커버를 머리에 뒤집어쓰고 작업을 해왔고, 덕분에 효과를 많이 봤습니다. 그렇기는 하지만 컴퓨터에서 몸에 나쁜 전자파가 나오는 한 근본적이 해결이 되지 않기 때문에 전기정화기에 목을 매고 있었지요. 오늘 일부러 공간에너지 이불, 베게 커버 사용하지 않고 작업했는데, 목과 어깨의 통증도 전혀 없고 눈도 충혈되지 않았습니다.

오늘 밤 전기장판 약하게 틀고 자볼 생각입니다. 자는 동안 몸에 좋은 기운이 나올 테니 피로회복이 잘 되겠지요. 기쁜 마음에 빨리 감사도 드리고 싶고, 다른 회원분들께도 정보도 제공하고 싶어 1차적으로 후기 올립니다."

-일산에서 변경옥

　　외국서적을 번역하는 일을 하시는 변경옥님은 하루 종일 컴퓨터 모니터를 바라봐야 하기 때문에 바로 효과를 느낄 수 있었고, 최초의 후기를 올려주셨습니다. 많은 분들이 안구건조증, 눈 충혈, 어깨결림 등을 당연한 것으로, 피할 수 없는 운명으로 생각하고 살다가 전기정화기를 사용하면서 비로소 그러한 증상들이 전기가 인체에 주는 스트레스에 의한 것이라는 알게 됩니다.

전자파가 많이 나오는 제품이 오히려 효과가 좋다
바로 다음날 올라온 변경옥님의 두 번째 후기입니다.

　　"교수님. 말씀드린 대로 옥매트에 전기정화기 달아서 사용해봤는데, 효과 만점입니다. 요즘 몸이 무겁고 찌뿌둥했는데, 평소보다 일찍 일어나고, 몸도 상쾌하고 머리가 아주 맑았습니다. 전기정화기 달기 전에는 괜히 덥기만 했지, 몸은 계속 안 좋았거든요. 효과가 기대 이상입니다. 그런데 교수님이 제시하신 데이터는 전기정화기의 효과를 제대로 보여주지 못하는 것 같습니다. 교수님께서는 휴대폰을 이용하셨는데, 저처럼 컴퓨터나 옥매트처럼 전자파가 훨씬 더 많이 나오는 기기를 장시간 사용할수록 효과가 훨씬 더 좋아지니까요. 그리고 전기정화기 사용하는 경우 단점(?)이 하나 있더군요. 원래 컴퓨터 앞에서 작업하면 입이 바짝바짝 말라서 어쩔 수 없이 물을 자주 마실 수밖에 없었는데, 지금은 계속 침이 고여서 교수님의 미네랄 물을 덜 마시게 되네요. 그만큼 기혈순환이 잘 되고 있다는 얘긴데, 배부른 투정 한 번 해봤습니다."

변경옥님은 컴퓨터나 옥매트에서 나오는 전자파를 통해서 오히려 더 건강해질 수 있다는 가능성을 얘기하고 있습니다. 많은 분들이 전자파가 많이 나오는 옥매트일수록 더 정보전달 효과가 크다고 합니다.

유해파가 최상의 유익파로……

다음은 수맥전문가이신 이재룡님이 올려주신 글입니다.

"UL 신청 전에 전기장판을 구입해서 이틀 사용했습니다. 장판 사용 첫날은 저는 잠을 제대로 못 잤습니다. 아내는 잘 잤다는데도 갑자기 산후풍인 머리의 냉기 때문에 고통스러워해서 임시방편으로 교수님의 UN 카드를 머리 밑에 넣고 저도 등 밑에 놓고 에너지 상태 보니 괜찮았고, 자고 나서도 아내나 저나 좋았습니다. 그런데 UL이 도착해서 에너지 상태를 보니 놀라움을 감출 수가 없군요. 전기의 에너지가 극에서 극으로, 즉 유해파(전자파가 차단되었다는 장판에서도 마찬가지네요)에서 최상의 유익파로 바뀝니다. 몇 번을 반복해서 실험해도 동일한 결과입니다. 컴퓨터도 마찬가지구요. UL을 사용하고 나서는 아내도 저도 숙면을 취할 수 있었습니다.

교수님 실험결과를 보았는데 저에게 감지되는 것은 그 실험 이상의 유익한 것들이 있지 않나 생각합니다. 에너지 감지가 안 되신 분들에게 이 현상을 어찌 설명해야 하나 난감한 현상입니다. 수맥 등에 민감한 사람도 30여 %에 불과하다니 대부분은 모르시겠지요. 그러나 몸은 타격을 받고 있을 것입니다. 좋은 제품에 크게 감사드립니다."

UL은 치유전기라는 뜻으로 전기정화기에 붙인 이름이고, UN은 나중에 자세히 살펴보겠지만 디지털화된 2차원 형태의 정보를 말합니다. 이재룡님의 글은 전기정화기가 단순히 전자파로부터 보호해줄 뿐만 아니라 오히려 인체를 더 건강하게 해줄 수도 있다는 사실을 알려주었습니다. 실제로 전기정화기를 사용하면서 오히려 질병이 고쳐졌다고 전해온 분들도 많이 있었습니다. 이것은 현대인들이 곳곳에 있는 전자파에 의한 자율신경 실조 상태에 있고, 또 그로 인해서 자기도 모르게 질병상태에까지 이를 수도 있기 때문입니다.

식품이 상하지 않는다

다음 유재근님의 글은 전기정화기의 인체를 건강하게 해 주는 기능성을 넘어서는 또 다른 기능성을 알려주었습니다.

"……더욱더 신기한 것은 전기정화장치(UL)를 사용하면서부터입니다. UL을 부엌의 냉장고 밥솥, 전기온돌침대, 컴퓨터, 화장실의 비데와 드라이기, 사무실 컴퓨터 등 5개를 사용하고 있는데, 그동안 집사람은 그저 남편이 좋다고 하니까 "그런가 보다" 하면서 지내왔습니다.

그런데 어느 날 저한테 부엌에서 사용하는 전기밥솥의 밥이 쉽게 변하

지 않는다고 말했습니다. 잡곡을 많이 사용하는 밥은 하루만 지나도 색
이 변하고 냄새도 나는데 3일이 지나도 색깔이 덜 변하고 냄새가 나지
않는다고…… 그래서 제가 실험을 했습니다.

UL을 사용하지 않을 때의 상태와 사용할 때의 상태를 지켜본 결과 UL을
사용할 경우에 밥 상태(색깔, 냄새)와 확실하게 달랐습니다. 적어도 3일
정도 변하지 않는다는 것을 알게 되었습니다. 아마도 가장 쉽게 경험할
수 있는 전기정화장치(UL)의 효과가 아닐까 생각합니다.

물론 전기온돌침대, 냉장고, 사무실의 컴퓨터를 사용하면서도 많은 효
과와 효능을 느꼈습니다. 사무실에서 오후 5시만 되면 눈이 충혈되고 뻑
뻑하여 늘 피곤함을 느꼈는데 전기정화장치와 미네랄 물을 마신 후로는
그런 증상이 전부 사라졌습니다.

자연미네랄, 정보미네랄과 전기정화장치, 정보유엔카드의 효능을 눈으로 확
인하고, 몸으로 체험하고 있습니다. 이를 어찌 설명해야 할지 모르겠습니다.
저와 집사람은 모두 이공계열을 전공하였습니다. 소위 말하는 공돌이,
공순이입니다. 저희들의 특성은 눈에 보이지 않는 것은 절대 믿지 않는
성격입니다. 언제나 눈으로 보고 몸으로 체험하고 경험을 해야만 믿는
고지식한 사람들입니다."

현대인은 전기로부터 도망갈 수 없습니다. 집을 떠나서 이동하는
자동차에도 전자파가 있고, 지하철은 아예 전자파로 가득 차 있습니
다. 어느 곳에든 있어서 전기라는 환경을 오히려 나를 건강하게 하는
그릇으로 사용할 수 있다면 그것보다 더 좋은 일은 없을 것입니다.

전기에 내가 필요로 하는 정보를 담을 수도 있나

더 나아가서 실제로 단순히 전기제품의 전자파를 정화하는 수
동적인 차원뿐 아니라, 호르몬의 정보, 약의 정보까지도 휴대폰에

담을 수 있습니다. 다시 말하면 휴대폰을 사용함으로써 혈당과 혈압을 낮출 수도 있을 것입니다. 심지어는 마음을 안정시키는 정보마저 휴대폰에 담을 수도 있습니다.

이러한 원리는 전기를 사용하는 모든 제품에 적용될 수 있습니다. 예를 들어 TV, 컴퓨터 모니터에도 인체에 이로운 정보를 담을 수 있습니다. 이것은 전기제품을 사용하면 할수록 몸이 좋아질 수도 있을 뿐 아니라, 전기제품에 구체적으로 나를 치유하는 정보까지 담을 수 있음을 의미합니다.

예를 들어서 만약 내가 혈당이 높다면, 내가 사용하는 전등 빛이, 전열기가, 컴퓨터가, 휴대폰이 모두 내 혈당을 낮추기 위한 도구가 되게 할 수도 있습니다.

어디든지 전기가 사용되지 않는 곳은 없습니다. 전기에 정보를 담을 수 있다면 내 주위의 모든 환경을 나의 건강에 도움이 되게 변화시킬 수 있습니다. 바로 21세기의 과학과 의학입니다.

공간

공간

공간도 정보를 담는 그릇이다

더 나아가서 정보는 전기뿐 아니라 공간에도 담길 수 있습니다. 전사장치를 이용하면 물질의 정보파동(양자물리학은 모든 물질에 고유한 파동이 내재되어 있음을 밝힌 바 있습니다)을 쉽게 디지털화할 수 있습니다. 디지털화된 물질의 정보는 빛이나 소리, 그리고 어떤 형체에 담길 수 있습니다. 이렇게 해서 물질의 고유한 파동을 카드에 옮길 수 있습니다. 실제로 카드에 옮겨진 물질의 파동도 물질과 같은 역할을 합니다.

예를 들어서 우울증의 원인 물질인 세로토닌을 정보화해서 카드의 형태로 만들었다면 이 카드를 지니고 다니기만 해도 우울증에 효과가 있을 것이고, 암을 억제하는 단백질인 p53을 정보화했다면 당연히 암에 효과가 있을 것입니다.

2차원 형태의 카드로 표현된 물질의 정보파동은 다양하게 실생활에 응용할 수 있습니다. 카드 형태로 만들어 몸에 지니고 다닐수 있고, 또 스티커의 형태로 물병에 부착해서 물에 정보파동을 담는 용도로 사용할 수 있을 뿐 아니라, 그 외에도 벽지나 속옷에 적용해서 인체 친화적인 환경, 구체적인 질병을 치유하는 환경을 조성할 수도 있을 것입니다.

두뇌를 안정시키면서 육체의 질환이 치유되다

건강한 육체에 건강한 마음이 깃들고, 건강한 마음이 건강한 육체를 만듭니다. 마음과 육체는 동전의 양면과 같이 분리할 수 없는 '하나'라고 할 수 있습니다.

류창형 원장은 대구에서 서대구한의원을 운영하는데, 자폐인 아들이 정보파동 카드와 정보미네랄로 좋아지는 것을 체험한 후, 환자에게도 적용해보시고 많은 사례를 알려주시기 때문에 오히려 제가 많은 도움을 받고 있습니다.

류 원장은 주로 두뇌와 마음에 도움이 되는 카드를 환자에게 사용하는데, 이상하게 두뇌와 마음의 질환이 치유될 때 예상하지도 않았던 육체의 질환이 함께 치유된다고 알려주었습니다.

마음과 두뇌용 카드는 마음과 두뇌의 질환을 치유하지만, 일반인에게는 두뇌를 활성화시켜주고 동시에 안정하게 지켜주는 역할을 합니다.

현대인들은 어린이나 어른이나 끊임없는 스트레스로부터 벗어나기 어렵습니다. 환경으로부터 오는 스트레스가 현대인의 마음의 질환뿐 아니라 자율신경의 조화를 해쳐서 육체의 질환을 일으키기도 합니다. 단지 카드를 몸에 지니거나 공간에 부착함으로써 마음의 위로를 받고, 육체적으로 건강해질 수 있다면 그것보다 좋은 일은 없을 것입니다.

부부에게! 가족에게! 화목과 평화를……

다음 글은 서대구 한의원 류창형 원장께서 보내준 글입니다. 그 후 많은 분들이 유사한 체험을 보고해 오기 전에는 나에게도 쉽게 믿기지 않았습니다.

> "평생을 가족과 부인에게 짜증과 트집을 일삼던 중년의 남자분이 계십니다. 이 분의 부인되시는 분이 곧 사위될 사람이 인사하러 집에 내방할 예정인데 평시 습성을 봐서 그 자리가 순탄치 않을 것이라고 걱정이 이만저만 아니었습니다. 교수님의 두뇌용 파동조합을 건네고 몰래 배게 밑에 넣으라고 말씀드렸습니다.
> 그분께서 한 달 지난 오늘 오셔서 전하시는 말씀이 남편이 완전 딴사람이 되었다고 합니다. 당시 내방한 사위될 사람에게도 온정으로 대하며 가족과 아내와 대화가 많아지고 인상이 바뀌어 이것이 꿈인지 생시인지 모르겠다며 울먹이셨습니다."

현대인의 대부분은 자기도 모르게 두뇌와 마음의 질환을 갖고 있는 환자라고 할 수 있습니다. 본인은 전혀 모르게 배게 밑에 카드를 놓았음에도 불구하고 사람의 심성이 이렇게 변했다면 이 분도 현대의학이 해결할 수 없는 두뇌와 마음의 질환을 갖고 있었다 하겠습니다.

파동과학은 세상을 평화롭게 한다
현대인은 끊임없는 스트레스를 받고 있습니다. 휴대폰을 통해서, 컴퓨터를 통해서, 끊임없이 전자파에 의한 스트레스를 받고 있지요. 지하철을 타도 전자파가 가득 차 있습니다. 전자파가 인체에 스트레스를 주고, 자율신경의 조화를 해치고, 실제로 세로토닌이라는 가장 중요한 신경전달 물질의 농도를 떨어뜨립니다.

정보 파동 카드에는 세로토닌을 비롯한 현대인에게 결핍되기 쉬운 다양한 신경전달물질의 정보파동을 담을 수 있습니다. 정보 파동을 담은 카드가 환자뿐 아니라 현대를 살고 있는 우리 모두를 지켜줄 수 있을 것이라고 생각합니다.

실제로 2차원 정보파동 카드를 접한 많은 부부들이 부부 사이가 좋아졌다고 고백하기도 하고, 자기 위주로만 생각하는 남편이 배려심 많은 사람으로 변하기도 합니다. 정보파동 카드를 공간에 배치하는 것만으로 학교에서 아이들의 집중력이 높아지고, 왕따 시키는 일이 없어지고, 아이들의 폭력성이 사라지는 일들이 실제 학교에서 관찰되기도 했습니다.

노래방과 술집에 카드를 많이 부착했더니 매일 술 마시고 싸우는 일이 갑자기 사라졌고, 심지어 쓰레기 투기마저 사라졌다고 보고해온 분도 있었습니다.

나는 학교뿐 아니라 교도소 그리고 모든 공간에 정보파동 공간을 형성하고, 또 인체에 더 이상 스트레스를 주지 않는 전기를 사용하고, 인체를 건강하게 하는 생명의 물을 마심으로써 세상이 평화롭게 변하는 꿈을 꾸어봅니다.

　　모든 물질의 정보파동을 카드에 표현할 수 있습니다. 예를 들어서 인슐린의 정보파동을 카드에 표현하면 카드를 지니고 있는 것만으로도 혈당이 낮아질 수 있습니다.

　　하지만 무엇보다 중요한 것은 마음과 두뇌 질환에 미치는 영향입니다. 예를 들어서 우울증의 원인물질은 세로토닌입니다. 하지만 세로토닌을 두뇌에 전달할 방법이 없습니다. 두뇌를 혈류장벽이 보호하기 때문이지요.

　　이렇게 물질은 두뇌 혈류장벽을 통과하지 못하지만 물은 쉽게 두뇌를 통과하기 때문에 물에 세로토닌의 정보파동을 담아서 줄 경우 우울증에 약 못지않은 효과를 보여줍니다. 무엇보다 큰 장점은 인체에 부족한 세로토닌의 정보파동을 그대로 두뇌에 전해줄 수 있기 때문에 우울증 약의 물질로서의 부작용이 전혀 없다는 점입니다.

　　물을 넘어서 세로토닌 정보파동을 2차원 형태로 담게 되면 카드를 몸에 지니거나 침대 주위에 배열하거나 베게 밑에 놓기만 해도 우울증이나 불면증 등이 해결될 수 있습니다.

　　비단 세로토닌뿐 아니라, 도파민, 아세틸콜린, 가바, 옥시토신, 렙틴, 하이포크레틴 등 현대의학이 밝힌 두뇌에 존재하는 모든 기능물질들을 2차원 형태의 카드로 표현할 수 있습니다. 이런 카드를 단지 지니고만 있어도 증상이 좋아질 수 있습니다.

다음 글은 청주의 김은영 선생님이 서포트카페(http://cafe.daum. net/khwsupport)에 올려주신 글입니다. 김은영님은 남편과 함께 부부교사이신데 자폐성 발달장애인 아이가 유엔카드로 좋아지는 체험을 하고 학교 교실에 카드를 붙이고 그 결과를 보내주셨습니다.

"저희 반(3학년 여학생), 이웃 반(3학년 남학생), 저희 남편네 반(다른 학교 중2 남학생) 모두에서 공통적인 것은 아이들이 의외로 굉장히 좋아하더라구요. 뭔가 특별한 보호를 받는다는 느낌으로, 아이들이 자랑을 많이 합니다. 우리 반 아이들이 이걸 개발하고 부쳐주신 분들께 전화로 감사의 아우성을 전해야 한다고 떼를 써서 이렇게 글을 올리기로 약속했습니다. 아이들이 일단 뭔가 특별한 보호를 받는다는 자부심에 무척 기뻐하고 있습니다.

우리 철없는 아이들이 카페에 몰려와서 어지러울까 봐…… 박사님 성함이나 카페 이야기는 빼고, 이 유엔카드에 대한 이야기를 해 주었습니다. 처음에는 아이들이 부적으로 오해하기에 아예 작정하고 각 카드의 효능까지 간단히 소개해 주었습니다.

이재룡님의 글을 읽고 카드를 교실 벽 중간쯤 - 가슴높이를 기준으로 직사각형의 6지점(양쪽 앞뒤, 가운데)에 붙였는데, 붙이고 나니 갑자기 교실에 맑은 기운이 확 도는 것이 법당에 온 듯 상쾌했습니다. 아이들에게 말하면 믿지 않을 것 같아 속으로만 느끼고 있었는데, 몇몇 아이들이 머리가 맑아진다는 말을 했습니다.

쉬는 시간에 보니 아이들이 모두 벽에 매달려, 가슴이 두근거리는 것 같다, 뭔가 파동이 느껴진다, 어지럽다, 아무렇지도 않은데 이상하다, 플라시보다, 아니다…….

사방 6지점에 떼로 몰려서 재잘거리는 모습이 너무 귀엽고 재미있었습니다.

ADHD카드는 6지점에, 일반 공간정화용은 앞쪽 4지점에, 명현과 자폐는 가운데 2지점에 붙여 주었습니다. 제 경험을 이야기해주며 공부하다 피로감이 밀려오면, 쉬는 시간에 '공간정화용 유엔에 이마를 문대라~~~' 했더니, 애들이 벽에다 머리를 대고, 등을 대고, 손을 대고…….

붙인 지 2주 만에 생긴 효과는,

1. 저희 반에 굉장히 착해져서 선생님들을 놀래키는 아이가 하나 생겼습니다. 말썽스러운 과거가 있어 전학 온 녀석인데, 그동안 몇 번 불손한 언행으로 저한테 덤비기도 하면서 그래도 주춤주춤 착해진다 싶더니 붙인 지 2주 만에 눈에 띄게 착해졌습니다. 교실에 마구 떨어진 휴지를 솔선수범해서 줍고, 체육 시간에 급우들이 치고 던져둔 배드민턴을 손수 정리하고…… 얼마 전에 제가 가볍게 나무라니까 '선생님, 저 그래도 1학년 때보다 엄청 착해진 거에요~~'하면서 애교를 떠는 아이로 변모!

2. 저희 반 아이들이 요즘처럼 더운 5교시에 급체 등으로 아픈 아이 말고는 조는 아이가 전혀 없어졌고요, 아침 자습시간 종이 치고 차분해지는 속도가 더 빨라졌습니다. 그런데, 수업시간에는 너무 또록또록 깨어서 열성적으로 크게 대답들을 하는 게 지나쳐서 제가 감당하기에 피곤할 지경~~ 뭐 그래도 이쁘기는 합니다.

3. 예전에 글을 올린 마치 자폐아처럼 말수가 적고 수업에 전혀 관심이 없던 아이는 2주 연속 교내 쪽지시험(주 1회 10점짜리 10문제 시험 봐서 5점 이하면 방과 후 강제자습)을 처음으로 통과했고, 얼마 전 제 수업시간에는 처음으로 자발적으로 책을 펴고 설명을 듣고 밑줄을 긋는 모습을 보여주었어요. 그 밖의 생활에서도 계속 밝고 좋은 모습을 보여주고 있고요.

4. 저희 남편 반 수업을 들어오신 한 선생님께서 이 학교 발령 나고 조용히 수업해 보는 게 정말 처음이다…… 하셨대요.

5. 저희 옆 반은 이제 붙인 지 4~5일 되어서 아직은 모르겠는데, 조는 애들이 확 줄은 것은 확실합니다.

저는 기(氣)전문가는 아니지만, 그냥 좀 예민한 편입니다. 제가 느끼기에 일반 유엔만으로도 심성을 정화하는 효과는 굉장히 크고, 어떤 면에서는 파장이 더 크고 넓고 강하게 느껴집니다. ADHD나 자폐용 유엔은 뇌를 활성화하는 느낌이 훨씬 직접적이고, 느낌이 충격적일 정도로 강하지만, 일반 유엔의 부드럽고 강한 느낌과 차이가 있었습니다. 그래서 교실에 그냥 골고루 붙이고자 했습니다. 효과도 다르고, 사람마다 받아들임도 다를 것 같아서요.

다른 선생님들하고도 유엔카드가 붙은 즐거운 교실 이야기를 나누면 더 기쁘겠어요. 우린 정말 축복받은 교사예요. 교사가 할 일을 유엔이 확~~~ 다 해 버리거든요^^"

자폐와 정보과학

자폐아 부모의 소원이 자식보다 오래 사는 것이라고 합니다. 부모가 죽은 후 홀로된 아이가 어찌 살 것인가를 생각하면 어떻게 눈을 감을 수 있을까? 제가 생각해도 막막하기만 합니다.

최근(2014년 3월) 미국 질병통제예방센터(CDC)의 보고에 의하면 미국 만 2010년 현재 8세 아이 중 68명중 1명이 자폐증인 것으로 밝혀졌습니다. 이것은 2년 전 88명 중 1명이 자폐라는 조사결과에 비해서 30% 증가한 것입니다. 반면에 2011년 예일대 의대 김영신 박사가 미국 국립정신보건원과 자폐연구재단의 지원으로 공동 연구팀을 구성해서 일산지역 초등학생 5만5천명을 대상으로 조사한 결과 무려 38명 중 1명이 자폐증인 것으로 보고되었습니다. 미국의 2배 가까이 되는 수치입니다. 자폐아의 비율이 이렇게 세계적으로 급속도로 증가하고 있습니다. 한국은 미국의 2배 가까이 되는데 아마 세계최고의 비율이 아닐까 생각됩니다. 이런 상황인데도 아직도 자폐를 가족의 문제로 내버려두고 있습니다.

자폐는 스펙트럼이라고 하지요. 그만큼 원인도 증상도 복잡하고 다양하다는 표현입니다. 아직도 현대의학이 자폐에 대해서는 제대로 접근하지 못하고 있습니다. 발달장애와 자폐증, 가장 심각한 질환이지만 국가도 의학계도 어쩔 수 없는 부모가 해결해야 할 몫일뿐입니다.

하지만 정보과학은 자폐에 대해서 해결방법을 제시하고 있습니다. 자폐뿐 아니라 모든 마음과 두뇌질환에 해결방법을 제시하고 있습니다. 자폐를 해결하기 위한 구체적인 정보과학적 접근방법에 대해서는 부록에 특별히 자세하게 수록하였습니다.

자폐와 백신카드

자폐에 대한 다양한 현대의학적 연구가 진행되고 있으나 아직도 해결방법은 없습니다. 자폐의 원인도 불분명하기 때문입니다. 자폐의 원인이 외부에서 들어온 독소 때문이라는 견해도 강하게 대두되고 있습니다. 최근 백신이 자폐의 원인이라는 견해가 크게 대두되고 있습니다. 최근 번역된 미국의 티누스 수미츠 박사의 저서, 〈자폐증 및 행동발달장애 절망을 넘어서다-호메오파시는 해답을 갖고 있다〉에는 어릴 때 누구나 당연하게 맞는 백신들이 민감한 아이들에게 두뇌에 충격을 주고, 그 충격으로 자폐와 발달장애에 이르게 된 많은 사례들이 기록되어 있습니다. 백신 외에도 삶의 초반기에 투여됐던 다양한 독성 물질(항생제·마취제·기타 약물) 혹은 어머니가 임신 중에 복용했던 약물들이 자폐증을 유발할 수도 있다고 합니다.

동종요법에 의하면 질병을 초래한 물질이 가장 좋은 해독제가 됩니다. 수미츠박사의 책에는 이러한 백신들을 동종요법의 방법으로 각각 해독제를 만들어 자폐아들에게 투여했을 때, 아이들이 놀랄 만큼 좋아지고, 또 어떤 아이는 정상으로 회복되는 사례들이 자세히 기록되어 있습니다.

실제로 카페 회원분들 중 아이가 백신을 맞은 후, 열병을 앓고 그 후에 발달장애아가 된 순간을 명확히 기억하는 분들도 있고, 나중에 육아 일기를 보고 태어났을 때는 정상이던 아이가 갑자기 나빠졌던 그 순간이, 백신을 맞고 열병을 앓고 난 후였음을 뒤늦게 발견한 분들도 있습니다.

백신에 의해서 자폐나 발달장애가 된 아이들을 해독하는 가장 좋은 방법은 그 백신을 동종요법의 방식대로 사용하는 방법밖에 없습니다. 하지만 각 백신을 동종요법 방법대로 만들어 여러 단계로 해독하는데 무려 1년 가까운 세월이 걸립니다.

그래서 백신의 정보파동을 디지털화해서 백신카드를 만들었습니다. MMR, DPT, 수두백신, 플루B, 소아마비백신, 그리고 간염A, B에 대해서 각각 강도(potency)에 따라 4가지 종류의 정보를 만들어서 자폐아들에게 사용해보았습니다.

백신 동종요법은 비록 백신이 원인이 아니었더라도 전혀 해롭지 않습니다. 이것은 파동의학의 장점이라 하겠습니다. 백신카드는 카드를 강도에 맞게 몸에 지니기만 하면 되기 때문에 백신동종요법에 비해서 사용하기에 매우 편리한 장점이 있습니다. 자폐가 아니라도 백신을 맞았고 그 후 힘들어했던 아이들은 해독차원에서 백신카드를 사용해볼 필요가 있다고 봅니다. 또한 이것은 백신을 맞았던 모든 사람들에게 해당한다고 하겠습니다.

최근 백신의 문제점이 지적되고 백신접종을 거부하자는 의학적 움직임도 있습니다. 나는 백신카드가 자폐아를 치료하는 데 도움이 될 뿐 아니라, 실제로 아이들 몸의 면역기능을 유발해서 백신접종을 대신할 수 있을 것으로까지 기대합니다.

백신카드를 접하고

그 후 백신카드를 사용한 많은 자폐아 부모들이 실제로 백신카드가 자폐아에게 효과가 있음을 알려주셨습니다. 다음 카페에 올라온 부산 희윤이 어머니의 글을 소개합니다.

"육아 일기를 다시 꺼내어 읽어보니, 아이가 엄마가 조금만 눈에 안 보여도 칭얼대고 울어서 집안일을 제대로 할 수가 없어 미워죽겠는데 엄마 얼굴을 보면 생긋 웃는 모습에 미워할 수 없다는 내용, 5개월에는 엄마라고 불러서 감동했다는 내용들이 있는데 7개월 무렵부터 이상한 내용들이 보이더군요.

너무도 조용한 병원에서 아이가 갑자기 까르르 웃어서 당황했다는 내용, 보행기를 밀고 가다 문턱에 걸려 넘어졌는데 왜 울지 않았을까? 장난감 자동차를 일렬로 세우고 누워서 바퀴를 돌리고 논다는 내용, 혼자서도 잘 논다는 내용 등등 그때는 모르고 썼던 일기들인데 7개월 이후에 자폐증상이 나타난 것 같아요. 아이가 태어났을 때 정신박약검사(그때는 그렇게 불렀지요)를 했는데 정상 판정을 받았거든요. 그런데 지금 지적장애를 보이는 걸 보면 백신의 영향이 크다고 볼 수 있겠죠.

그동안 교수님의 자폐용 카드로 여러 차례 명현 현상을 호되게 겪은 경험으로 이번에는 조심스럽게 접근을 했습니다. 새로 나온 두뇌카드, 마음카드를 지갑에 넣어주고 백신카드30(가장 약한 카드)을 2장 희윤이 방에 두었습니다. 하루가 지났는데 얼굴에 좁쌀만 하게 붉은 점이 올라오더군요. 얼른 한 장을 빼고 유심히 관찰을 시작합니다.

아이가 괜히 실실거리고 웃습니다. 뭔가 재미있어서가 아니고 혼자만의 세계에 빠져있을 때의 모습, 그러다가 하루 뒤에는 '컴퓨터는 TG삼보' 선전문구를 중얼거리고 다닙니다. 노트에도 선전내용의 낙서들을 해 놓구요. 다음날은 겅중겅중 뛰어다니더군요. 알아들을 수 없는 혼잣말도 하구요 일주일 동안 매일 바뀌가면서 어릴 때부터 했던 행동들을 쭉 펼쳐 보이더군요. 보통 새로운 버릇이 생기면 한 달이 가는 것도 있고 일 년이 가는 것도 있는데 이번엔 하루씩 복습을 하듯이 정말 신기했습니다.

그러다가 어느 순간부터 아이가 딴사람이 되었습니다. 다른 사람을 보고 있는 것 같아요. 백신카드30을 20일 정도 방에 두었다가 희윤이 지갑에 넣어주고 백신카드200(백신카드30의 다음단계)을 방 소파 밑에 두었습니다. 보름 후에 3단계로 접근하려 합니다.

희윤이가 고등학교를 졸업하고 동부산대학 생활도예과에 입학을 했는데(장애학생들만 따로 모아서 한 반을 만들었음) 걱정이 많았답니다. 너무 멀고 두 번 환승해야 하는데 할 수 있을까 학교 근처로 이사를 갈까, 두 달 정도 따라다닐까, 마음이 복잡했는데 좋아지는 모습에 용기를 내어 보았지요. 방학 동안 학교 다니는 연습을 같이 해보기로…… 8번 정도 하면 익숙해지겠지 했는데 한 번만 갔다 왔는데도 알더군요. 조금 놀랐습니다. 고등학생 때 체험학습을 가면 집합장소를 말로 이야기해줘도 정확히 숙지가 안 되어서 아침에 같이 가서 '여기서 기다려!'라고 말해줬었는데 어느새 표지판을 보고 다니니…….

입학을 하고 저녁이 되어도 돌아오지 않아서 버스나 지하철의 유혹을 뿌리치지 못해서 또 어디로 간 건 아닐까 노심초사하는 마음으로 전화를 걸었는데 아이가 전화를 받네요. '지금 어디야'라고 했더니 음악치료 하러 복지관에 와 있다는군요. '뭐야 집에 왔다 가면 늦으니까 시간 맞춰 바로 복지관으로 갔다는 얘기?' 시키는 대로만 하지 않고 자기가 생각하고 계획하는 것이 대견하기만 합니다. 대학생이 되니까 스케이트장 갈 시간이 없어서 토요일 날 가야겠다고 11시 되면 나가서 실컷 타고 옵니다. 자기 스스로 스트레스 해소법도 아는 셈이지요.

희윤이에게 가장 힘든 부분이 전화받는 일이었는데 자기가 필요할 때만 전화를 하고 잘 받지를 않고 자꾸 전화하면 핸드폰을 버려버리니까 집에 도착해야지 안심을 할 수 있는 상황이었지요. 지금은 전화를 걸면 '엄마 어디 계세요'라고 말을 합니다.

"응, 엄마는 집이야 너는 어디야?"

"지하철 타고 있어요."

"그래, 이제 어디 갈 거야."

"음악치료 갈 거예요."

"그러면 금곡역에서 내려."

"덕천역에 내려서 버스 타고 갈 건데요."

"그래 나중에 보자."

"예, 끊을게요."

제법 길지요? 이렇게 상황에 맞는 대화를 하게 되는 날이 오게 될 줄은 정말 몰랐어요. 누가 물으면 자기 이름이라도 말을 하면 좋겠다고 생각하던 시절도 있었는데……

직업평가를 다시 받았는데 2년 전에는 수행 중에 혼잣말도 하고 반향어도 쓰고 자폐성향이 보인다는 내용들이 이제는 언어소통에 문제없고 불안한 감정들도 보이지 않는다고 나왔네요. 시지각, 촉각 부분에서는 일반인을 100으로 보았을 때 130으로 더 높게 나온 부분도 있구요. 근력이 약해서 그 부분은 보완을 해야 하고 운동성은 높은데 언어 부분이 취약해서 77점을 받았습니다. 직업을 가질 수 있는 점수이지요. 물론 저는 성에 안 차지요. 90점까지 끌어올릴 겁니다. 그렇게 될 테구요.

아침에 짜증이 날 때도 있고 저녁에 불안할 때도 있고 이런 나의 변덕스런 감정이 호수처럼 잔잔한 요즘 희윤일 보고 있으면 설레기까지 합니다. 너 어디까지 변화할 거야? 백신카드 3, 4단계까지 다 사용하고 나면 얼마나 변해 있을까요? 저 언덕 너머에는 무엇이 있을까? 잔뜩 호기심이 어린 마음이랄까? 백신카드가 우리 엄마들에게 얼마나 큰 선물을 안겨줄까요? 우리 교수님에게 얼마나 큰 영광이 돌아갈까요? 두근두근……."

희윤이의 경우 그동안 자폐용 정보미네랄, 자폐용 유엔카드를 2년 동안 사용하면서 꾸준히 좋아졌습니다. 자폐용 정보는 그동안 의학적으로 밝혀진 자폐에 도움이 되는 정보를 모두 활용하고 있습니다. 그런데도 백신카드를 통해서 희윤이가 더 좋아지는 모습을 보이고 있습니다. 백신해독이 자폐치료에서 무엇보다 우선되어야 할 것으로 생각됩니다.

두 번째 백신카드 이야기-아직도 머나먼 길
다음은 희윤이의 이어지는 이야기입니다.

백신카드 2단계를 사용할 때까지는 희망에 들떠 있었어요. 그 후 지난 3개월 많이 힘들었습니다. 이 카드를 쓰면서 어릴 적 버릇이 하나 둘 반복 되길래 어느 단계에서는 '또 집을 나가겠구나' 짐작은 하고 있었지요. 그런데 정말 백신카드 3단계를 쓰면서 희윤이가 주로 금요일 저녁에 집에 들어오질 않아요. 토요일엔 학교에 안 가는 걸 알기 때문이지요. 비오는 날, 바람 불고 추운 날씨에 나가는 날이 많아서 더 가슴 졸이게 되구요. 3월 마지막 토요일엔 사촌 누나 결혼식이 있어서 설마 했었는데 금요일 저녁에 집엘 오지 않았네요. 나중에 어디 갔었는지 적으라고 했더니 김해까지 가서 놀고 삼촌이 결혼했던 예식장엘 혼자 찾아갔었나 봐요. 엄마, 아빠가 없더라고…… 아마도 부산 할아버지 식구들은 모두 그곳에서 결혼을 한다고 생각했나 봐요. 김해에 경전철이 생겼다는 걸 어떻게 알고 거기까지 가서 놀았는지…… 애써 키운 자식이지만 참 미운 감정이 불쑥!

언어치료 선생님이 엄마랑 아빠를 비교해서 설명해보라고 했더니, 엄마가 미역국도 잘 끓이고 계란 요리도 잘하고 설거지도 잘하고 좋은 점만 쓸길래 "근데 엄마 키가 좀 작지 않으시니?"라고 물었다는군요. 우리 희윤이라면 "예, 엄마 키 작아요." 그렇게 대답해야 하는데 "그래도 괜찮아요. 얼굴이 예쁘니까." 그렇게 말하더랍니다. 선생님도 깜짝 놀라시고 전 훈장을 받은 느낌? 우리 희윤이가 엄마 편을 들 줄 안단 말이지? 자식, 다 컸네…….

한번은 스케이트를 타고 오더니 빙상장에서 연주회 하더라면서 목요일 7시에 가면 된다고 '갈 거죠?'라고 묻더군요. 포스터를 봤나 봅니다. 가야금 연주회였는데 이젠 많은 사람들이 모여 있는 공연장엘 가도 튀는 행동을 하지 않아서 마음 놓고 음악회도 보게 되었지요.

6월 6일에 한라산 철쭉을 보러 가기로 했는데,

"엄마, 낼 제주도 갈 거지요?"

"그래, 갈 거야."

"1박 2일이요?"

"아니."

"그럼 3박 4일이요?"

"아니 이번엔 첫 비행기로 가서 한라산만 올라갔다가 밤에 올 거야."

아무 의심 없이 그런 이야기를 주고받았는데 5일 저녁에 학교 갔다가 집으로 오질 않으니…….

한번 안 들어올 때마다 세포 하나하나가 아프고 축 처져서 앉아 있을 기운도 없더니 왜 또 나간 걸까? 전에 안개 낀 한라산 갔을 때 무척 힘들어했는데 이제는 뒷산도 안 가려고 하더니 힘든 거 하기 싫어서 나갔구나. 7일에 학교를 가야 하니 그전에 집에야 오겠지만 아…… 진짜 밉다. 6일 밤 8시에 파출소에서 연락이 왔네요. 희윤이가 거기 있으니까 데려가라고…… 집으로 바로 오면 혼날 것 같으니까 파출소로 간 거지요. 자기가 생각해도 너무 잘못했다 싶었는지…… 엄마가 설마 경찰관 앞에서 때리진 않겠지 하고 머릴 쓴 건지…… 너무 화가 나니까 말도 하기 싫어져서 밥이나 먹이고 재웠는데…….

그리고 말이 많이 늘었어요. 그래서 좋은 점도 많구요, 힘든 점도 있답니다. 꼬박꼬박 말대답을 하거든요. "이제 들어가서 자라." 아빠가 그러면 "이제 9시밖에 안 됐어요. 개그콘서트 보고 자도 되잖아요." 동생하고는 대립관계였는데 이제는 자기가 형이라고 봐주는 것 같구요. 하지만 백신카드 4단계에서는 분명히 많이 성숙해진 것을 느껴요.

"선생님, 희윤이 대학교 졸업하고 뭐할 건지 물어보지 마세요. 전 그냥 희윤이 할거에요. 아직 어른 안 할래요."

예전엔 무조건 자기가 최고라고 생각했었는데 이제 자기 자신을 바로 보기 시작한 거죠. 학교생활이 힘들기도 할 테고. 사람들이 널 보고 무슨 생각을 할까라고 했더니, "음, 꽤 잘생겼군. 키도 크고 코도 오똑하고." 그러더랍니다.

어제저녁엔 엄마, 아빠, 동생이 한방에 모여서 이야길 하고 있었는데 창문이 열리길래 누구세요? 했더니 "배달 왔습니다." 이젠 제법 농담도 할 줄 알고…….

참, 아름다운 것에 대해 이야길 했는데 희윤이가 자기한테 아름다운 것은 자동차 바퀴 돌아가는 것 보는 거라고 하더랍니다. 근데 엄마는 싫어한다고…….

아이 마음을 몰라준 것 같아 많이 미안했습니다. 돌아가는 모습이 아름답게 보이는구나. 그래서 그렇게 시간 가는 줄 모르고 보고 있었구나. 시간이 좀 더 지나면 희윤이에게도 자동차 바퀴가 그저 평범한 바퀴로 보이게 될까요?

아주 최근 희윤이 엄마가 보내온 글입니다.

"희윤이는 달력 날짜를 말하면 요일을 맞추는 능력이 있습니다. 많은 자폐아들이 그렇듯이…… 그런데 자폐성향이 하나하나 소거되면서 그 능력이 없어졌습니다. 평범한 사람으로 한발 더 가까워진 것 같아서 기분이 좋은 하루입니다."

이것은 아주 짧은 시간에 백신카드로 희윤이에게 일어난 일입니다. 이러한 사실은 분명히 백신이 자폐의 원인일 가능성을 제시합니다. 백신카드는 정보로 자폐를 치료하는 최초의 접근입니다. 하지만 백신카드만으로 두뇌에 축적된 충격이 바로 치유되기는 어려울 것입니다. 당연히 시간이 필요하지요. 5년, 10년, 오랜 시간이 걸리더라도 정보과학을 통해서 희윤이에게 계속 변화가 일어날 수 있기를 기대합니다. 희윤이를 비롯한 많은 자폐아들이 모두 좋아질 수 있기를 희망합니다…….

해충을 퇴치하는 정보카드

여름에 모기나 파리로부터 시달려보지 않은 사람은 없을 것입니다. 현재 살충제로 세계적으로 가장 많이 사용되는 DEET(바르는 모기약이든 모기향 제품이든 스프레이제품이든 거의 대부분의 모기퇴치제에 들어 있습니다)는 인체독성이 아주 심합니다. 12살 미만의 어린이에게는 뇌손상을 일으킬 수도 있고, 임산부는 기형아를 출산할 가능성마저도 높아지는 것이 보고되었습니다. 더구나 피부에 스프레이로 바르는 DEET 모기약은 피부에 그대로 흡수될 뿐 아니라 어린이가 먹어서 심각한 상황에 이르기도 합니다.

이번 여름에는 많은 분들로부터 모기나 파리와 같은 해충퇴치카드를 만들어달라는 부탁을 받았습니다. 저도 여름이면 집안에 밤마다 어쩔 수 없이 설치하는 모기향 제품을 너무 싫어했기 때문에 해충퇴치카드를 만들어 보았습니다. 먼저 해충들이 싫어하는 물질들을 찾고 그 물질들을 각자 정보화한 후 조합해서 카드에 표현하는 것입니다. 해충카드뿐 아니라 모든 정보카드를 그런 방식으로 만듭니다. 해충카드에 포함된 물질들은 사람이 먹어도 안전한 우리 주위의 물질들입니다. 처음에는 DEET를 정보화할까도 생각해봤지만 DEET가 인체에 해롭다면 정보화해도 비록 물질보다는 덜하겠지만 인체에 해로울 수 있기 때문에 우리 조상들이 경험적으로 사용했던 자연계의 물질들을 정보화했습니다. 옻, 살구씨, 니코틴, 송진, 유황, 로즈마리, 은행잎, 마늘, 계피, 생강, 쑥, 피톤치드, 민트, 달걀노른자와 같이 해충퇴치에 효과가 있다고 알려진 물질들을 각자 정보화해서 플라스틱카드에 표현했습니다. 이렇게 만든 카드가 과연 모기퇴치에 효과가 있을까요? 저도 궁금했습니다.

다음은 해충퇴치카드를 사용한 분들로 부터의 경험담들입니다.

"저희 아파트가 20여년된 아파트라 한 달에 한 번씩 소독을 해도 가끔씩 바퀴벌레가 출몰하여 불쾌감 속에 생활해 오다 해충카드가 출시되고 바로 집에다 부착을 해보았습니다. 처음에는 모기에서 해방되고자 하는 목적이었는데 며칠 후 우연히 바퀴벌레 출몰 횟수가 줄어든걸 알아챘습니다. 긴가민가했었는데 한 50일정도 관찰해본 결과 확실히 바퀴가 눈에 띄지를 않습니다. 이제는 소독을 하지 말아볼까 하는 생각도 들 정도입니다. 제가 유엠, 유엘, 유엔 등 여러 가지를 사용해오고 있지만 이렇게 확실한 효과를 체험하기는 처음인 것 같습니다."

"지금이 한창 포도철입니다. 제가 있는 이곳은 포도가 많이 나는 지역입니다. 이맘때면 늘 싱싱한 포도를 농가에 가서 직접 사다 먹고 있습니다. 맛도 좋고 건강에도 좋고^^ 제철과일 포도 많이많이 드세요^^
포도벌레 다들 아시죠? 주방에 먹다 남은 포도를 잠깐만 두거나 껍질을 놔두면 금세 포도벌레가 많이 생겨 날아다닙니다. 이거 좋아하는 주부들 없을 겁니다.^^ 제 아내도 역시 마찬가지구요^^
그런데 요새는 신기하게도 포도벌레가 한 마리도 안 생깁니다.
주방에 해충퇴치카드를 놓은 지 일주일정도 되었구요.
아내가 여기저기 카드 나누어 주는걸 좋아해서 다 나누어주고 3장 남은걸 주방 선반에 2장 올려놓고 욕실, 세면대 아래 타일 벽에 한 장 붙여 놓았답니다.
밤에 창문을 열어 두면 방충망 사이를 비집고 들어오는 작은 날나방도 꽤나 많았는데 요즘은 단 한 마리도 찾아볼 수 없을뿐더러 향긋한 포도 단내가 주방에 가득한데도 포도벌레는 어디에도 찾아볼 수가 없습니다. 그리고 욕실에 보이던 초파리? 역시 한 마리도 보이지 않네요. 이거 정말 놀랍지 않나요? 교수님이 개발하신 제품들은 모두 놀랍고 신비롭군요.
아내는 더욱 신이 나 있습니다.^^
감사할 일이 계속 늘어나는군요.^^"

"교수님과 회원 여러분께 항상 감사드립니다. 여름이면 집집마다 초파리가 귀찮은 존재겠죠. 특히 새콤한 향기를 내는 과일이나 과일껍데기에 몰리는 초파리가 너무 싫습니다. 그러나 해충퇴치 카드 붙이고 삼일 지나니 서서히 사라지기 시작해 열흘이 지난 지금은 초파리를 거의 볼 수가 없습니다. 정보과학이 참 신기합니다.^^"

"주방에 여기저기 카드를 놔두고 있는데 확실히 초파리가 거의 보이지 않아요~ 실험삼아 음식물 쓰레기를 며칠 버리지 않고 지켜봤는데 신기하게도 예전처럼 초파리가 득실거리지 않을 뿐더러 날아다니는 것들도 힘이 없어 보여요~
올 여름은 이상기온 땜에 모기가 없다고는 하던데 그래서인지 아님 집 안 곳곳에 배치한 카드 땜인지 집 안에 모기가 없어요. 올해 처음으로 모기장 안치고 살고 있답니다.
물론 몸에 해롭다는 모기약도 뿌려본지 오래되었네요.~
저로서는 해충퇴치카드 강추입니다. 생각해보니 집에서 파리 구경한지도 오래되었네요~^^ "

"아침에 안방 청소하는데 모기 한 마리가 죽진 않고 날지 못하고 바닥에 떨어져 있네요. 해충퇴치카드 효과를 눈으로 확인하게 되네요.
저희 집은 주로 베란다 배수관을 타고 모기가 들어와서 여름엔 거실이랑 연결된 베란다 문을 닫고 잡니다. 요즘은 거실 문을 다 열어 놓고 자는데도 모기가 한 마리밖에 안 들어옵니다. 그 모기도 기절하는……. 교수님 좋은 제품 만나게 해 주셔서 감사드립니다.
교수님을 통해 더 좋은 제품들 만날 수 있길 응원합니다."

"해충 퇴치카드 사용 6개월이 지난 오늘.
이제 여름이 오면 어떨지 궁금. 그 많던 개미, 개미와 번갈아가며 우리 집을 세 한 푼 안내고 사용하던 바퀴벌레군단. 이젠 곤충채집을 할래도 보이질 않아서 못한당.

쓰레기통과 음식물찌꺼기 수거통에서도 바퀴벌레는커녕 날파리 하나 안보인당.

쓰레기통마다 마주보며 두 장씩 해충카드를 붙였고 주방엔 벽 중간지점에 붙이라는 걸 시커먼 색이라 남편한테 눈치 보여서 눈에 안 보이는 싱크대 다리부분 공간 사방 벽에 1미터 간격으로 해충카드로 펜스를 쳐 놓았다. 그리고 바퀴벌레에 귀뚜라미, 쥐까지 드나들던 우리 집 베란다(주택이라 마당에 다리 세워 알루미늄으로 달아매놓은 공간).

쥐가 제 자신을 해충이라고 자각하는지 걔까지도 올겨울엔 얼씬을 안 한다. 평소엔 겨울이면 음식이며 과일까지 모두 베란다로 내몰리는 신세라 쥐로부터 철통방어를 하려면 커다란 플라스틱 통이나 나무상자가 필요했었고 그놈의 쥐들이 굶주린 때면 플라스틱 통도 이로 썰어대곤 했었는데 이번 해충카드를 사용하면서 내가 한 상상은 쥐가 음식물 냄새를 맡고 이동하는 게 아니라 바퀴벌레를 따라 이동하나 싶다.

안 그러고서야 올겨울 고구마 감자 사과 감등 엄청난 양을 놓고 미끼까지 놔두며 쥐를 관찰했는데 전혀 다녀가신 흔적이 전혀 없고요.

이맘때쯤이면 하루살이나 머 그런 것들이 슬슬 기지개를 시작할 시절인데 아직 눈에 안 띄고 있는걸 보면 ㅎㅎ

호박 가지 등 묵나물을 말려서 둔 통에도 해충카드를 붙여놔서 그런지 아직 나방이 생기지 않고 있공, 언니네 쌀통에도 언니 몰래 해충카드를 두 장 쌀통 안쪽에 붙여놔서 그런지 쌀벌레 아직 안보이공, 35년 된 구옥인 우리 집. 하루살이, 초파리, 개미와 바퀴로부터의 해방! 이제 남은 숙제는 곰팡이군단."

집 나가 쥐를 찾아 주세요!

전북 부안의 에너지 농부 김인택님은 매우 특별한 분입니다. 부안에서 유기농을 처음 시작했지만 한 사람의 쉼없는 노력으로 유기농업 논농사 면적이 1000평 이상은 힘들다는 체험을 했습니다.

그 후 18년전 아마존강 유역의 왕우렁이를 처음 도입했습니다. 왕우렁이는 벼는 안 먹고 풀만 뜯어 먹는다고 합니다. 처음에는 무시당했지만 현재 부안군 벼농사 환경농업 면적이 200만평 정도로 확장되었고, 그 중 제초용으로 모두 왕우렁이를 사용합니다. 현재 한사람이 5만평 가량의 유기농 벼농사를 혼자서 지을 수 있답니다. 다음은 김인택님이 보내주신 재미있는 글입니다.

"작년 여름부터(2013.8) 벌레 생긴 쌀과 유채에 각각 1개, 그리고 6개의 방 모서리에 각각 4개씩 붙였습니다. 50년 된 기와지붕 흙집입니다. 6개의 방 중에서 1개만 사용하고 있고요. 파리와 모기는 아주 안 들어 오지는 않아 몇 개씩 더 붙여야지 하면서 벼를 베는 시기가 됐지요.

'석유 없이 농사짓기'에서 나온 벼를 방아 찧어 의례히 그랬던 것처럼 40Kg 포대로 안 쓰는 방에다 두었습니다.

초겨울(2013.11)부터 신기한 현상이 나타났습니다. 재작년 가을부터 보관해 먹던 유채와 쌀에 벌레가 생겨 그 속에 해충퇴치 카드를 그 무렵 꽂아 두었던 걸 잊고 있었나 봅니다. 유채와 쌀 각각의 포대는 열어 둔 상태였었고 나머지 쌀 포대는 열어 보지도 않았지요.

열어 둔 포대에서 벌레가 없어진 것 자체도 신기했지만 더 신기한 것은 지금부터입니다.

시골 흙집 구조상 천정의 쥐를 어쩌지 못하고 살고 있기도 하지만 수년 전부터는 아예 안 쓰는 방에서는 천정을 뚫고 내려 와 쥐가 퀜 노릇하고 있지요.

천정에서 수십 마리 서 선생들의 격투기로 우당탕 거릴 때는 중천이 내려 하지 않을까 봐 걱정도 되고요. 안 쓰는 방에 보관한 고구마도 지네들 먹을거리고요.

내 의지와는 무관하게 쌀 도둑들에게 식량을 보시하기를 수 년 째…

왜! 쌀 포대가 그대로 있지?

서 선생들이 쌀 포대를 또 뚫어 놓았겠지 생각하며 녹색테이프로 막아
볼까 하고 쌀 포대를 봤는데 멀쩡하지 않겠어요!
계네들이 단체로 서울구경 갔나 생각하며 이제는 열어 보지도 않은 쌀
포대에서 한 줌 햅쌀을 방바닥에 보시 했습니다.
하루, 이틀 그리고 오늘 (2014. 3.27)까지 넉달 째인데 내 정성이 부족
해 그런가요!
집 나간 쥐를 찾아 주세요!"

해충퇴치카드는 단지 집안에서 모기, 파리, 개미, 바퀴벌레를
퇴치하는데 그치지 않습니다. 바로 농업에 사용하면 살충제를 대
체할 수 있을 것입니다. 유기농 방식이 이런 정보과학을 통해서 살
충제를 사용하는 것보다 더 쉽고 저렴하다면 이 세상의 어느 농민
이 사용하지 않을까요?

유엔스티커와 6각수

김인택님은 스티커 형태로 보내준 유엔스티커(튜브에 부착하기 때
문에 이름을 UT라고 표현)를 수도관에 부착하였고 수돗물을 이용해서
다양한 실험을 하고 결과를 알려주셨습니다. 다음 글들은 수도관
에 부착한 스티커에 의해서도 수돗물이 더 좋은 물로 바뀔 수 있
다는 것을 보여줍니다. UT 스티커를 수도관에 부착함으로써 수
돗물의 구조가 6각수의 비율이 높은 물로 바뀌었을 가능성이 높
습니다.

계란찜 하기 : 먼저 계란 2개를 알미늄 냄비에 까서 넣고 숟가락으로 노른자가 풀어지게 약간 저은 후 소금 약간과 UT물 200㎖ 정도를 넣고 몇 번 더 저어 센 불에 2분, 중불에 3분. 타거나 눌어붙지 않는다.

100% 현미밥 짓기 : 현미를 물에 불리는 과정 없이 압력밥솥에 UT물로 두 번 씻어서 센 불에 8분, 중불에 5분, 약 불에 3분 후 압력이 자동으로 다 빠지게 함. 현미 밥알이 입안에서 굴러다닌다거나 하는 딱딱한 식감이 아닌 부드러운 밥 맛.

고등어 구이 : UT물에 고등어를 5분 정도 담근 후 프라이팬에 유채기름으로 튀기기 - 튀기는 과정에서 방 안에 연기가 차거나 냄새가 나지 않음. 특히 고등어를 다 먹은 후 트림을 한다거나 했을 때 특유의 비린 냄새가 나지 않음.

삼겹살 구워 먹기 : 인근의 도축장에서 운영하는 정육점의 삼겹살 두 근을 사 와서 UT물에 잠기게 5분 이상 담근 후 프라이팬에 굽기. UT물에서 건진 삼겹살의 물기는 스테인리스 채반에 담아 세 번 탈탈 털었음. 영농발대식을 같이 준비하던 농민회원 다섯 명과 사무실에서 삼겹살을 3월 10일에 사용한 철 프라이팬에 구웠음. 전과 같이 출입문과 창문을 다 닫아 놓은 상태의 사무실 안에 연기가 차거나 냄새가 나지 않음. 기름 빠지는 구멍이 없는 일반 철 프라이팬으로 기름을 일부러 걷어내면서 삼겹살을 구워 먹었었는데 탁자에 깔아 놓은 신문지에 기름이 전혀 튀기지 않았고, 기름이 톡 톡, 얼굴에까지 튀는 현상도 없었음. 고기 맛은 그냥 삼겹살 맛 그대로임.

정보카드가 수맥을 차단한다

수맥은 문자 그대로는 지하에 흐르는 물의 흐름을 말하지만, 실제로는 지하수의 흐름보다는 지질학적 균열이나 단층구조, 그리고 지구의 자기적 에너지 등을 포함하는 땅에서 나오는 에너지를 총괄하는 이름이라고 볼 수 있습니다.

땅의 성분에 따라서도 다른 에너지가 형성됩니다. 땅에 점토질 성분이 많은 경우 유해에너지를 받아들이기 때문에 인체에는 별로 좋지 않습니다. 특히 점토질 성분이 많은 땅과 모래가 많은 성분이 만나는 곳에서 더 나쁜 에너지가 만들어집니다.

수맥 등으로 인한 지자기 교란 현상은 몸에 해롭다고 일반적으로 알려져 있습니다. 최근 영남대에서 행한 135명을 대상으로 행한 임상실험에서도 침실을 지나가는 수맥에 의해서 두통, 편두통, 정신집중 저하와 목이 뻐근한 증상 등이 나타나는 것으로 보고되었습니다.

이렇게 일반인들에게는 수맥이 관심의 대상이 되고 있지만 학계에서 관심을 갖지 않는 이유는, 바로 수맥이 현대과학의 수준으로 측정이 불가능한, 땅에서 나오는 미세한 토션파이기 때문입니다.

하지만 특이하게 일부 사람은 쉽게 수맥을 측정합니다. 러시아의 토션장을 연구하는 학자들도 기감이 뛰어난 초능력자들을 이용하고 있었습니다. 그래서 수맥은 사람의 능력을 이용하는 L-로드나 추를 이용해서 탐지하고 있습니다.

나는 최근 수맥에 물을 일정 시간 올려놓고 그 물에 담긴 생체정보를 분석한 결과 생체정보수치가 매우 낮아지는 것을 발견했습니다. 수맥의 영향은 동판을 깐다든지, 알루미늄포일을 5겹 이상 겹쳐서 깔거나, 편광면을 섞지거나 (부엌에서 사용하는 랩을 반대방향으로 겹치게 해서) 어느 정도 차단이 가능합니다. 놀라운 것은 내가 개발한 2차원 형태의 공간에너지 카드에 의해서도 수맥의 영향이 거의 사라지는 것을 확인할 수 있었습니다.

다음은 수맥전문가이신 이재룡 선생님이 물과 정보과학을 알리는 홈페이지(www.kimswater.net)와 김현원 교수 서포트모임 (http://cafe.daum.net/khwsupport)에 올리신 글입니다. 여기서 UN 카드는 2차원 공간에너지 카드를 의미합니다.

교수님께서 보내주신 UN카드로 몇 가지 시험해보았습니다.

1. 유해파 위에서 UN의 氣의 존속성 문제.

   보통 氣제품으로 나와 있는 것에 스티커도 있고 광물질, 히란야, 동판, 은, 육각형, 氣가 봉입되었다는 목걸이, 허리띠 등이 있습니다. 이런 제품들은 유해파 위에 일정 시간(아무리 기봉입이 쎄다 해도) 2~3일이 지나면 반드시 氣가 소실됩니다. 그러나 UN은 유해파(수맥파, 하트만파, 커리맥파 등)위에서도 氣가 시간이 지나도 소실되지 않고 그대로 존속했습니다.

2. 유해파 위의 UN과 비유해파 위의 UN.

   수맥파 위에서나 비유해파 위에서나 카드 2개를 올려놓았을 때 반경 6~7m까지는 UN의 파워가 유지되나 6m를 벗어나면서 파워가 약해집니다. 사실 1개 정도면 방의 유해파는 완전 차단됩니다. 추가하는 것은 신체 에너지 강화에 도움을 주는 것 같습니다. 그냥 평범한 카드의 파워가 굉장하다는 것이고 국내에서는 이 정도의 파워와 지속성을 가지는 수맥차단 氣제품은 없는 것 같습니다.

3. 전자제품에서 시험.

   냉장고, TV에 하나 붙이면 자기 몸의 기운보다 좋을 정도로 유해파를 중화시키는 것 같습니다. 그러나 마우스를 잡는 손바닥은 氣가 매우 낮다는 것입니다. 전기장판도 마찬가지일 것입니다. 전기제품과 접촉하는 신체 부위는 어쩔 수 없지만 1~2 cm(마우스의 경우)만 떨어지면 UN의 기운이 유지됩니다. TV도 2장 붙이고 10cm 정도, 냉장고는 2장 정도 40cm 벗어나면 해는 없는 것 같습니다.

4. 시멘트벽과 UN.

밑층에 UN을 붙이고 바로 위층에서 해보면 위층에는 영향을 주지 못하는 것 같습니다. 시멘트벽도 마찬가지인 것 같습니다. 그러나 유리문이나 나무문에는 UN이 그대로 통과하는 것 같습니다.

5. 지갑과 UN소지.

지갑이나 가방에 작은 UN을 소지해도 그 에너지는 그대로 방출되는 것 같습니다. 아이들 가방이나 핸드백 등에도 좀 더 많이 가지고 다니면 유용할 것 같습니다.

6. UN을 붙이는 위치와 양.

침실에 붙일 때 발 쪽 천장에 2장을 마주 보게 하고 붙이다가 적응이 되면 4장 이상 붙여도 무방하지만 예민하신 분은 1장부터 붙이기로 시작해야 할 것 같습니다. 그러나 거실 등에는 좀 더 붙이면 신체 기운 강화에 도움이 될 것 같습니다. 붙이는 위치는 천장보다는 가슴 위치 정도 벽에 붙이는 것, 사무실은 책상 밑이 에너지 강화에 더 좋은 것 같습니다.

7. 작은 UN(5개)을 지갑에 소지한 후 신체감응.

신체 에너지가 매우 높아지고 작위적인 수행 등을 하지 않아도 머리나, 아랫배, 허리 등에 따뜻한 기운이 계속됩니다. 제가 氣에 민감하지만 민감하지 않아도 계속 소지하면 작용을 할 것입니다. 禪수행하시는 스님들, 호흡 등의 수련하시는 분, 기도하시는 분들 유익할 것입니다. 소지할 때는 목걸이 위치나 가슴 주머니보다는 아래 주머니나 지갑에 소지하는 것이 上氣를 막을 것 같습니다.

8. 송전탑 주변.

송전탑 주변(송전탑 강도에 따라 많게는 수백미터, 작게는 수 미터까지)이나 기지국 근처에 사시는 분들이니 사무실(대략 많게는 9개 층 작게는 3개 층 정도)은 좀 더 많이 부착해야 할 것 같습니다. 그 주변은 매우 에너지가 떨어져 있습니다.

소결입니다 – 수맥 차단하시기 위해 노력하고 계신 수맥연구가, 그리고 유해파 차단을 위해 많은 돈과 비용을 투입하신 분들께! 도그마를 버리시고 직접 마음을 비우고 오링테스트, 엘로드(둘 다 상념이 측정결과를 상당히 좌우하는 문제점 있음)로 측정해보시면 경탄할 것입니다. 제가 허위로 여러분을 기망할 목적을 가졌다면 무간지옥에 떨어질 것입니다. 교수님의 과학적 연구가 여기까지 진행되면서 많은 분들이 수혜자가 되고 있어 교수님의 선구적인 연구에 경의를 표합니다. 교수님의 노력으로 氣과학이 한국에서 중흥할 것이라는 큰 희망을 가집니다.

초과학의 세계

물이 물질의 정보를 기억하고 전기에 그리고 공간에 정보가 담기는 현상은 현재의 과학으로 설명이 부족합니다. 하지만 분명한 것은 이러한 세계가 현실에 분명히 존재하고 있으며, 과학적 설명이 부족함에도 불구하고, 이미 구체적으로 사용되고 있다는 점입니다.

과학적으로 설명이 되지 않는 현상은 무조건 비과학적으로 여기는 경우가 과학계에는 종종 있습니다. 그러나 나는 재현성 있게 나타나는 현상이 있는데 과학적으로 설명이 안 된다면, 비과학적이 아니라 초과학의 영역이라고 생각할 수밖에 없습니다. 현대 과학의 수준이 낮아서 이해를 못 할 수도 있는 것입니다. 이런 현상들을 탐구함으로써 과학은 그 지평을 넓혀갈 수 있을 것입니다.

우리가 무시하고 있는 이러한 영역의 과학이 서양에서는 이미 매우 구체적으로 연구되고 있습니다. 그리고는 이론적인 옷을 입히기 위해서 또 많은 학자들이 노력하고 있습니다.

산업혁명에서 뒤졌기 때문에 현재까지도 동양이 서양에 열세를 보이고 있습니다. 하지만 동양의 직관적인 사고는 현재의 과학적 사고로 해결할 수 없는 많은 문제에 대답을 줄 수 있습니다. 그런 면에서 앞으로 새로이 전개되는 새로운 패러다임의 과학 세계에서 동양은 앞서 나갈 수 있는 가능성을 갖고 있습니다.

하지만 측정 가능한 것만을 대상으로 하는, 뒤늦게 배운 현재의 서양학문이 모든 것을 해결하는 진리라고 생각한다면 다가오는 세상에서도 우리는 또 한 번 뒤질 수밖에 없을 것입니다.

보이지 않는 세계에 관한 연구들이 우리나라에서도 편견 없이 이루어지는 날이 오기를 기대합니다.

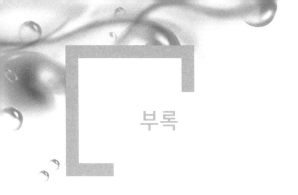

부록

자폐용 정보유엠과 정보유엔카드 개발과정

다음은 제가 자폐용 정보의 개발을 시작하고 그 후 정보를 완성시켜가는 과정에 관한 얘기입니다. 자폐뿐 아니라 모든 정보카드가 같은 과정을 거쳐서 완성됩니다.

처음에 한의사이신 자폐아의 아빠가 자폐아에 도움이 되는 정보미네랄을 개발해주기를 부탁했습니다. 그 후 구체적인 피드백에 의해서 더 좋은 정보를 개발할 수 있었습니다. 이것은 다른 정보미네랄의 개발과정도 마찬가지입니다.

정보는 효과는 나타내지만 인체에 아무런 부작용이 없기 때문에 자폐에 도움이 되는 정보미네랄을 쉽게 개발할 수 있었습니다. 물질이라면 이런 일들이 불가능했을 것입니다. 더구나 정보를 담은 물은 두뇌혈류장벽으로 무장되어 있는 두뇌의 내부로 아무런 어려움 없이 침투할 수 있지요.

모두 소개하면 너무 길어지기 때문에 주고받은 메일의 일부만 소개합니다. 제 답변은 생략하고 자폐아의 아빠께서 보내신 메일만 소개하겠습니다. 그리고 내용이 너무 전문적으로 보일 수도 있어서 어려운 부분은 생략했으나, 아직도 많이 어려워 보입니다만, 내용이 중요한 것은 아니니 부담 갖지 마시고 읽으세요.

처음에는 제가 정보미네랄 대신 모자에 정보를 담아서 바로 두뇌에 영향을 줄 수 있도록 제안했습니다. 그에 대한 답변부터 소개합니다.

〈박사님의 답신에 너무 감사드립니다. 그런데 아이가 모자 쓰는 것을 싫어해서 박사님께서 권해주신 모자에 정보를 담는 방법이 조금 무리일 듯 하네요. 현재 자폐용 정보가 아직 개발 중에 있다고 하니 더욱 완전한 정보가 개발되기를 간절히 기도드리겠습니다. 박사님께 어려운 부탁 자꾸 드려 너무 죄송합니다. 늘 고통 받는 환자를 위해 초인적으로 헌신하고 계신 박사님께 정말 감사드립니다.〉

- 대구에서 2009년 4월 1일

처음 자폐용 정보에는 최근 논문의 정보에 따라 옥시토신과 니코틴을 주로 사용하여 만들었습니다. 그 이후 정보를 개선하는 과정에 관한 메일들입니다.

〈교수님 답변 감사드립니다. 그런데 저는 현재 아이가 사용하는 자폐정보미네랄 정보물이 교수님께서 만드신 기존의 두뇌활성화정보에 옥시토신과 니코틴 정보가 추가로 들어 있는 것으로 맨 처음 교수님과의 전화통화로 이해하고 있습니다.
아이의 주된 증상 중 하나가 과잉행동과 주의력결핍증상인데 이 문제는 어떤 정보로 치료 가능할까요?
자폐성 발달장애아이들 중에도 과잉 행동 없이 한 가지에 굉장한 주의집중력이 있는 아이가 있는가 하면, 반대로 주의집중시간이 무척 짧고 과잉행동이 많은 아이도 있는 줄 아는데 제 아들은 후자에 속하거든요. 전자는 교수님께서 말씀하신대로 도파민 과잉성향이 강한 아이이고 후자는 오히려 도파민 계통이 부족한 아이가 아닐지요? 짧은 소견에 이렇게 다시 여쭙습니다.〉

- 2009년 4월 26일

도파민 정보의 경우 여러 가지 상의 끝에 당분간 첨가하지 않기로 했습니다. 하지만 그 가능성은 조만간 테스트해 볼 예정입니다.

〈교수님 안녕하세요? 오늘이 스승의 날이네요. 제 아이한테는 교수님이 영혼의 스승님입니다. 스승의 날을 맞아 진심으로 교수님께 감사드립니다.

오늘 아이를 어린이집에 데려다주면서 담임선생님께 아이 근황에 대해 여쭈어 보니 어린이집에서도 최근 많이 차분해지고 주의집중시간이 길어지고 다양한 장난감에 관심을 보이는 등 물론 아직까지 약간의 과잉행동이나 상동행동이 있긴 하지만 전반적으로 많이 개선되고 있다고 보고 받았습니다. 아이의 귀가 후 집에서의 생활상의 변화와도 일맥상통하는 것 같아 기분이 많이 좋았습니다. 교수님께 그간의 변화를 간략히 보고 드리겠습니다.

1. 물은 하루 1리터이상을 꾸준히 먹였습니다.

　보통 물은 한 모금도 잘 먹이기 어려웠습니다만 정보미네랄 물은 너무 잘 먹어서 먹이기가 너무 쉬웠습니다. 교수님께서 유나방송이나 다른 글에서 말씀하신 그대로였습니다. 정말 신기할 따름입니다. 몸에 좋은 물을 스스로 인지하나 봅니다.

2. 과잉행동이 많이 줄었습니다. 평시 많이 부산하게 움직이는 편인데 많이 차분해졌습니다.

3. 상동행동이 눈에 띄게 줄고 있습니다. 자폐성향의 문제 행동 중 대표적인 행동인데 그게 정말 많이 줄고 있습니다.

4. 수용언어가 많이 늘었습니다. 즉 말귀가 훨씬 밝아졌습니다. 어린이집의 언어치료실 선생님도 상호작용면이나 눈빛이 많이 좋아졌다고 말씀하십니다.

5. 눈맞춤이 예전보다 길어지고 자연스러워지고 있습니다.

6. 수면시간이 늘었습니다. 보통 기상시간이 아침 6시 45분에서 7시경이었는데 이번 주부터 아침 8시 가까이 되서 일어나고 있습니다. 아주 좋은 반응으로 사료됩니다.

7. 엄마나 외할아버지와의 상호작용이 훨씬 좋아졌습니다.

8. 요구사항이 관철되지 않았을 때의 짜증이 많이 줄었습니다.

9. 표현 언어에는 아직 큰 변화가 없습니다.

10. 주의집중시간이 짧은 것은 아직 큰 변화가 없습니다.

　총평해 보건데, 한 달 남짓 변화치곤 깜짝 놀랄 나름입니다. 정말 교수님의 정보미네랄 물의 위력을 실감할 수 있었던 한 달이라고 말씀드리고 싶습니다. 변화되는 아이의 모습을 보면서 교수님 연구가 전 인류의 복음이 될 날이 머지않았음을 확신할 수 있었습니

다. 늘 건강하시고 교수님의 연구가 앞으로도 욱일승천하시기를 진심으로 기원 드리고 정말 감사드립니다.〉

- 2009년 5월 15일 스승의 날

다음은 세로토닌이 자폐아에 필요할지의 여부에 대해서 토론한 내용입니다.

〈오늘 교수님께 여쭙고 싶은 것은 세로토닌에 대한 것입니다. 증조할아버지부터 저한테까지 내려오는 강박적 성향이 아마도 아이의 세로토닌 유전자에 문제를 일으켰을 가능성에 대해 여쭙고 싶습니다.

사실 세로토닌에 대한 부분이 너무 궁금해서 아이한테 저희 부부가 먹는 세로토닌 정보 물을 하루 먹여보기도 했습니다. 그랬더니 아이가 더 많이 차분해지고 상동행동(같은 것을 반복하는 행동 : 저자 주)이 주는 것을 확인할 수 있었습니다. 물론 그 후 지금은 계속 교수님의 자폐정보미네랄물만 복용하고 있습니다.　　　…중략…

아이의 자폐성 뇌 발달 장애가 세로토닌 유전자 결함으로 인한 세로토닌 수치가 현저히 낮은 결과로 오는 것이라도 니코틴정보가 세로토닌 유전자 시스템에 긍정적으로 작용되는 약리학적 기전만으로도 꾸준히 치료 가능한 것인가요? 아니면 기존 정보에 세로토닌정보를 추가하는 것이 더 많은 호전을 위해서 옳은 것인가요? 교수님의 고견을 여쭙고 싶습니다. 〉

- 2009년 5월 20일

역시 세로토닌을 정보로 추가하는 문제에 관한 내용입니다

〈세로토닌 문제가 늘 아이에게 고민에 되어서 제 나름 조사해보고 전번에도 교수님께 말씀 드렸지만 아이에게 실험했던 사항을 다시금 보고 드립니다.

우선 저를 포함해서 저희 친가 쪽에 확실히 세로토닌 유전자에 취약성이 있음은 확실합니다. 제가 교수님의 세로토닌 정보 물을 먹고 저도 많이 안정됨을 느낍니다. 저도 아이 때문에 상당히 우울했었거든요. 그런데 신기한 것은 제가 교수님 세로토닌 정보 스티커를 시험 삼아 몸에 지니고 있는 것만으로도 굉장히 편안해지고 안정됨을 느끼니 스티커에도 강력한

세로토닌 정보가 발산되어짐을 느낄 수 있습니다. 제가 세로토닌 부분이 취약해서 그렇지 않나 사료됩니다.   …중략…

수주 전에 제가 약 하루 반 정도 세로토닌 정보 물만을 아이한테 먹여보니 눈에 띄게 아이가 굉장히 차분해지고 상동행동이 없어지는 것을 느낄 수 있었습니다. 그래서 세로토닌이 아이한테 꼭 필요한 것임을 알 수 있었습니다.

그래서 세로토닌 복합정보미네랄을 사용해 봄이 어떠하겠나 생각되어집니다. 하지만 교수님의 말씀도 명심하면서 아이의 변화 추이를 계속 살펴보겠습니다.

그리고 제가 정보 물을 마시면서 정보스티커를 몸에 가지고 있는 것만으로도 더욱 많이 안정됨을 느끼는 것처럼 아이한테 혹시 지금 복용하고 있는 복합정보미네랄 스티커를 몇 장 만들어 주실 수 있으시다면 정보 물을 먹이면서 계속 아이 바지 주머니 속에 정보스티커를 넣어두면 더욱 효과가 뚜렷하지 않을까 사료됩니다.

정보스티커의 작동기전에 대해서 무지한 제가 잘못 알고 있는 것이라면 시정해주시고 만일 실지로 효능 강화측면이 있다면 배려해주시면 감사하겠습니다.〉

- 5월29일

그 후 세로토닌 정보를 추가했습니다. 다음은 자폐아에게 세로토닌 뿐 아니라 아세틸콜린이 필요할 가능성에 대해서 상의하는 메일입니다.

〈오늘 경황도 없이 교수님께 급히 전화 드리게 되어 죄송스럽습니다. 제가 아이 문제로 밤낮없이 고민하고 더 나은 정보가 무엇일까 공부하고 생각하다보니 그렇게 된 것 같습니다. 아이가 교수님의 자폐정보 미네랄 물을 마신지 어제로 7주가 흘러갔습니다. 처음에 비하면 제일 많이 좋아진 것이 수용언어가 엄청 늘었습니다. 예전보다 작은 소리에도 훨씬 반응을 잘 합니다. 자폐성 아동들이 흔히 그렇듯 불러도 돌아보지 않고 마치 청각에 문제가 있는 것 같아 보이면서도 관심 있는 소리에는 반응하는 일관성 없는 청각적 정보처리능력을 보여 왔습니다. 헌데 정보 물을 먹고는 훨씬 향상된 청각적 반응과 수용언어의 향상을 가져 왔습니다. 그리고 아이한테 좋지 않다고 해서 그동안 TV 시청을 금해 왔었는데 가끔 한번씩 TV를 틀어 놓아도 선전방송에나 잠시 관심을 보이지만 정작 본 방송에는 전혀 관심이 없었습니다. 헌데 정보 물을 먹고는 유아용 방송에 관심을 가지고 짧은 주의집중시간이지만 나름 보기도 하는 등 주의집중시간이 예전에 비해서 길어졌습니다.

하지만 여전히 아이의 눈빛이 너무 반짝이고 차분해지긴 했지만 여전히 과잉행동을 하고 외출하면 아이가 관심 있는 사물을 향해 뛰어가거나 누나를 꼬집거나 엄마의 안경을 낚아채고는 낄낄대고 웃는다거나 특정 사물에 대한 지나친 집착과 보편적 사물에 대한 좁은 관심, 상동행동이 줄어들긴 했어도 남아 있는 상태였습니다. 물론 뇌신경세포와 신경전달물질의 불균형이 짧은 시간에 다 해결되리라 생각되지는 않습니다. 시간이 약이 되겠지요.

헌데 표현 언어의 진전은 오히려 예전보다 조금 줄어든 것 같은 느낌도 있었습니다. 원래 할 줄 아는 말이라고는 원하는 것이 있을 때 '도라고 하거나 한번씩 '할매', '할배'라고 따라하는 등 10개 안팎의 단음절이 있었습니다. 그런데 최근 이런 표현 언어 따라함이나 자발성이 조금 위축되는 느낌이 조금 있는 것 같습니다. 수면패턴도 확실히 좋아진 것 같습니다. 예전보다 중간에 잘 깨지 않고 길게 잘 잡니다.

미국의 자폐아 전문 치료 소아과의사선생님 한 분이 노인성 알츠하이머질환에 쓰는 '아리셉트'라는 아세틸콜린 분해억제제를 자폐아이에게 투여하여 상당수 아이들이 수주만에 상당한 수준의 표현언어 향상을 가져 왔다는 논문을 봤습니다. 이는 자폐성아이들의 뇌에 역시 낮은 수준의 아세틸콜린 농도를 시사하거나 혹은 자폐아이의 높은 세로토닌 혈중농도처럼 오히려 뇌의 자구책으로 일시적인 높은 아세틸콜린 혈중농도를 보일 수도 있다고 사료됩니다. 실지로 알츠하이머질환의 초기에는 일시적으로 아세틸콜린 혈중농도가 높아진다고 알고 있습니다. 뇌의 보상기전에 의한 결과로 보입니다. 뇌혈관 장벽문제로 바로 아세틸콜린을 투여할 수 없는 기존 의학에 비해 교수님의 정보미네랄의 세계에서는 바로 아세틸콜린이 뇌에 공급 가능하니 정말 감사한 일입니다.

제가 아이가 24개월 무렵 약 한 달 간 침치료를 한 적이 있었습니다. 아이의 경우 체질이 소양인이고 8체질로는 토양체질입니다. 제가 8체질 침을 전문으로 시술하고 있기 때문에 기대를 갖고 시술하였던바 거의 효과가 없었습니다.

그래서 그 이유에 대해서 제가 굉장한 고민을 많이 했었습니다. 그런데 최근 침술과 아세틸콜린 유전자와 관계된 논문을 보고서 이해가 되었습니다. 실험용 쥐에 유전자조작을 하여 선천적으로 아세틸콜린을 결핍시키니 침술에 거의 반응이 없다가 다시 유전자 조작을 하여 아세틸콜린을 충족시키니 침술에 실험용 쥐들이 굉장히 민감한 반응을 보였다는 것이었습니다. 물론 침술의 과학적 근거가 초과학적 현상을 기존 과학으로 설명하기에는 무리가 있고 교수님 싸이트에도 침술의 기전에 대한 설명도 있지만 침술과 아세틸콜린과의 민감한 관계에 대한 인식의 지평을 넓힐 수 있었습니다.

 그래서 아세틸콜린이 자폐성아이들의 낮은 인지기능이나 지나친 교감신경긴장의 과잉행동을 풀 수 있는 열쇠가 되지 않을까 생각되어집니다. 니코틴정보가 결국 도파민이나 노르에피네프린분비도 촉진하지만 결정적으로 부교감신경절의 아세틸콜린의 확실한 분비에 기여한다고 하니까요. 제 아이의 경우도 니코틴정보에 의해 분비된 아세틸콜린으로 인해 예전보다 인지기능이나 주의집중시간이 길어지지 않았나 생각되어 집니다. 헌데 반대급부로 니코틴에 의해 야기된 도파민과 노르에피네프린이 다시 자율신경계의 불균형에 약간 영향을 주지 않았나 싶습니다.

 실지로 자폐아들의 자율신경밸런스를 조사한 연구결과를 보면 이 아이들의 자율신경 각성정도가 극에서 극이라고 합니다. 하루 종일 정상적인 사람들은 일정한 수준의 교감신경과 부교감신경의 조화를 보이는 반면 이 아이들은 각성과 혼몽의 양 극단을 왔다 갔다 한다고 하네요. 하여튼 이러한 자율신경의 부조화 또한 이 아이들의 문제점의 주요한 시사점이라 하겠습니다.

결론적으로, 이번에 교수님께서 만들어 주실 복합정보미네랄 정말 기대가 많이 됩니다. 교수님 감사합니다.〉

- 6월2일

도파민도 마찬가지이지만 노르에피네프린의 경우는 좀 더 조심스럽게 접근해 보기로 하고, 아세틸콜린 정보를 추가했습니다. 자율신경의 조절을 위해서 이번에는 니코틴 정보를 제외하는 문제도 함께 생각하고 있습니다.

〈제 아들이 최근 교수님께서 만들어주신 복합정보미네랄을 먹고 난 후의 반응을 간략히 보고 드리겠습니다.

복합정보물은 먹은지 오늘로 만 6일 되었습니다. 수용언어가 더욱 많이 향상되고 있습니다. 말귀 알아먹는 변화가 눈에 띄게 늘어나고 있습니다. 인지기능에도 의미 있는 변화가 관찰되고 있습니다. 한번 가르쳐준 것에 대한 기억력이 전보다 나아지고 있습니다. 표현 언어도 소변보고 싶을 때 처음으로 '쉬'하고 몇 번 표현 언어가 나왔습니다. 그리고 식사량이 전보다 많이 늘어났습니다. 아마도 이상의 모든 변화가 전두엽의 인지기능향상과 부교감신경 강화를 통한 위장관 촉진기능을 매개하는 아세틸콜린 때문이 아닌가 사료됩니다.

상동행동이나 과잉행동도 조금 줄어 든 부분이 있습니다. 주의집중시간이 조금 더 늘어난 듯싶습니다. 워낙 아이가 전두엽 발달이 미숙했던 터라 이 두 가지 부분이 모두 전두엽과 관련되어 있기 때문에 계속 물을 먹이면서 변화의 추이를 지켜보아야 할 것 같습니다.

여하튼 아직 속단하긴 이르지만 이번 복합정보미네랄의 효과가 상당한 것으로 추정됩니다. 늘 같이 놀아주시는 외할아버지도 최근 6일간의 변화를 믿기 어려워하시는 표정이십니다. 중간 중간 경과보고 계속 올리도록 하겠습니다. 진심으로 교수님께 감사드립니다. 〉
- 6월 20일

〈교수님 안녕하세요? 아이는 정보 미네랄 물을 1리터씩 음용하다가 최근 날씨가 선선해지면서 음용량이 조금 줄어서 하루 평균 약 800밀리리터씩 음용하고 있습니다. 주말에 외할아버지 댁에 가서 등산하는 시간이 길 때는 1리터 내외로 먹고 있습니다.

아이가 감각통합부분에 과민반응이 있어서인지 교수님께서 추천해주신 네임택 형식으로 정보스티커를 지니고 있으려고 하지 않고 자꾸 벗어버려서(목에 끈이 닿는 느낌이 좋지 않아서인 것 같습니다) 고민 끝에 정보미네랄 빈 통을 아이한테 줘 봤더니 이는 잘 가지고 놀아서 어린이집 등원 내내 제 차에서 잘 가지고 만지작거리며 놀고 있습니다. 틀림없이 정보스티커가 부착되어있는 빈 통에서 치유에너지를 느끼고 있나 봅니다. 그렇지 않고서는 40분 정도 걸리는 등원시간 내내 통상 한 가지 물건에 그렇게 오랫동안 관심을 보이지 않거든요.

아이는 근래 자발적인 신발신기와 손을 놓고도 멀리 달아나지 않고 동반자와 잘 다니기 싫은 것에 고개를 좌우로 흔들면서 싫은 의사표현하기, 자연스러운 눈 맞춤시간 연장, 늘어나는 단음절 따라 하기, 지속적인 수용언어의 확장 등이 계속되고 있습니다. 고쳐져야 할 문제점이 아직 많기는 하지만 봄 햇살에 겨울눈 녹듯이 조금씩, 조금씩 개선되어짐을 느끼고 있습니다.

또한 보내주신 여분의 자폐정보 스티커로 아이 침실에 넉넉히 부착하고 남은 스티커는 잘 때 배게 밑에 넣어 두고 있습니다. 근래 아이의 수면패턴은 더욱 안정되고 있어서 한번 잠이

들면 외부에서 조금 큰 소리가 나도 전혀 방해받지 않을 정도가 되었습니다. 발달장애가 있는 아이들이 숙면이 안 되고 수면 중 몸부림도 심하고 자주 깨는 것에 비해서 근래 아이는 수면 중 움직임도 굉장히 적어져서 거의 아침까지 몇 번 뒤척이지도 않고 숙면하고 있습니다. 여러 가지 상황을 종합해 볼 때 이번 자폐정보미네랄이 현 시점에서 필요충분조건이 되지 않나 생각됩니다. 교수님께 다시 한번 감사드립니다.〉

- 9월 5일

〈오늘은 제 체험담과 함께 교수님께 최근 제가 임상에서 경험했던 몇 분들에 대한 정보스티커에 대한 반응에 대해 보고하고자 합니다. 먼저 제 체험담입니다.

1. 아이의 선천성 난치성 뇌질환에 대한 제 고민과 나름의 해결책을 찾아가는 동안 제 절망감과 해결할 수 없는 이 질환에 대한 심려는 깊어만 갔고 저도 모르는 사이 제 건강도 엄청 나빠지기 시작해서 금년 3월경 무렵에는 불면증, 신경쇠약증, 우울증이 찾아 왔습니다. 원래 저희 친가 가계 쪽으로의 세로토닌과 관련된 유전학적 취약점으로 인하여 평시 건강할 때도 원래 제 성향이 매사에 조심과 의심이 많고 사소한 문제에도 늘 가장 최악의 경우의 수를 먼저 생각하는 등 스스로에게 엄격하고 힘든 성향을 가지고 있었으니 아이문제로 심한 스트레스를 받고 나서부터는 육체적, 정신적으로 완전히 지쳐가고 있었습니다. 그 즈음 저희 아버지의 간경변을 동반한 간암으로 인한 힘든 투병 상황과 막내 아이문제, 그리고 저의 건강악화로 저는 더 이상 병원 일을 해 나갈 수 없는 정신적, 육체적 한계상황에 이르게 됐습니다.

이때 천우신조로 교수님을 알게 되었고 정보미네랄을 알게 되면서 극적인 반전이 이루어지게 됐습니다. 우선 아이의 질환에 맞는 자폐용 두뇌용정보BA를 신청해서 아이에게 먹이기 시작하면서 아이는 불과 보름 만에 도저히 믿기지 않을 정도의 변화와 치유를 보이기 시작했습니다. 처음에는 이게 꿈인가 생시인가 할 정도였으니까요.

저도 이무렵 건강이 좋지 않아 마음위로용 정보S를 음용하기 시작했습니다. 그런데 아주 신기한 일은 정보S에 담겨있는 세로토닌 정보로 인해서인지 저는 정보S 음용수를 먹자마자 바로 그 정보가 제 뇌세포로 주입되며 제 기분이 변화되는 느낌을 실감할 수 있었습니다 (아주 평안하면서도 약간은 멍한 느낌이었습니다). 정보미네랄의 위력을 실감할 수 있는 순간이었습니다. 월요일 아침 출근해서 며칠 동안 만들어진 정보S 음용수를 마셔보니 정보의 강도는 당일 우려낸 정보 음용수보다 더욱 효과가 강하게 느껴졌습니다.

게다가 당시 저는 막내를 위한 자폐용정보뿐 아니라 누나 둘을 위한 두뇌활성화정보 미네랄도 신청해 놓은 상태여서 제 개인적으로 동시에 3가지 정보를 맡보고 느낄 수 있는 절호의 기회였습니다. 그래서 제가 마시던 정보S와 기타 나머지 두 정보 음용수와의 '비교 시음회'를 나름 진지하게 실시해 보았습니다.

정말 경천동지할 일이었습니다. 우선 막내아이를 위한 자폐용정보를 마셔보니 마시자마자 1분 안에 '강력한 정신적 각성'이 수반되면서 심계항진이 일어나는 것이었습니다. 틀림없이 자폐용정보에 담겨있는 니코틴 정보 때문이었습니다. 물론 당시에는 최근 의학적 논문에 의한 자폐증의 치료제로서의 가능성을 띈 강력한 니코틴정보의 위효에 비해 이 정보의 부작용중 하나인 심계항진을 견제하고 억제할 다른 정보가 약하고 준비가 미비한 결과였습니다(물론 지금의 자폐용정보는 더욱 완성도가 높아서 전혀 이런 부작용이 없이 안전하게 치유할 수 있게 된 것으로 알고 있습니다.)

또한 누나를 위한 두뇌활성화정보에는 도파민정보가 주로 담겨있는 것으로 알고 있었는데, 제가 음용해보니 역시 마신지 1분 안에 강력한 전두엽에서의 각성효과를 느낄 수 있었습니다. 갑자기 엄청난 두뇌 집중현상이 일어나는 것이었습니다. 정보 음용수를 마시고나서는 오히려 이러한 현상에 두려움과 경외감마저 몰려 왔습니다.

왜냐하면 이러한 정확한 정보전달이 교수님의 에너지의학의 기술로서 가능하다면 이는 앞으로 세상을 바꾸고 남을 일이요, 의료역사상 가히 혁명적 기술이라 할 일이었기 때문이었습니다.

제가 마시고 접한 정보들은 최근 분자생물학의 눈부신 발전으로 인해 DNA수준까지 밝혀진 각 뇌질환에 대한 연구의 진척으로 어떠한 뇌신경세포질환의 치유에 필요한 정보가 무엇인지에 대한 의학적 치료 견해는 가능한 것인데 반해, 아이러니칼하게도 '뇌혈관장벽'이라는 불가항력적 바리케이드로 인해 도저히 뇌세포 타겟에 필요한 치유정보를 전달할 방법이 없는 것입니다. 그에 반해 교수님의 에너지의학세계에서는 어떠한 난치성질환에 있어서도 해당 질환에 대한 정확한 병리적 해석만 이루어질 수 있다면 여하한 정보도 인체에 정확히 효과식으로 두뇌내부로 전단더서 수기의 목적을 달성할 수 있게 됐기 때문입니다.

게다가, 교수님께서 금년도에 개발하신 정보UN카드의 경우도 마찬가지입니다. 제가 당시 상기 3가지 서로 다른 정보음용수를 맡보고 그 정보에너지를 느끼면서 엄청난 충격을 받은 것처럼 마찬가지로 서로 다른 정보에너지를 정보UN을 통해서 똑같이 느낄 수 있었습니다.

당시에 보내주신 정보UN카드에서 치유정보가 담긴 토션파가 발생된다는 교수님 말씀에 착안해서 직접적으로 인체와 접촉하면 어떨까하여 시험해 보았습니다. 우선 제 와이셔츠 안 주머니 속에 세가지 정보 U카드를 각각 넣어 보았습니다.

아니나 다를까 몇 초 흐르지 않아서 강력한 치유정보에너지를 느낄 수 있었습니다. 참으로 신기한 일이었습니다. 보기에 별것 아닌 것 같은 이러한 2차원정보스티커에서 강력한 치유정보가 담긴 에너지가 발산된다고 하는 사실은 기적과 같은 일이었습니다.

하여간 저의 개인적인 이러한 신비한 에너지 체험으로 인하여 교수님 에너지의학에 대한 믿음이 이론에 앞서서 먼저 절실해 졌고 아울러 제 건강이 회복되었고 또한 교수님의 자폐용정보로 인한 아이의 선천성 난치성뇌질환이 점차 호전되어 이 글을 쓰는 현재 상당히 많이 좋아지고 있는 중입니다.

아무쪼록 교수님의 에너지의학이 세상에 널리 알려져 많은 난치성 환우분들이 치유의 기적을 이루시기를 기원합니다.

2. 한의사로서 제 전문이 침술이다 보니 침술에서 생성되는 치유에너지와 교수님의 치유에너지를 비교해 볼 수 있는 특권 아닌 특권이 있었습니다. 몸이 피곤하거나 두통이 있거나 감기기운이 있거나 격한 근무로 인해 생긴 근육통이 있거나 해서 제 스스로 침을 놓아보면 대부분의 경우 침시술 후 즉시 몸이 편안해지고 이완되며 몸이 치유되는 것을 느낄 수가 있습니다.

반면 제가 교수님의 정보UN과 정보UM을 계속 접촉하고 마시면서 느끼는 점은 교수님의 에너지는 인체 외부에서 마치 세이프가드처럼 인체를 보호해주고 저의 정신에너지가 흔들리지 않도록 중심을 잡아주는 느낌이 옵니다. 그날 교수님께 말씀드린 대로 마치 고성능 스포츠카의 운전석 의자에 앉아있는 느낌이라고나 할까요. 여하튼 비교하자면 그렇습니다. 다음은 환우분들에게 정보UN을 시험해본 결과입니다.

1. 우** 65세 여성

증상 : 손을 많이 쓰고부터 늘 손가락이 뻣뻣하고 아프다

시술 : 정보BM (뼈 · 연골 · 치아정보)

결과 : 접촉 후 1분 내로 즉시 손가락통증이 완화됨. 환우 분 스스로 참 이상하다고 하심.

2. 이** 53세 여성

증상 : 추석 때 독감 걸린 후 독감은 나았으나 그 후 두통, 불면증, 소화불량, 무기력함

시술 : 두뇌용정보BA (자폐 및 마음정보)

결과 : 접촉 후 2분 후부터 머리가 맑아지고 4분 후부터 소화기능이 개선되며 5분 후부터 전반적인 몸 상태가 많이 편해지며 생기가 난다고 하심

3. 정** 35세 여성

증상 : 급성 우측 완관절 건초염

시술 : 먼저 정보BM

결과 : 움직여 보라 하니 2분 후부터 약간 나아짐. 다음에 두뇌용정보BA(최근에 스트레스 많이 받았다 해서, 스트레스로 인해 가중된 통증 해결 목적)

결과 : 약 3분 후부터 통증 50% 감소. 약 5분후부터 통증 70% 감소.

4. 박** 46세 남성

증상 : 말더듬는 언어장애

시술 : 이번에는 정보MP (남성갱년기용 정보) (저번에 보고 드린 분으로 두뇌용정보BA에 별 반응없으셨던 분이십니다.)

결과 : 접촉 1분 후부터 눈을 감은 상태에서 눈에서 붉은색이 보이신다고 하고 눈을 떠도 연한 분홍색의 색감이 보이신다고 하심. (참고로 이분은 예전에 기공 수련 경험이 있으신 분으로 예전에 기공 수련 시에 기감을 잘 느끼셨다고 합니다.)

5. 이** 41세 여성

증상 : 1주일 전부터 신경 쓰고 나서부터 좌측 편두통. 양약 효과없음.

시술 : 두뇌용정보BA

결과 : 접촉 2분후부터 머리가 맑아지기 시작함. 접촉 5분후부터는 거의 개선됨.

6. 김** 51세 여성

주소중 : 무기력, 피곤

시술 : 먼저 정보BM

결과 : 접촉 1분 후 별 반응 없음. 다음 두뇌용정보BA

결과 : 기분이 좋아지고 편안해짐. (참고로 이분의 자제분이 자폐 및 정신지체입니다.)

7. 김** 27세 여성

주소증 : 좌측 어깨관절충돌증후군으로 움직일 때 통증이 오고 ROM (Range of Motion, 어깨를 돌릴 수 있는 영역)에 제한이 있음

시술: 정보BM

결과: 접촉 2분 후부터 ROM 개선되고 통증 줄어듦.

8. 황** 58세 여성

주소증 : 1달 전 손목골절로 한동안 깁스한 뒤 깁스 풀고 일 무리한 뒤 우측 손목관절 주위가 뻣뻣하고 통증이 수반되고 감각이상.

시술 : 정보BM

결과 : 접촉 3분후부터 확연히 통증감소. 감각회복을 느끼시고 4분후부터 상당히 좋아졌다고 하심

9. 성** 47세 여성

증상 : 스트레스로 인한 가슴답답, 숨쉬기 곤란

시술 : 두뇌용정보BA

결과 : 접촉 약 15초 후부터 즉각 숨쉬기 편해지고 가슴이 시원해짐

10. 장** 70세 남성

증상 : 금연목적

시술 : 두뇌용정보BA

결과 : 두뇌용정보BA를 선물로 드리고 1일간 접촉 체험 후 다음날 내원하셔서 하시는 말씀이 "에너지의 바다에 잠기는 것 같습니다. 금연욕망이 현저히 줄었습니다. 예전에는 식사 후 타인이 흡연하는 것을 보면 흡연욕망이 강했는데 두뇌용정보BA 스티커를 24시간 접촉한 후부터 현저히 흡연욕이 줄었습니다."

11. 이** 50세 여성

증상 : 소화불량. 우측 주관절 근처 근육통. 이 환자분은 평시 공황장애를 앓고 있습니다

시술 : 두뇌용정보BA +정보BM

결과 : 약 7분후부터 속 쓰림 완화, 가슴답답한 것 개선, 우측 주관절 근육통 완화.

12. 배** 44세 남성

증상 : 스트레스성 불면증(알콜중독으로 양약 복용 중).

시술 : 두뇌용정보BA

결과 : 약 5분후부터 마음이 편안해지고 이완됨

13. 정** 38세 남성

증상 : 두통, 어깨통증, 최근 스트레스로 음주 및 흡연 과다

시술 : 두뇌용정보BA

결과 : 접촉 후 금방 증상 개선

14. 이** 60세 남성

증상 : 불안, 화병, 요통

시술 : 두뇌용정보BA + 정보MP

결과 : 접촉 후 금방 심리적 안정감 회복 및 요통경감

15. 이** 60세 여성

증상 : 평소 좌측 상안검경련 (과거 보톡스 주사 수차례 경험 있음)

시술 : 두뇌용정보BA

결과 : 접촉 후로 1분 후부터 상안검 경련 중지.

16. 차** 50세 여성

증상 : 화상으로 인해 화상전문병원에서 3차례 수술 후 외상 후 스트레스 증후군으로 인한 불면증. 병원 입원 당시 및 퇴원 후 계속 수면유도제 복용에도 불구하고 심각한 불면증 지속됨.

시술 : 3회 내원해서 두뇌용정보BA 및 침시술

결과 : 완치되서 수면유도제 없이 잘 주무시게 됨.〉

　　책을 마무리하기 직전에 대구에서 온 마지막 메일을 소개하겠습니다. 책의 분량으로 보아 아주 많은 분량이지만 제 책의 내용을 전체적으로 정리해주며 아버지의 사랑을 느낄 수 있는 감동스러운 편지이기 때문에 꼭 소개하고 싶습니다.

　　〈교수님 안녕하세요? 사모님으로부터 다양한 치유정보가 담긴 정보UN을 많이 받았습니다. 창조주로부터 교수님께로 이어지는 사랑과 치유의 에너지가 이렇게 비천한 저에게 이어져

또 다른 환우에게로 연결되어지니 참사랑의 끝은 어디일까요?

교수님 말씀대로 인연으로 이어진 살아 숨쉬는 우주 본질의 세계에서 교수님으로부터 이 많은 사랑을 받은 제가 다시금 사랑과 치유가 필요한 또 다른 누군가에 무엇인가를 돌려 드릴 수 있는 하루하루가 되기를 진심으로 간구합니다.

오랜 기간 간암으로 투병하시던 제 아버지께서 지난 10월 22일 하늘나라로 가셨습니다. 그래서 상중이라 교수님 메일이 온지도 몰라서 이렇게 염치불구하고 늦게 답장을 씁니다. 죄송합니다.

그래도 교수님의 에너지 세계를 아버지께 조금이라도 느끼게 할 수 있어서 얼마나 감사한 줄 모르겠습니다. 종양용 정보 음용수를 조금씩이나마 몇 달 드신 덕분에 암성 통증은 크게 느끼시지 못했고 또한 암이 더 이상 자라지도 전이되지도 않았습니다. 또한 마지막 임종 무렵에는 제가 아버님 머리맡에 종양억제정보를 담은 UN을 머리맡에 둬서 아버지께서 주무시듯 돌아가셨나 봅니다. 아이 뿐 아니라 제 아버지도 교수님께 이리 큰 은혜와 사랑의 빚을 지게 되서 무어라 드릴 말씀이 없습니다. 정말 감사합니다.

그간 제가 교수님의 에너지 연구 성과물을 접하고 또한 환우 분들께 시험해 보면서 느낀 UM, UN, UL에 대한 단상을 두서없이 아래와 같이 정리해 보았습니다.

1. 아마도 머지않은 시기에 넓은 의미에서는 전 인류문명사적인 패러다임 쉬프트(Paradigm shift)가 교수님의 연구 결과물에 의하여 점진적으로 일어날 것임을 믿어 의심치 않습니다. 보이는 세계만을 대상으로 한 물질중심적인 현 문명은 보이는 세계 뿐 아니라 보이지 않는 세계를 통섭하는 교수님의 에너지 연구에 의해 엄청난 혁명의 태동이 시작되었음을 직시합니다. 이 세계야말로 창조주께서 삼라만상을 짓고 인간을 만드신 원리대로의 새로운 의학과 새로운 과학과 새로운 문명임이 자명하고 새로운 세계의 주축이 될 것입니다.

2. 좁은 의미에서는 의학적 패러다임 쉬프트(Paradigm Shift)가 다양한 치유정보가 담긴 UM, UN, UL 삼위일체를 통해서 일어날 것입니다(각각, 자연미네랄, 공간정화스티커, 전기장화장치를 의미합니다). 즉, 킴스워터에서 시작된 전 인류를 위한 사랑과 치유의 에너지가 진정한 육신과 영성의 회복을 위한 교수님의 새로운 의학세계(킴스메디신, KimsMedicine)으로 발전될 것 같습니다.

앞으로 미래의 의료인들은 다양한 치유정보를 이용하여 기존의 부작용을 수반할 수밖에 없는 물질 중심적 약물의학에 반하여 사랑과 치유가 담긴 정보에너지를 이용한 창조주의 생명 설계 프로그램에 합치하는 진정한 치유를 행하는 의료행위를 할 수 있을 것 같습니다.

현직에 근무하는 양·한방 의료인 모두 작금의 의료기술의 한계에 누구나 뼈저린 무기력함을 실감하면서도 새롭게 태동한 교수님의 사랑과 생명의 치유에너지 의학의 존재를 미처 조우하지 못해 매일 매일 난치병 앞에서 자신의 무기력함을 곱씹을 뿐입니다. 게다가 저 또한 예외일 수 없겠으나 늘 경제논리를 앞세운 의료행위에 그 피해는 환우 본인들에게 고스란히 돌아갈 뿐이라 하겠습니다.

고비용 저효율과 사랑과 영성을 배제한 물질중심적인 기존 의학은 앞으로 진정한 치유와 영성회복과 사랑의 에너지가 담긴 교수님의 연구 결과물들에 의해 대체되어 교수님의 에너지의학이 새 천년(뉴밀레니움) 새 의학의 변화의 단초가 될 것임은 자명합니다.

3. 교수님의 UM, UL, UN은 삼위일체로서 어느 하나 등한시 되어서는 아니 될 것이고 삼위일체를 같이 운용할 때 완전한 치유가 가장 신속히 이루어 질 것으로 보입니다. 또한 삼위일체에 대한 절대적인 믿음을 갖고 삼위일체를 운용할 때 그렇지 않은 사람에 비해 그 치유의 강도는 비교할 수 없을 것입니다.

4. 환우들 중에서 선천성 난치병(제 아이 포함)으로 투병중인 영유아들이나 고령의 암환자 분들 혹은 의식불명의 중환자 분들, 기타 현대 의학적 난치성 환우들은 정보미네랄 물을 충분히 많이 음용하기 곤란하므로 이때는 정보UN과 UL을 적극적으로 많이 사용해야 할 것입니다.

정보UM만 있을 경우는 이러한 분들께 정보에너지를 적용시키기 곤란하였으나 교수님 연구의 진척으로 정보UN과 정보UL이 만들어져서 치유의 사각지대가 완전히 해소된 것 같습니다. 게다가 UL이 개발되어 환우들의 각종 가정용 전기기구뿐 아니라 치료목적으로 이용중이던 기존 전기에너지를 통한 각종 의료장비나 물리치료장비에 UL을 적용하면 그 결과는 명약관화하다 하겠습니다.

5. 인류역사상 한 번도 개발된 적이 없던 이러한 획기적인 치유정보의 전달기술의 개발로 인류난치병 정복에 혁명적이 전기가 마련되었으며 다만 앞으로의 관건은 해당 난치병에 최선의 정보를 찾아내는 길이 남아 있다고 하겠습니다. 교수님의 에너지의학을 진정으로 이해하는 많은 기초의학자 뿐 아니라 임상의사간의 적극적인 커뮤니케이션을 통한 피드백과 서로간의 협동적 프로젝트의 추진이 각 난치병 정복에 중요한 점이 될 것이고 만일 이러한 일이

현실화 되다면 진정한 의미에서의 학문적 교류가 일어나는 아름다운 선례가 될 것입니다.

6. UM, UN, UM 삼위일체는 햇빛 에너지에 의해 치유에너지가 더욱 증폭되는 것 같습니다.
저도 평소 햇볕을 그리 좋아하는 편이 아닌데 치유삼위일체를 접하고부터는 햇볕을 쬘 때마다 훨씬 더 기운이 나고 더 평안해집니다. 햇볕에 대한 친화성도 더욱 높아졌습니다. 그리고 최근 저랑 같이 식사하시는 전직 수도원 수사님께서도 같은 말씀을 하십니다(이 분도 교수님의 정보UM을 음용하고 건강이 크게 개선되었습니다. 이분은 교수님의 정보UM을 이성의 극단으로 이룩한 자연적 계시의 발견이라고 극찬하십니다). 예전 자유게시판에 올라온 어느 분의 정보UM 물병을 햇볕에 며칠 놓아둔 후 마시니 어찔해지는 명현반응을 토로한 글을 본 일이 기억나는데 역시 같은 연유인가 합니다.

7. UM, UN, UL 삼위일체는 침술에 의하여 더욱 증폭되는 것 같습니다.
제가 최근 제 클리닉에 오시는 환우님들께 사모님께서 보내주신 다양한 치유정보 UN중 해당 질환에 맞는 정보UN을 이마부위나 가슴 혹은 배위에 셋팅시킨 후 침술을 행하니 예전보다 치료율이 놀랄 정도로 향상됨을 느낍니다. 물론 저번에 보고 드린 대로 치유정보UN만으로도 최소 수초에서 최대 몇 분 안에 상당한 정도의 치유 기감을 환우 분들이 대부분 말씀하셨습니다만 여기에 침술이 더해지니 그 치유 기감의 강도가 더욱 증폭되는 것 같습니다. 또한 한 환우 분당 침시술시간이 약 3-5분 소요되는데 예전에는 침시술중 드물게 치유작용의 기감을 느끼시고는(시원합니다, 스물스물해집니다, 뭔가 움직입니다, 아프던 머리가 안아픕니다, 아프던 곳이 편안해집니다…) 치료받으시는 현장에서 이러한 말씀을 간혹 하셨지만(물론 그런 말씀이 없으셔도 다음날 오시면 호전되었다는 말씀을 하시는 경우가 많았습니다. 그런데 전에 교수님께서 말씀하셨던 대로 느끼건 느끼지 못하건 해당 환우분께 정확한 치유정보가 전달되는 것이 중요하겠지요), 그런데 치유정보UN을 환우 분 몸에 셋팅시킨 후 침을 시술하니 대부분의 환우 분들께서 침시술이 끝날 무렵에는 강하게 치유 기감을 느끼고 계심을 확인할 수 있었습니다. 아마 침술로 생성된 인체에 내재된 치유에너지와 정보UN에 담긴 외부로부터 공급된 치유에너지가 서로 합하여 더욱 강화된 치유반응을 나타내는 것 같습니다.

8. 체질침의 한계를 접하고 방황하였습니다.
저는 전적으로 체질침을 전문적으로 시술하고 있습니다. 제 경험에 의하면 기존 어떠한 침술보다도 8체질이론에 입각한 체질침이 이론적으로나 그 효능 면에서 제도권 안의 기타 어떠한 의료행위보다도 압도적이어서 그간 8체질의학의 연마에 혼신의 힘을 다해왔었는데, 제가 아이 문제에 부닥치고 제 아들아이한테서 8체질의학의 적용대상의 한계를 깨닫고 부터는 교수님을 만나기전 약 18개월간은 그야말로 엄청난 정신적 방황과 공황과 절망 그 자체였습니다.

저번에도 말씀드렸다시피 아이의 선천적 아세틸콜린 유전자 결손 내지 결핍에 체질침이 효과가 전혀 없었습니다. 저로 하여금 제가 철석같이 믿고 있던 제 의료기술이 제 아이한테는 완전히 속수무책이었으니 그 이후 18개월간은 저로 하여금 아이의 치유를 위한 또 다른 길을 탐색할 수밖에 없는 험난한 여정의 시작이었습니다(기존에 제 클리닉에 오는 영유아들의 웬만한 질환은 체질침으로 참 치료가 잘 되었습니다).

여러 논문들과 관련된 서적들을 읽고 지식을 습득할수록 아이의 질환에 대한 절망감은 더욱 깊어 갔고 아이를 볼 때마다 절망감이외에는 다른 아무런 생각도 할 수 없었습니다.

제가 십수 년 전에 8체질의학을 접하고 권도원 박사님의 '화리(불의 이치라는 뜻, 우주를 불의 이치로 바라보는 8체질의학을 개발한 권도원 박사의 논문 제목)'를 알게 되어 제 머리로 하나님을 영접은 하였으되 '저와 하나님과의 관계'를 머리로는 이해되나 도무지 가슴으로는 형성되는 특별함이 없어 그간 영성이 없는 하루하루, 참으로 육신만의 안이한 삶만을 살아왔다고 말씀 드릴 수 있습니다.

9. 교수님의 에너지의학을 만나고 빛을 보게 되었습니다.

아이의 치유의 임계기(그 시기가 지나면 치유가 더 이상 어려운 시점)는 점점 다가오고 제가 시도한 모든 방법은 무용지물이고, 불안한 마음에 제 아이도 치유하지 못하는 무력한 한 아이의 아버지로서 그간 제대로 섬기지도 못했던 그분께 매일 밤 아이의 기적적 치유의 은사를 허락하시기를, 옳은 기도 한번 하지 못하던 제가 나름의 기도를 하기 시작 했습니다.

아마도 사랑 그 자체이신 그분의 인도하심으로 오랜 방황 끝에 천우신조로 교수님을 알게 되고 불치의 아이가 치유되어가는 모습에 하루하루 하나님의 참 사랑을 마음으로 깊이 느끼고 있습니다. 진정으로 '저와 하나님과의 관계'를 느끼기 시작했습니다. 또한 교수님의 웹사이트에 올라 있는 성경 구절에 대한 교수님의 자상한 해석에 많이 부족하지만 조금씩 이해하려고 노력 중입니다.

교수님께 따님이 수호천사로서 찾아와서 교수님의 연구가 만인을 위한 치유의 사역으로 승화된 것처럼 저도 제 아이가 저에게 온 이유를 요즈음 조금은 알 수 있을 것 같습니다. 그분이 제 아이를 통해서 말씀하시고자 하는, 또한 저에게 기대하시는 바가 무엇인지… 많이 부족하고 능력 없는 제게는 너무 큰 사역이라 부담스럽지만 교수님이 함께 계시니 제가 교수님 연구에 방해만 되지 않아도 좋겠습니다. 또한 제가 할 일은 교수님의 에너지의학을 세상에 널리 많이 알리는 일이 되겠지요. 또 도울 수만 있다면 저도 힘닿는 데까지 교수님을 돕고 싶습니다.

다양한 종교인이 섞여 있는 저희 가족 구성원의 특성상 전통적 방식으로 아버지 장례절차를 마치고 어제 삼우제를 지내고 오늘에야 다시 제 자리로 돌아 왔습니다. 그간 아이 문제 신경 쓰느라 병환 중이신 아버지께 더 잘해드리지 못한 후회스러움이 가슴 저밉니다. 하지만 하늘나라로 가신 아버지께서도 아이가 완치되어 커서 하나님의 또 다른 사역을 담당할 훌륭한 인격과 영성을 갖춘 나름의 능력 있는 사람으로 자라기를 바라시리라 믿어 의심치 않습니다.

최선을 다해서 아이의 완치를 위해서 또 아이의 완치를 통해서 이루어지는 그 결과물이 이 세상에 함께하는 수많은 자폐성 발달장애아의 완치로 이어져 그 치유의 과정 속에서 그 가족의 하나님의 영성회복이 함께하는 그날까지 교수님을 위해서 열심히 기도하겠습니다.

10. 아이는 최근 교수님이 새롭게 만들어주신 자폐정보(AU) 음용수를 마시고 있습니다. 날씨 관계로 음용량은 여름철보다 조금 줄었습니다. 더 많이 마시기를 바라고 있지만 현실은 그렇지 못해 안타깝습니다. 그래서 대신 자폐용정보를 담은 UN을 석장 늘 몸에 지니게 입고 있는 바지에 넣고 주머니 입구를 실로 꿰맸습니다. 그 옷을 갈아입을 때가 되면 다시 정보UN을 꺼내서 다른 바지에 넣고 실로 꿰매는 작업을 늘 반복하고 있습니다. 그리고 아이한테 아토피가 있어서 최근 면역조절정보 UN 한 장을 함께 넣어 줬습니다.

아이는 늘 함께 하시는 외할아버지 말씀으로는 지난주부터 한층 더 많이 좋아지고 있다고 하십니다. 제가 봐도 자발적 방향 가르키기(Pointing)가 예전보다 더 자주 출현하고 있습니다. 그리고 자폐아에게 가장 부족한 것 중 하나인 작업기억(Working memory, 한번 기억된 것을 이용해서 새로운 작업을 할 수 있는 기억능력)이 많이 좋아지고 있습니다. 상동행동은 예전에 하던 것이 많이 줄어든 반면 새롭게 생긴 것도 몇 개 있습니다만 전반적으로 많이 약화되었습니다. 수용언어는 계속 확장 중입니다. 표현언어는 모방언어가 자주 출현하고 있습니다.

언어 전문학자에 의하면 정상적인 말이 늦은 아이(Late-talking children)의 경우 뇌 발달상

뇌 발달 초기에 이루어져야할 뇌의 시스템이 발달 완료되면 자연적으로 표현언어는 출현하다고 하니 저는 지금의 아이의 표현언어의 미비함은 크게 게의치 않고 있습니다. 오히려 초기 뇌세포 발달상 이루지 못한 기타 뇌세포의 다른 모든 부족부분과 조화를 이루지 못하는 부분이 한시 빨리 해결되어야 할 점이라고 보입니다. 감각통합과 주의집중부분이 아직 문제점인데 이 또한 제가 아직 생각을 정리하지 못했습니다.

최근 삼성의료원과 하바드의대 공동연구로 진행된 ADHD 환아의 유전학적 문제점을 확인한 기사를 본 일이 있습니다. 이 또한 환아의 주의집중에 관여하는 노르에피네프린 전달 수송 단백질의 결핍 내지 결여로 한국형 ADHD가 발현한다는 논문이었습니다. 통상 자폐아의 특성이 주의집중과 관련된, 또한 REM수면과 관련된, 감각통합과 관련된, 편도체와 관련된 노르에피네프린의 중요성이 많이 언급되어 왔는데 자폐아들은 중복장애를 많이 가지고 있어서 즉, ADHD적인 성향과 OCD(강박신경증)적인 성향이 같이 혼재된 경우가 많고 경우에 따라서 뚜렛증후군(틱장애를 포함하는 증후군)과 간질도 함께 가지고 있는 중복장애가 많은 것으로 알고 있습니다. 그래서 대표적 소아난치병이라고 하겠지요.

제 아이의 경우는 ADHD적인 요소와 강박적 요소와 감각통합적 문제가 혼재되어 있습니다. 현재의 자폐용 음용수의 정보가 필요충분조건으로 사료되는데 노르에피네프린 부분에 대해서는 제가 아직 확신이 부족합니다. 자폐아의 노르에피네프린 과잉부분이 역시 자폐아에 있어서 세로토닌과 같은 연유로 혈중농도가 과잉인지(아까 언급한 작년에 국내에 발표된 논문) 실지로 과잉인지의 여부 말이지요. 당분간은 현재의 자폐용 음용수와 정보UN을 사용하면서 변화의 추이를 계속 관찰해야겠습니다. 통상 뇌질환과 관련된 소아난치성질환의 임계기가 만 5세로 알고 있는데 이번 달로 아이가 만 4세가 되니 아직은 여유가 있다고 봅니다.

하나님이 함께 하시고 교수님이 계시니 제 아이는 참으로 축복 받은 아이라고 생각됩니다. 저희 부부의 못나고 부족함으로 야기된 아이를 이토록 큰 사랑으로 채워 주시니 정말 감사드립니다. 늘 건강하시고 하시는 일마다 건승하시기를 기도드립니다.)

- 2009. 10. 27 대구에서

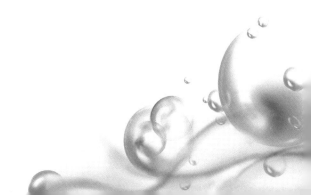

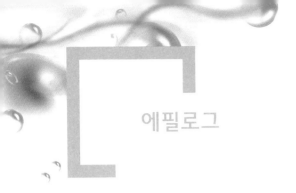

에필로그

21세기의 의학과 과학
- 보이는 '펼쳐진 세계'와 숨어있는 '본질의 세계'의 조화

최근 '시크릿'이라는 책과 비디오가 화제가 되고 있습니다. 책에서는 내가 긍정적인 마음을 먹을 때 우주가 긍정적으로 변한다는 내용을 아주 쉽게 수많은 예를 들어서 설명하고 있습니다. 미국의 유명한 토크쇼인 오프라 윈프리 쇼에서도 '시크릿'에 대한 주제를 두 번이나 다루었습니다. 비디오도 인터넷에서 쉽게 볼 수 있습니다. 나도 '시크릿'을 보고 깜짝 놀랐습니다. 내가 평소에 생각하고 체험하던 내용이었기 때문입니다. 이 책의 많은 부분도 사실 여태까지 알려지지 않은 비밀이었다고도 할 수 있습니다.

우주는 거대한 홀로그램

홀로그램이란 피사체를 거치지 않은 레이저 광선과, 피사체를 거치는 또 다른 광선이 서로 간섭을 일으키면서 만들어진 상을 말합니다. 서로 다른 관점에서 바라보았던 정보가 취합되어 만들어진 상이기 때문에 3차원적인 영상을 만들어냅니다. 그런

데 특이한 점은 홀로그램 필름은 아무리 작게 잘라도 조각 하나
하나가 전체 정보를 모두 갖고 있다는 점입니다. 예를 들어서 사
과를 홀로그램으로 찍었다고 할 때, 작은 필름의 경우도 단지 선
명도만 떨어질 뿐이지 사과 전체의 영상을 다 담고 있습니다.

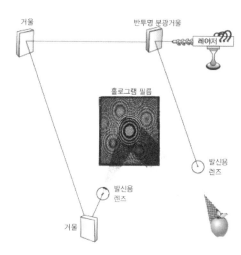

그림1. 홀로그램으로 만드는 3차원 입체영상

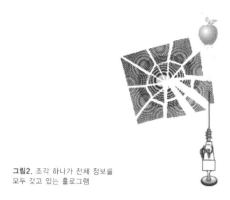

그림2. 조각 하나가 전체 정보를
모두 갖고 있는 홀로그램

최근 데이비드 봄을 비롯한 물리학자들이 우주 전체가 홀로그램으로 연결되어 있다는 이론을 제기하고 있습니다. 홀로그램 이론은 우주의 원리를 설명할 수 있는 매우 획기적인 이론이기도 합니다.

부분 속에 전체가 담겨있다?

이미 살펴보았듯이 영점장 이론은 공간이 요동치면서 만물이 만들어졌다고 설명합니다. 공간이 사실은 꽉 차 있는 것이지요. 만물이 하나로 연결될 수밖에 없습니다. 우주에 존재하는 모든 것들은 근본적으로는 같은 정보를 공유하고 있다고 할 수 있습니다. 홀로그램의 가장 큰 특성은 한마디로 '부분 속에 전체의 정보가 담겨있다'라는 말로 표현할 수 있습니다.

동양의학은 예로부터 사람을 소우주라고 표현합니다. 개인의 인체정보가 손에 담겨있기도 하고(수지침), 발에 담겨있기도 하고(족침), 귀에 담겨있기도 하고(이침), 눈의 홍채 안에 담겨있기도 합니다. 사람의 관상을 보는 것도 수상을 보는 것도 우주가 홀로그램이라는 가정하에서 얼마든지 설명이 가능합니다. 심지어 머리카락 한 올, 혈액 한 방울에도 인체의 전체 정보가 담겨 있습니다. 인체의 어느 부분도 인체의 모든 정보를 갖고 있기 때문입니다.

홀로그램 이론을 이용하면 머리카락 한 올로부터 인체의 건강진단이 가능할 뿐 아니라, 반대로 머리카락 한 올로부터 인체를 치료하는 것도 가능합니다. 최근 나는 부분으로부터 전체를 진단하고 치료하는 것이 가능하다는 것을 실험적으로 확인한 바 있습니다. 홀로그램 이론은 바로 21세기의 의학이 나가야 할 방향을 제시해 주고 있습니다.

본질의 세계에는 원래 공간이 없다

부분 속에 전체의 정보가 담겨 있다면 부분과 부분도 정보를 공유할 수밖에 없습니다. 부분과 부분의 구별도 큰 의미가 없어집니다. 다시 말하면 공간 자체가 의미가 없어집니다. 그렇기 때문에 머리카락 한 올로부터 건강진단이 가능하고, 공간을 초월하여 원격진단과 치료도 가능하게 됩니다. 부분에 영향을 주어서 전체를 바꾸는 것도 가능하게 됩니다. 리모컨으로 거대한 기계가 움직이는 것과 같은 원리입니다.

홀로그램이라는 우주의 본질에 접하게 되면 우주라는 거대한 컴퓨터의 단말기가 되어 우주의 모든 정보를 끄집어낼 수 있습니다. 하지만 우주 컴퓨터에 접촉할 수 있는 단말기가 과학적으로 만들어지지는 않았습니다. 현재 우주 컴퓨터에 접속할 수 있는 유일한 단말기는 사람밖에 없습니다.

그리고 컴퓨터의 단말기를 사용할 수 있기 위해서는 패스워드가 필요합니다.

본질의 세계에는 원래 시간도 없다

홀로그램은 공간을 넘어서 시간까지 확대됩니다. 부분의 시간에 전체의 시간의 정보가 담겨있고, 부분의 시간과 부분의 시간을 구별하는 것도 의미가 없어집니다. 본질의 세계에서는 공간뿐 아니라 시간이라는 개념도 없어지는 것입니다. 본질의 세계에서는 시공간이 없어집니다.

시간이 없어진다면 과거를 볼 수 있을 뿐 아니라 미래를 예측하는 일이 가능할 것입니다. 이 세상에서 과거를 보고 미래를 예측하는 일이 한 번이라도 일어났다면 그것은 시간의 홀로그램을 증명하는 일일 것입니다. 다시 말하면 시공간이 없어지는 세계가 바로 본질의 세계입니다.

상자 속에 각각의 시공간의 박스들이 가득 들어있다고 생각해 봅니다. 상자 안에는 과거의 시공간이라는 박스도 있고 미래의 시공간이라는 박스도 있습니다. 바로 본질의 세계는 어느 시공간에도 원하는 대로 접근할 수 있는 이러한 시공간 상자의 세계와 같은 것입니다.

시작도 끝도 없다

시간이 없는 본질의 세계에서는 시작도 끝도 있을 수 없습니다. 당연히 창조의 순간도 없습니다. 단지 나타났을 뿐이고 그냥 있을 뿐입니다.(천부경은 본질의 세계가 이 세상에 나타난 것을 일시무종(一始無終)이라고 표현하면서 시작합니다.) 나타난 보이는 세계에서는 시작이 있는 것 같지만 '나타난 것 같이 보일 뿐이며, 끝날 일도 없다'라는 얘기입니다.

본질의 세계는 닫혀져 있어서 모습을 드러내지 않지만, 모든 것이 가능한, 바로 불교의 표현으로 공(空)의 세계라고 할 수 있습니다. 본질의 세계가 이 세상에 나타날 때는 시간선상을 따라 가는 3차원 공간을 따라 펼쳐지는데, 이렇게 펼쳐진 세계가 바로 색(色)의 세계입니다. 공이 색으로 나타나는 것이지요. 하지만 색의 세계에서도 공의 세계의 모습을 볼 수 있습니다(공즉시색, 색즉시공, 空卽是色, 色卽是空). 부분 속에 전체의 모습이 담겨있으니까요.

공간이 시간 축을 따라 흘러가는 색의 세계에서는 반드시 시작이라는 단어가 필요하게 됩니다. 그래서 색의 세계에서는 시작을 빅뱅, 혹은 창조와 피조의 순간으로 표현합니다. 도저히 과학적으로 이해가 되지 않는 진화라는 개념이 생기는 것도 바로 본질의 세계가 한정된 시공간에 표현됨으로써 어쩔 수 없는 일입니다.

인터랙티브 TV

영화를 볼 때 스토리를 따라가면서 현실감을 느끼며 안타까워하지만 이미 시나리오에 의해서 영화는 제작되어 있습니다. 대부분의 사람에게는 이 비유가 적절합니다. 실제로 사주팔자를 따라서 운명을 따라서 움직이는 것이 대부분의 사람들이 나아가는 길입니다. 하지만 우주 컴퓨터 단말기의 패스워드를 알고 있는 사람에게는 이런 비유는 적절하지 않습니다.

DVD로 영화를 볼 때 궁금하면 뒷부분부터 볼 수도 있고, 필요하면 재미있는 장면만 발췌해서 볼 수도 있습니다.

홀로그램이라는 우주의 비밀을 아는 사람에게는 삶이 서로 상호작용이 가능한 인터랙티브(interactive) TV인 것입니다. 필요에 의해서 미리 볼 수도 있고 수정을 하면 되는 것입니다. 시나리오를 다시 쓸 수도 있는 것입니다. 필요하면 점쟁이를 만나서 미리 컴퓨터 시뮬레이션을 해 보고 결정할 수도 있는 것입니다.

본질의 세계와 나타난 '펼쳐진' 세계의 조화

색의 세계에서 본질의 세계에 접촉하기 위해서 수많은 선인들이 수련을 했고, 깨달음을 얻었습니다. 본질의 세계를 알게 되면 굳이 못 할 일도 없습니다. 시나리오를 수정하든지 다시 쓰든지 할 수도 있을 것입니다. 그래서 불교에서는 우주의 모든 것이 마음으로 만들어진다고 표현하지요(일체유심조 一切唯心造). 바로 '시크릿'의 큰 원리입니다.

현실적으로 적용할 수 있는 '시크릿'의 작은 원리는 우주가 흘러가는 길로 같이 가는 것입니다. 하늘의 뜻과 내 뜻이 어긋나지 않는 길이 바로 '시크릿'을 이루는 삶이겠지요. 공자께서 '내 뜻대로 행해도 법에 어긋남이 없더라' 하신 말과 예수께서 '진리가 너희를 자유롭게 하리라' 하신 말들이 모두 '시크릿'을 표현한 말입니다. 남을 괴롭게 하면서 나만이 잘 되는 것이 '시크릿'이 될 수는 없겠지요.

우리는 모두 색의 세계에 살고 있지만 누구나 색의 세계에 머물러 있지만은 않습니다. 누구나 본질의 세계에 접할 수 있습니다. 사실 색의 세계와 본질의 세계가 전혀 멀리 떨어져 있지 않습니다. 아주 가까이 있습니다. 바로 내 안에 있습니다. 바로 그

것을 이해하는 것이 홀로그램 우주의 패스워드입니다.

이 세상은 왜 있는가?

종교적인 표현을 쓸 수밖에 없는 설명입니다. 이 세상에 사람이 없다면? 하나님께서 대화할 상대가 없으니 참 심심하실 것입니다. 하나님께서도 즐겁지 않은 세상을 만드실 이유가 없을 것입니다.

아무도 인식해주지 않는다면 스스로 있는 하나님의 존재 자체도 무의미해집니다. 아무것도 없는 우주에 하나님 혼자 계셨다? 하나님께서 존재하기 위해서라도 하나님을 인식하는 사람이 필요할 수밖에 없습니다. 사람이 필요하니 우주가 만들어진 것입니다.

육체로서의 사람이 공중에 떠서 있을 수도 없으니 땅이 필요하고, 먹을 것도 필요하니 식물도, 동물도, 물질로서의 세상이 필요할 것입니다. 드디어 내가 태어나면서 우주가 시작되었습니다.

인간이 먼저인 것입니다. 이것은 본질의 세계에서의 이야기입니다. 종교적으로는 하나님이 먼저였다고도 표현합니다. 사실 시간이 없는 본질의 세계에서는 같은 이야기입니다.

펼쳐진 세계에서는 인간은 우연히 물질이 만나서 긴 시간 속에 진화되어 만들어졌을 뿐입니다.

새로운 과학과 의학

인간은 왜 사는가? 인간은 어떤 존재인가? 누구나 각자의 답이 있을 것입니다. 본질의 세계를 이해하면 할수록 더욱 본질적인 답을 할 수 있을 것입니다. 색(色)의 세계에서, 단순히 우주컴퓨터의 단말기의 패스워드를 얻어서, 본질의 세계의 정보를 얻어 기능적으로 이용하는데 그칠 수도 있고, 진정한 홀로그램 우주의 주인이 될 수도 있을 것입니다.

21세기의 과학과 의학은 펼쳐진 '보이는 세계'와 공존하면서 끊임없이 영향을 주고 있는 보이지 않는 '본질의 세계'를 대상으로 하는 새로운 과학과 의학을 다루게 될 것입니다.

이 책은 그런 면에서 '본질의 세계'의 과학을 향한 첫걸음입니다.

책을 쓰고 나서

책을 쓰면서 항상 처음에는 어디서 시작해야 하나, 어떻게 풀어나가야 할 것인가 막막합니다. 고민하면서 하얀 종이 위에 그린 글들이 점차로 모양을 갖추어가는 것을 보면서 마치 생명이 태어나는 듯한 신기함을 느낍니다. 이렇게 느끼는 뿌듯함이 아이를 품에 안고 바라보는 엄마의 마음을 닮지 않았을까 생각됩니다.

사실 책을 쓰면서 내가 더 배우고 더 감동을 받았습니다. 그동안 나에게 보내온 독자들의 편지를 다시 읽으면서 내가 다시 감동합니다. 내가 남을 도울 수 있다는 사실이 너무 기쁘고 감사해서 그때마다 감동으로 눈시울이 뜨거워집니다.

내 아이가 처음 가슴이 아프다고 울던 그 순간이 아련한 꿈같이 생각납니다. 모든 인연이 시작되는 순간이었지요. 그렇게 아팠던 마음으로 인해서 나와 아내가 다른 사람의 아픔을 그냥 지나치지 않게 되었나 봅니다. 책을 쓰면서 항상 느끼던 가슴의 아픔이 오히려 가슴 뿌듯함으로 변한 것도 알게 되었습니다.

이 책은 '어디서 와서 어디로 가는가'하고 시작합니다. 책을 다 쓰고 나서 〈생명의 물, 우리 몸을 살린다〉의 에필로그가 같은 제목으로 끝난다는 것을 알게 되었습니다.

'어디서 와서 어디로 가는가.'

그동안 나의 화두였나 봅니다.

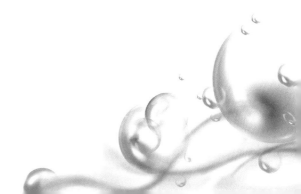